taping

Wirksame Selbsthilfe bei Schmerzen und Sportverletzungen

Roland Kreutzer

2., überarbeitete und erweiterte Auflage

Mit 600 Abbildungen und 20 Videos

KVM – DER MEDIZINVERLAG

Die Deutsche Nationalbibliothek verzeichnet diese Publikation in der Deutschen Nationalbibliografie; detaillierte bibliografische Daten sind im Internet über *http://dnb.d-nb.de* abrufbar.

Autorenkontakt:
r.kreutzer@gmx.de

Kinesiologische Tapes sind weit verbreitet und finden seit vielen Jahren erfolgreiche Anwendung in Sport und Therapie. Dennoch sind die Wirkprinzipien der Tapeanlagen bisher wissenschaftlich nicht erwiesen. Jeder Anwender sollte sorgsam und verantwortungsvoll mit dem Tape umgehen. Alle Anwendungen erfolgen auf eigene Verantwortung des Benutzers und können keine medizinische Untersuchung ersetzen. Bei länger andauernden Beschwerden suchen Sie bitte Ihren Hausarzt auf. Fühlen Sie sich mit einem Tape nicht wohl, so entfernen Sie es wieder.

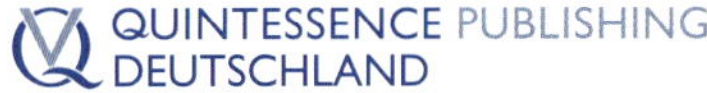

Postfach 42 04 52; D–12064 Berlin
Ifenpfad 2–4, D–12107 Berlin

1. Auflage 2015
2., überarbeitete und erweiterte Auflage 2021

Lektorat: Renate Mannaa, Berlin
Foto- und Filmaufnahmen: Martin Kreutter, Marburg
Layout und Satz: David Kühn, Berlin
Covergestaltung: David Kühn, Berlin
Gesamtproduktion: Quintessenz Verlags-GmbH, Berlin
Druck: GZH d.o.o. (www.gzh.hr), Zagreb
Printed in Croatia

ISBN: 978-3-86867-556-6

Vorwort zur 2. Auflage

Liebe Leserinnen und Leser!

Der überwältigende Erfolg und Abverkauf der 1. Auflage meines „taping"-Buches haben unsere Erwartungen bei weitem übertroffen und machen mich stolz. Ein herzliches Dankeschön allen Leserinnen und Lesern für die zahlreichen positiven Rückmeldungen und konstruktiven Hinweise! Sie waren Bestätigung und Motivation zugleich, das Buch zu korrigieren, komplett zu überarbeiten und um einige neue Tapeanlagen zu erweitern. Darüber hinaus haben wir beschlossen, die Videos der DVD zusätzlich auch als QR-Codes einzubinden. So können die Clips jederzeit bequem und ortsunabhängig mit dem Smartphone oder Tablet abgerufen werden – ein deutlicher Mehrwert für den Nutzen in der Praxis. Dieser und viele weitere Ihrer wertvollen Hinweise sind in die 2. Auflage miteingeflossen. Somit ist ein noch umfangreicheres Buch entstanden, das Ihnen und allen Anwendern hoffentlich weiterhin guten Erfolg und Beschwerdefreiheit bereitet!

Roland Kreutzer
Marburg im September 2021

Vorwort

Liebe Leserinnen und Leser!

Typische Schmerzen, wie Verspannungen im Nacken, Rückenschmerzen oder eine schmerzhafte Schulter, sind sicherlich vielen von Ihnen aus dem Alltags- oder Berufsleben bekannt. Freizeit- oder ambitionierte Sportler leiden nicht selten unter einer Muskelzerrung, knicken beim Laufen oder Fußball um oder dehnen sich ein Band. Häufig liegen die Ursachen dieser Sportverletzungen oder Schmerzen darin, dass man sich zu einseitig bewegt, Muskeln sich verkürzen, zu schwach sind oder überbelastet werden.

In diesem Buch erläutern wir nicht nur die fantastischen Möglichkeiten der bunten Tapes, sondern gehen auch bei jeder Tapeanlage auf die Ursachen von Alltagsbeschwerden und Sportverletzungen ein. So werden bei jeder Tapeanlage mögliche Ursachen benannt, die Tapeanlagen Schritt für Schritt erklärt und in Bildserien dargestellt. Außerdem wird eine Eigenübung gezeigt, mit der Sie Ihre aktuelle Schmerzhaftigkeit, neben dem Tapen, aktiv behandeln können. Das hilft Ihnen akut bei der Schmerzlinderung und schützt Sie präventiv vor einem möglichen Rückfall.

Im Mittelpunkt steht jedoch das Tapen. Im Grundlagenteil werden Ihnen die Wirkungsweise, die Farbenlehre und die verschiedenen Anlagetechniken exemplarisch erläutert. Im Praxisteil wird dieses Wissen am Muskel, Band, Gelenk oder bei einer Schwellung umgesetzt. Schritt für Schritt werden Sie an das „Selber-Tapen" herangeführt. Logisch aufgebaute Bildserien und klare Erläuterungen führen Sie an die Eigentherapie heran. Schwer zugängliche Körperabschnitte, wie den Rücken, lassen Sie sich bitte von einem Partner oder Sportkollegen tapen.

Das Buch ist für Laien, d. h. Menschen ohne einschlägige physiotherapeutische Kenntnisse, und Sportler konzipiert. Neben den häufigsten Schmerzsyndromen im Alltag wird auf typische Sportverletzungen aus verschiedenen Sportarten eingegangen. Über die Erläuterungen zu den Ursachen der Schmerzen, den Anlagen der Tapes und Eigenübungen hinaus hilft Ihnen die beiliegende DVD beim Handling und bei der praktischen Umsetzung der Tapeanlagen. Somit können Sie sich schnell und effektiv selber behandeln und sich vorbeugend therapieren, um das Risiko einer erneuten Verletzung oder das wiederkehrende Auftreten eines Schmerzsyndroms zu verringern. Natürlich bedarf jedes Handwerk der Übung! Lassen Sie sich nicht entmutigen und haben Sie etwas Geduld, denn nach einigen Versuchen werden Sie feststellen, dass Ihnen das Tapen vertraut geworden ist, und die Wirkung der wunderbaren Tapes wird Sie schlussendlich überzeugen!

Kein Buch entsteht ohne Menschen, die daran mitwirken und ihr Bestes geben. Ganz herzlich möchte ich mich bei David Kühn bedanken. Seine hervorragenden Grafiken und seine Ideen zum optischen Gesamtkonzept haben sehr dazu beigetragen, dass wir Ihnen, den Leserinnen und Lesern, ein qualitativ hochwertiges Buch vorlegen können. Im Weiteren danke ich sehr unseren Fotomodells Sina Muttschall und Lilly Kreutzer. Sie haben mit ihrer unfassbaren Ruhe, Ausdauer und Professionalität während der Foto- und Filmaufnahmen Außergewöhnliches geleistet. Dank auch an unseren Fotografen Martin Kreutter und an Renate Mannaa, unsere Lektorin, für ihre kritische Durchsicht. Ein ganz besonderer Dank gilt zu guter Letzt natürlich dem Verlagsleiter Dr. Bernard Kolster, auf dessen unglaubliche Energie ich mich jederzeit verlassen konnte. Sein Ideenreichtum und seine kreativen Anregungen waren mir immer eine willkommene Herausforderung und haben die Entstehung dieses Werkes stets vorangebracht.

Bei manchen Tapeanlagen werden Partner und Sportkollegen erwähnt. Dies dient nur der Vereinfachung. Selbstverständlich sind dabei auch alle Partnerinnen und Sportkolleginnen gemeint.

Allen Leserinnen und Lesern wünsche ich, dass sie Freude an diesem Buch haben und darin die erhoffte Hilfestellung zur Behandlung ihrer Beschwerden durch das „Selber-Tapen" finden.

Roland Kreutzer
Marburg im November 2014

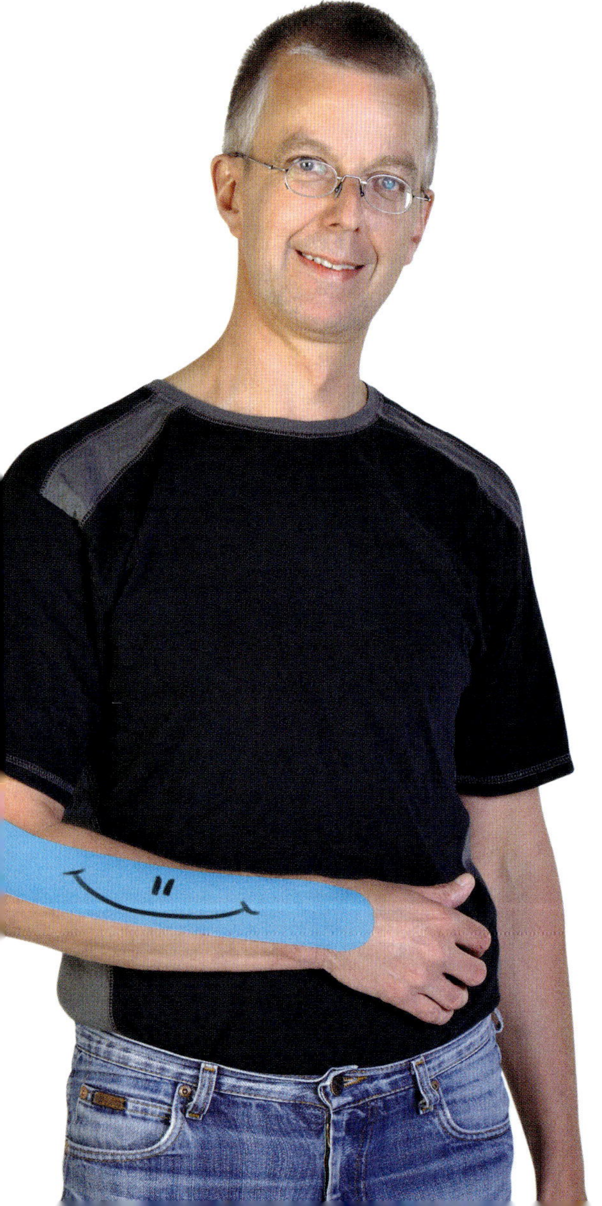

Der Autor

Roland Kreutzer,

geboren 1966 in Gummersbach, ist seit 1991 Physiotherapeut. Er ist Instruktor für die Brügger-Therapie (Züricher-Konzept), Manualtherapeut und aktiver Kursleiter für „Sensotape®"-Kurse. Seit 1992 ist er an der Philipps-Universität Marburg tätig – als Physiotherapeut und seit 2005 als Dozent im Master- und Bachelor-Studiengang Physiotherapie.

Darüber hinaus arbeitet Roland Kreutzer als Physiotherapeut in eigener Praxis in Marburg und ist freier Mitarbeiter des KVM-Verlags, Berlin. In dieser Zusammenarbeit sind mehrere Fachbücher in den Bereichen Medizin und Physiotherapie entstanden, bei denen er Mitautor ist.

In seiner Freizeit ist er begeisterter Radfahrer, Läufer und Schwimmer und somit regelmäßiger und aktiver Anwender des „Selber-Tapens"!

Inhaltsverzeichnis

INHALTSVERZEICHNIS DVD

taping
GRUNDLAGEN

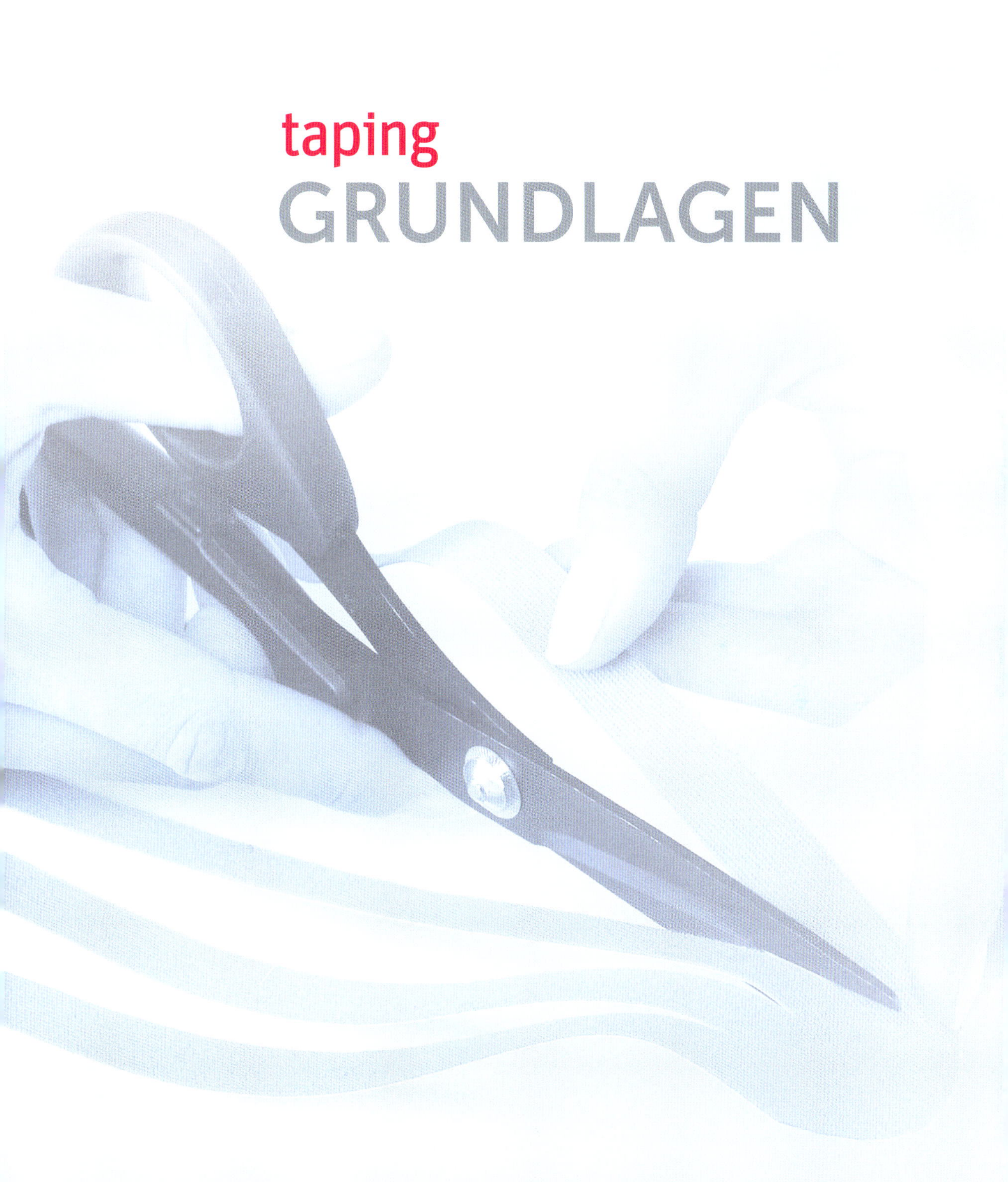

Wissenswertes über bunte und elastische Tapes

Grundidee der Tapeanlage

Auch wenn das Tapen in den letzten Jahren mehr und mehr bekannt wurde – und inzwischen könnte man „neudeutsch" sagen, es ist hip –, so sollte man dennoch den Blick zurückwerfen auf die Grundidee des Tapens, seine Wirkungsweise und Einsatzmöglichkeiten.
Das Taping ist nicht mit dem klassischen Tapen zu verwechseln. Beim klassischen Tape werden Gelenke mit unelastischen Klebeverbänden stabilisiert. Das möchten wir nicht. Das Tape hat seine größte Wirkung, wenn sich der Patient mit seiner Tapeanlage nicht etwa ausruht und schont, sondern, im Gegenteil, wenn er sich bewegt!

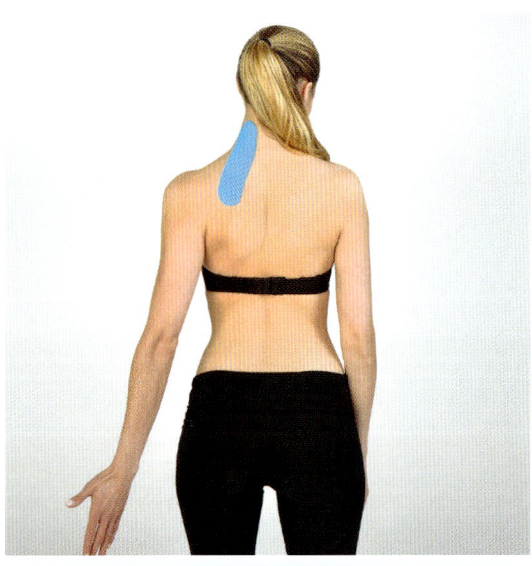

Das Tape führt zu keiner Bewegungseinschränkung, der Patient ist sogar aufgefordert, sich mit dem Tape mehr zu bewegen! Hierzu werden bei jeder Tapeanlage praktische Beispiele gezeigt, welche Übungen oder Ausgleichsbewegungen mit und ohne Tape gemacht werden können, um einen Rückfall zu vermeiden, z. B. eine Ausgleichsbewegung beim Schulter-Nacken-Schmerz.

In der Bezeichnung *Kinesiologisches Taping* steckt das Wort *Kinesis* und bedeutet „Bewegung". Leben ist Bewegung. Bewegung und Beweglichkeit sind grundlegende Qualitäten des Menschen. Leider bewegen sich viele Menschen in der heutigen Zeit viel zu wenig. Diese Bewegungsarmut führt dazu, dass die Muskulatur, die Gelenke, Bänder und Sehnen nicht mehr ausreichend „durchbewegt" werden. Gleichförmige Bewegungs- und Verhaltensmuster im Beruf und Alltag führen zu einer einseitigen Belastung und können zu Muskelverkürzungen, Gelenkschmerzen u. Ä. führen.

Hier kann das Taping therapeutisch eingesetzt werden. Das Tape wird direkt auf die Haut geklebt. Die Haut besitzt sehr viele Rezeptoren, die durch das Tape aktiviert werden. Diese Rezeptoren haben nun eine Wirkung auf die gesamte Muskulatur, auf Bänder, Gelenke, Nerven, das Lymphsystem und die Durchblutung. Über die Aktivierung der Rezeptoren kommt es zu einer Normalisierung des Muskeltonus, zur Durchblutungsförderung und einem schnelleren Abtransport von Schadstoffen. Somit werden die natürlichen Selbstheilungskräfte des Körpers aktiviert.

Wie ist das Tape aufgebaut? Wie funktioniert es?

Das Tape ist ein selbstklebendes, elastisches Band. Es besteht aus einem 100%igen Baumwollstoff, der mit einer Klebebeschichtung auf der Rückseite versehen ist. Das Tape ist in Längsrichtung um 30–40 % seiner Länge dehnbar, in Querrichtung ist es nicht dehnbar. Durch diese Elastizität und eine spezielle Anlagetechnik ist es möglich und gewollt, dass das Tape die Rezeptoren der Haut stimuliert, der Anwender aber keine Bewegungseinschränkung verspürt! Das Tape ist antiallergisch und atmungsaktiv, sodass Hautirritationen selten auftreten. Zudem ist es recht wasserfest, sodass das Tape auch beim Schwimmen oder Duschen getragen werden kann. Treten keine Beschwerden oder Allergien auf, so kann das Tape bis zu einer Woche getragen werden.

Da das Tape elastisch ist und mit einem gewissen Zug auf die Haut geklebt wird, entstehen leichte Hautfalten; das Tape hebt die Haut im Minibereich an. Bei jeder Bewegung verschiebt sich nun die Haut gegen das Unterhautgewebe. Es kommt zu einer Lockerung des Gewebes, einer besseren Durchblutung (Versorgung mit Nährstoffen) und zu einem schnelleren Abtransport von Zerfallsprodukten. Im Weiteren stimuliert das Tape die Rezeptoren der Haut und hat somit Einfluss auf Muskeln, Gelenke, Gelenkkapseln und Sehnen. Dies führt zu einer Beeinflussung der Muskelanspannung; die Gelenkstrukturen werden stabilisiert, der Gelenkstoffwechsel und die Knorpelernährung verbessert. Durch die verbesserte „Versorgung und Entsorgung" der betroffenen Regionen wird bei Verletzungen oder Überbelastungen die Selbstheilungskraft des Körpers unterstützt und beschleunigt. Durch die Anlage des Tapes und die Bewegung des Patienten werden Bewegungsrezeptoren aktiviert und die Schmerzrezeptoren gedämpft; eine reflektorische Schmerzlinderung ist die Folge.

Das Tape kann vorbeugend zum Schutz vor Überbelastungen oder Verletzungen eingesetzt werden, im Weiteren nach einer Verletzung, um die Heilung und Regeneration bestmöglich zu fördern. Häufige Gründe für eine Tapeanlage sind unter anderem Muskelschmerzen, Verspannungen, Zerrungen, Dehnungen oder Schmerzen im Bereich der Bänder, Sehnen oder Gelenke.

Ziele des Tapens

- → **Schmerzreduktion**
- → **Regulation der Muskelspannung**
- → **bessere Beweglichkeit**
- → **Förderung der Durchblutung und der Regeneration**
- → **Aktivierung des Lymphflusses**
- → **Reduktion von Schwellungen**
- → **Unterstützung von Bändern und Gelenkkapseln**
- → **verbesserte Propriozeption**
- → **Verbesserung der Gelenkmechanik**
- → **allgemeine Prophylaxe bei sportlichen Aktivitäten und bei unterschiedlichsten Belastungen im Alltag**

Wann sollte ich das Tape anwenden und wann nicht?

Indikationen

Grundsätzlich sollte vor jeder Tapeanlage abgeklärt werden, dass keine Kontraindikation vorliegt. Bei Zweifeln sollte ein Arzt oder Therapeut hinzugezogen werden! Folgende Indikationen stehen beispielhaft für die vielfältigen Anwendungsbereiche des Tapens:

- **verspannte oder zu schwache Muskulatur**
- **Überbelastung von Sehnen und Bändern**
- **Überbelastung von Gelenken**
- **Schwellungen**
- **allgemeine Schmerzen** wie Kopfschmerzen, Nackenschmerzen, Rückenschmerzen, Bandscheibenprobleme, Schulter- und Armschmerzen, Tennis- und Golferarm, Karpaltunnelsyndrom, Hüft- und Knieprobleme, Achillessehnenprobleme, Verletzungen des Sprunggelenks usw.

Kontraindikationen

Bei folgenden Erscheinungen und Einschränkungen sollte kein Tape angelegt werden:

- **Hautverletzungen und Wunden**
- **Hautallergien (v. a. Acrylunverträglichkeit)**
- **Knochenbrüche**

Vorsicht ist geboten bei einer gestörten Sensibilität und bei Gefäßerkrankungen (z. B. Thrombosen, Diabetes mellitus) sowie bei der Einnahme von blutverdünnenden Medikamenten. Im Zweifelsfall sollte nicht getapt, sondern Rücksprache mit dem behandelnden Arzt gehalten werden.

Ziele und Wirkungsweise des Tapens

Vorbeugung (Prävention)

Das Tape beeinflusst die Muskulatur, die Bänder und Gelenke, die Durchblutung und den Abtransport. Nur durch ein optimales Zusammenspiel von allen Bausteinen des Körpers ist auch eine optimale Leistung und Langlebigkeit der Strukturen möglich. Arbeiten alle Systeme „Hand in Hand", dann werden die Bausteine des Körpers optimal belastet, sodass es nicht zu Fehl- oder Überbelastungen des Bewegungsapparats kommt.

Stark beanspruchte Strukturen können durch das Tape gezielt unterstützt werden, sodass ein Überbelastungs- oder Verletzungsrisiko verringert wird.

Heilung (Rehabilitation)

Nach einer Verletzung oder bei Schmerzen kann das Tape verwendet werden, um die Heilung der betroffenen Strukturen zu fördern, sei es durch eine verbesserte Durchblutung, durch eine Spannungsregulation der Muskulatur oder durch einen erhöhten Abtransport der Zerfallsprodukte.

› Schmerzlinderung

Schmerzen sind etwas sehr „Wichtiges" für unseren Körper! Schmerzen sind Warnsignale, dass gewisse Strukturen fehl- oder überbelastet werden: „Bevor etwas kaputtgeht, tut es in der Regel weh!" Somit ist der Schmerz eine struktur- und lebenserhaltende Funktion unseres Organismus!

Andererseits können Schmerzen zu Schonhaltungen führen. Wenn diese Schonhaltungen über einen längeren Zeitraum eingenommen oder durchgeführt werden, kann es sekundär zu Muskelverkürzungen und Fehlbelastungen der Gelenke kommen, die wiederum Schmerzen bereiten: Ein Teufelskreis beginnt, der mit der Tapeanlage durchbrochen werden kann!

Das Tape wird direkt auf die schmerzhafte Region geklebt, es kommt zur Aktivierung der körpereigenen, schmerzregulierenden Systeme und zur Aktivierung der Selbstheilungskräfte des Körpers. Die Verbesserung der Durchblutung und des Abtransports von Flüssigkeiten hat eine optimale Regeneration zur Folge. Im Weiteren übt das Tape einen Reiz auf die Muskulatur aus. Es erfolgt eine schmerzlindernde Wirkung, eine Normalisierung der Muskelspannung, eine Aktivierung und Korrektur der Muskelfunktionen. Die Bewegungsabläufe werden normalisiert und Schonhaltungen vermieden.

› Einfluss auf die Muskulatur

Jeder kennt „Verspannungen": Werden Muskeln über einen längeren Zeitraum beansprucht und zwischendurch nicht einmal gedehnt, so kann es zu schmerzhaften Verspannungen kommen. An Muskelverspannungen leiden Sportler ebenso wie Nichtsportler. Sportler und andere Patienten werden daher meist mit einem entspannenden Tape therapiert, das den Abbau der Muskelspannung begünstigt.

Hierfür wird das Tape vom beweglichen Ansatzpunkt des Muskels zu seinem meist körpernahen Ursprungsort angelegt (s. z. B. Kap. 2: S. 55). Bei einer schmerzhaften Muskelschwäche sollte eine Tapeanlage zur Steigerung der Muskelspannung erfolgen. Hier wird das Tape vom körpernahen Ursprung des Muskels ausgehend zu seinem beweglichen Ansatz hin angelegt (s. z. B. Kap. 6, S. 143).

› **Wirkung auf Bänder und Gelenke**

Bänder und Gelenkkapseln umgeben jedes Gelenk, sie halten die Gelenke zusammen, stabilisieren sie und begrenzen ihre Beweglichkeit. Darüber hinaus haben sie eine hohe Anzahl von Melderezeptoren. Diese informieren das Gehirn über die aktuelle Stellung des Gelenks und über Zugspannungen, die auf sie einwirken. Somit kann der Körper über die Aktivität der Muskulatur die Gelenke aktiv sichern. Bei einer Bandverletzung ist diese Meldefunktion verzögert und es kann, neben den Schmerzen, zu einer weiteren Verletzung kommen. Ein fest angelegtes Tape stabilisiert und schützt das Gelenk und limitiert eine schmerzhafte Bewegung. Auch stimuliert es die Bänder und aktiviert die Selbstheilungskräfte. Durch diese Unterstützungsfunktion, Durchblutungsförderung, Ödemreduktion und Entlastung des Gewebes kommt es rasch zur Schmerzreduktion.

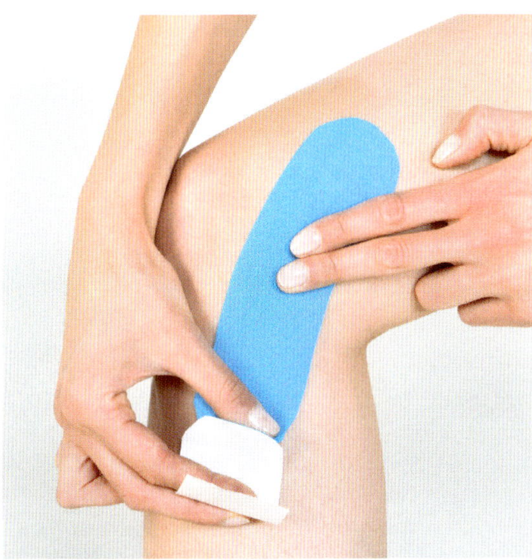

Die Wirkung des Tapes wird über folgende verschiedene Faktoren erzielt:

- → **Tapefarbe**
- → **Tapeform (Zuschnitt)**
- → **Zugrichtung (wohin das Tape gedehnt wird)**
- → **Wirkungsrichtung (wie sich das Tape zusammenzieht)**
- → **Zugstärke, mit der das Tape angelegt wird**

Neben Einzelanlagen sind auch Kombinationen mehrerer Tapes möglich (s. Kap. 7: Tapeanlagen bei Sportverletzungen, S. 155 ff.).

› **Wirkung auf Schwellungen**

Jegliche Art von Schwellung verursacht Schmerzen, da sie eine Raumforderung darstellt und anderes Gewebe drückt oder verdrängt. Schwellungen entstehen meist nach Verletzungen oder Operationen.

Im Umkehrschluss geht auch jede Heilung mit einer normalen Schwellung einher, da ausreichend Nährstoffe in das zu heilende Gebiet geschafft werden müssen. Übermäßige Schwellungen behindern jedoch den zügigen Heilungsprozess. Über das Lymphgefäßsystem werden Gewebeflüssigkeiten abtransportiert. Das Tape unterstützt und fördert die Aktivität des lymphatischen Systems und wird daher bei jeglicher Form von Gewebeschwellung angewendet.

› **Verbesserung der Durchblutung**

Nur über das Blut können Nährstoffe zu unseren Körperzellen gelangen. Bei einer Verletzung oder Schmerzhaftigkeit steht die Heilung im Vordergrund. Daher sollte die betroffene Region möglichst gut durchblutet werden! Bei einer Verletzung kommt es zu einem erhöhten Flüssigkeitsaustritt im betroffenen Gewebe. Die Druckerhöhung führt zuerst zu einer verminderten Durchblutung. Durch zu wenig Nährstoffe und Sauerstoff wird die Heilung gehemmt.

Die Anlage des Tapes direkt auf die Haut erzeugt einen Anhebungseffekt (Lifting) der Haut über der geschwollenen, schmerzenden Region. Der vergrößerte Zirkulationsraum bewirkt, dass die Schichten unter der Haut weniger Druck erfahren und sich besser gegeneinander bewegen können. Die Durchblutung wird angeregt, und die überschüssige Flüssigkeit im Gewebe wird besser über die Lymph- und Blutzirkulation abtransportiert. Es kommt zu einem Mikromassageeffekt, einer Stoffwechselverbesserung und somit zur Schmerzreduktion.

Welche Tapeformen gibt es?

I-Tape

› Das I-Tape ist das einfachste Tape und wird am häufigsten verwendet. In der Regel wird es in seiner Originalbreite (5 cm) angelegt. Die benötigte Länge des Tapes wird von der Rolle abgeschnitten. An beiden Enden werden die Ecken abgerundet, denn bei runden Enden löst sich das Tape nicht so schnell von der Haut!

Das I-Tape wird bei Muskeltapes, Bändertapes sowie Spacetapes (Sterntapes) eingesetzt.

Y-Tape

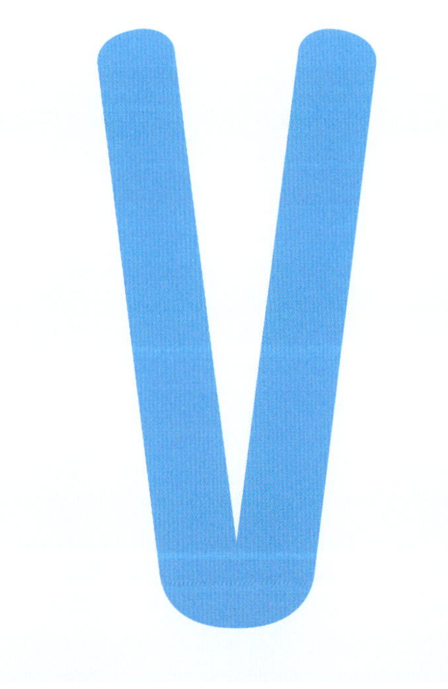

› Das Y-Tape wird aus einem I-Tape hergestellt. Die benötigte Länge wird von der Rolle abgeschnitten. Das I-Tape wird nun der Länge nach mittig eingeschnitten, 2–3 cm werden nicht eingeschnitten. Dieser geschlossene Teil des Y dient als Anker. Die beiden schmalen Streifen sind die Zügel. Sowohl die Zügel wie auch der Anker werden an den Enden abgerundet. Y-Tapes werden meistens bei größeren Muskeln eingesetzt.

Fächerförmiges Tape (Lymphtape)

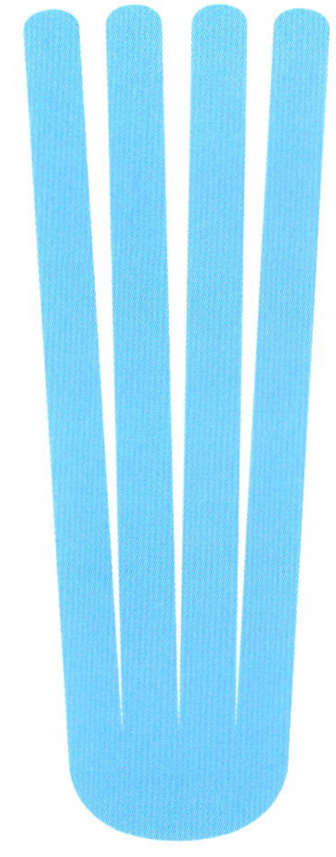

› Das fächerförmige Tape wird ebenfalls aus einem I-Tape hergestellt. Die benötigte Länge wird von der Rolle abgeschnitten. Das Tape wird nun der Länge nach in 4–5 Streifen eingeschnitten, 3–4 cm werden nicht eingeschnitten. Der geschlossene Teil des Fächertapes dient als Anker. Die schmalen Streifen sind die Zügel. Zügel und Anker werden an ihren Enden abgerundet. Dieses Tape wird angewendet, um bei Schwellungen den Lymphabfluss zu unterstützen oder bei einem Bluterguss den Abtransport zu beschleunigen.

Sterntape

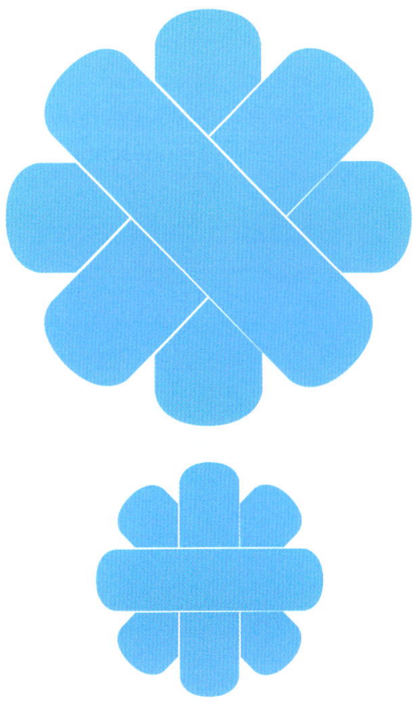

› Ein Sterntape wird aus 4 I-Tapes zusammengefügt, Länge und Breite der Tapestreifen richten sich nach der Größe der Schmerzregion.

Am Rücken werden Tapes mit 5 cm Breite angelegt, bei kleineren Schmerzpunkten kann das Tape auch halbiert werden (2,5 cm breit). Die einzelnen I-Tapes werden übereinander – erst im rechten Winkel, dann diagonal – direkt auf die schmerzhafte Region angelegt. Diese Tapeform wird bei Schmerzpunkten, z. B. bei Schmerzen im unteren Rücken, eingesetzt, um einen vergrößerten Zirkulationsraum zu schaffen, die Durchblutung zu fördern und den Stoffwechsel zu beschleunigen.

Welche Bedeutung haben die Tapefarben?

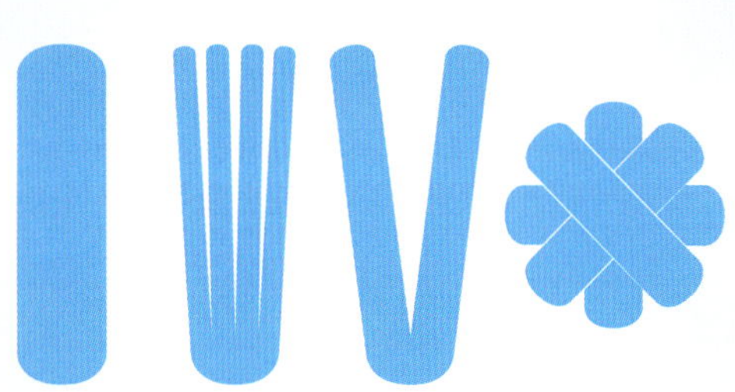

Blaue Tapes wirken beruhigend. Blau symbolisiert in der TCM (Traditionelle Chinesische Medizin) das Element Wasser und steht für Ruhe. Das blaue Tape wird eingesetzt bei:

→ **Muskelverspannungen**
→ **akuten Schmerzen**
→ **Entzündungen**
→ **Schwellungen**

Beige Tapes wirken neutral. Beige symbolisiert in der TCM das Element Erde und steht für Unabhängigkeit. Das beige Tape wird eingesetzt bei:

→ **Anwendungen im Kopf- und Gesichtsbereich**
→ **Anwendungen, die gut sichtbar sind, aber nicht weiter auffallen sollen**

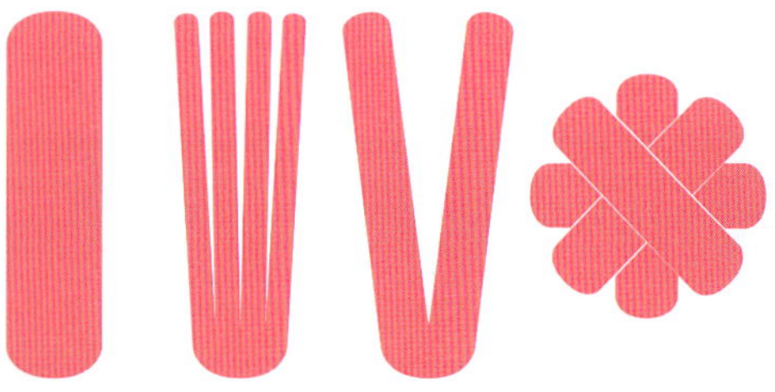

Rote Tapes wirken anregend und aktivierend. Rot symbolisiert in der TCM das Element Feuer und steht für Wärme. Es wird eingesetzt bei:

→ **Muskelschwäche**
→ **chronischen Schmerzen**
→ **zur Durchblutungsförderung**
→ **zur allgemeinen Aktivierung**

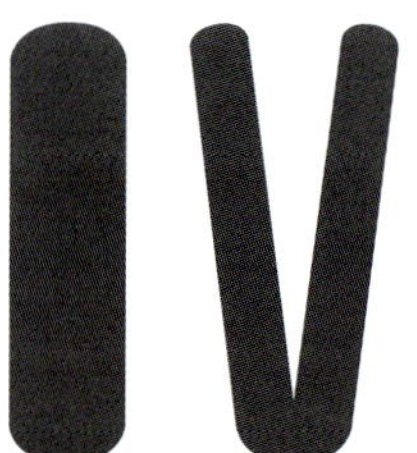

Schwarz besitzt je nach Kulturkreis unterschiedlichste Bedeutungen und wird ebenso wie die Farbe Beige als energetisch neutral eingestuft. Ein schwarzes Tape ist sehr auffällig, strahlt Härte aus und wird deshalb unter anderem gerne im Kampfsport und Crosstraining eingesetzt.

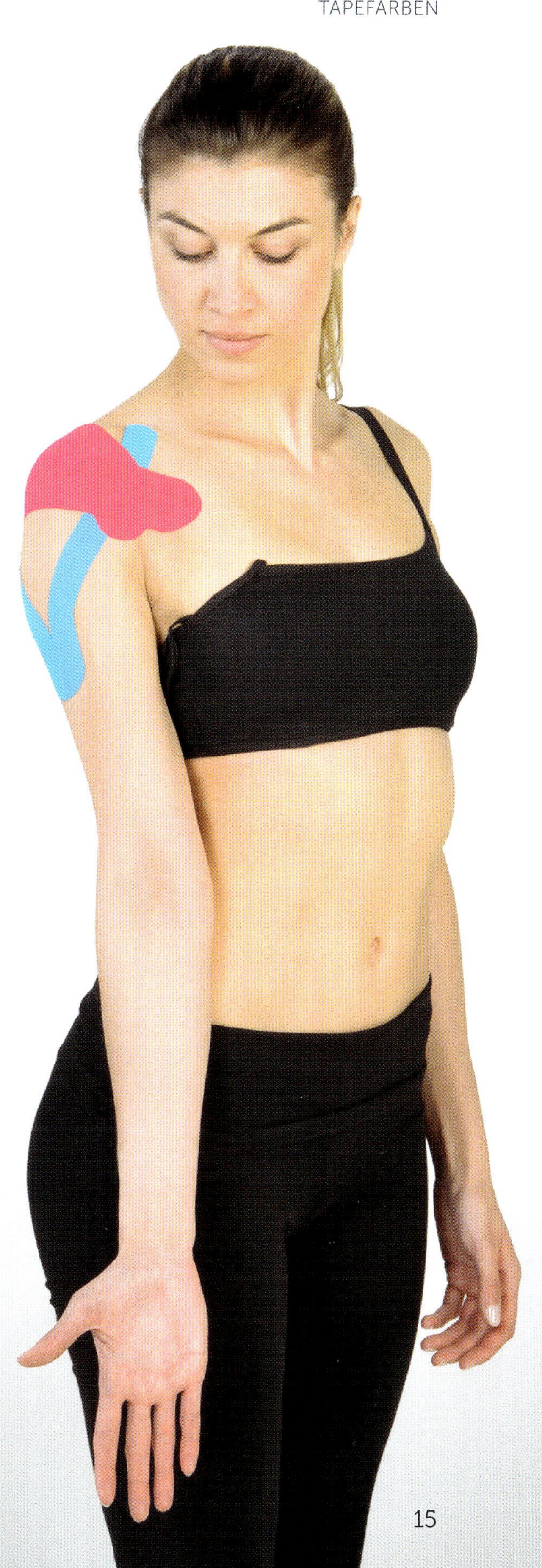

Nach der Lehre der Traditionellen Chinesischen Medizin (TCM) besitzen Farben unterschiedliche energetische Eigenschaften, die sich therapeutisch nutzen lassen.

Die Wirkung von Farben wird häufig nicht bewusst wahrgenommen und auch oft belächelt. Farben haben zweifelsohne Einfluss auf den Menschen: Farben stimulieren die Psyche und die Körperfunktionen des Menschen und können beruhigend oder anregend wirken. Farben des warmen Spektrums (z. B. Rot) wirken anregend, Farben des kalten Spektrums (z. B. Blau) wirken beruhigend auf die Körperstrukturen. Der Anblick von Rottönen lässt z. B. den Blutdruck und die Herzfrequenz steigen, während die Wahrnehmung von Blau beides sinken lässt.

Farben besitzen zudem eine psychologische Wirkung. Gefällt mir eine Farbe, so zeige ich sie gerne, Körperhaltung und -spannung und auch die Bewegungsfreude ändern sich. Zeigt jemand eine Abneigung gegen eine Farbe, so wird er das Tape verstecken und sich zurückhaltender bewegen. Ältere Menschen mögen häufig die grellen Farben nicht, oder chronisch betroffene Patienten möchten nicht immer auf ihre Leiden angesprochen werden. Hier empfiehlt sich eine dezente Farbe.

› Andere Farben

Natürlich können auch andere Tapefarben verwendet werden. Da die bunten Tapes recht auffällig sind, sollte man darauf achten, dass einem das Tape auch selber gefällt. Ist dies nicht der Fall, so wird man das Tape verstecken und sich anders bewegen als im Normalfall. Hat man z. B. persönlich eine Abneigung gegen Schwarz, so sollte diese Tapefarbe auch nicht verwendet werden.

Nach der TCM sollten besonders das blaue und das rote Tape zur Anwendung kommen, aber auch deren energetische Wirkung entfaltet sich meist nur dann, wenn man gegenüber der entsprechenden Tapefarbe keine Abneigung zeigt.

Zugrichtung und Wirkungsrichtung

Das Tape ist ein selbstklebendes, elastisches Band aus einem 100%igen Baumwollstoff, der mit einer Klebebeschichtung auf der Rückseite versehen ist. Das Tape ist in Längsrichtung um 30–40 % dehnbar, in Querrichtung ist es nicht dehnbar. Durch diese Elastizität und eine spezielle Anlagetechnik ist es möglich und gewollt, verschiedene Wirkungen zu erzielen. Das Tape wird in unterschiedliche Anteile untergliedert:

- **Anker**
- **Tapezügel**
- **Tapeende(n)**

Bei **Muskelschmerzen oder Schwellungen** wird das Tape wie folgt untergliedert:

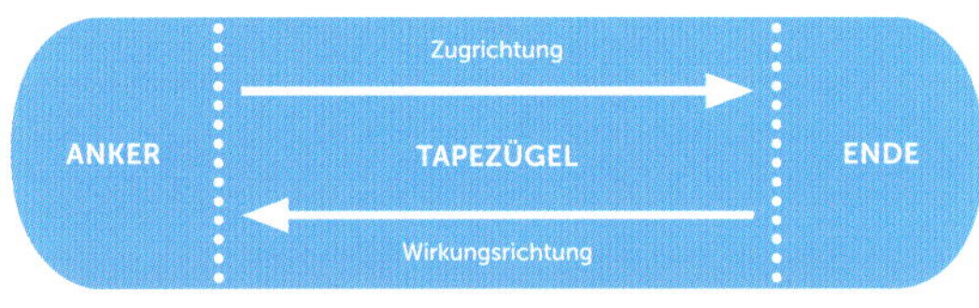

Der Anker dient als „Verankerung" auf der Haut. Da das Tape elastisch ist, wird nun der Zügel vom Anker weggezogen → *Zugrichtung.* Da unter der Anlage der Anker fixiert und der Zügel gedehnt wird, hat das Tape das Bestreben, sich zum Anker hin zurückzuziehen → *Wirkungsrichtung.*

Die Zugrichtung zieht also vom Anker weg und die Wirkungsrichtung zum Anker hin!

Die letzten drei Zentimeter des Tapes bilden das Tapeende. Dieser Anteil wird ohne Zug angelegt, damit sich das Tapeende nicht so schnell wieder löst. Durch den „Zusammenzieheffekt" des Tapes werden die Rezeptoren entsprechend dem Therapieziel aktiviert.

Bei **Bänder- und Gelenkschmerzen oder bei Schmerzpunkten** wird das Tape anders untergliedert:

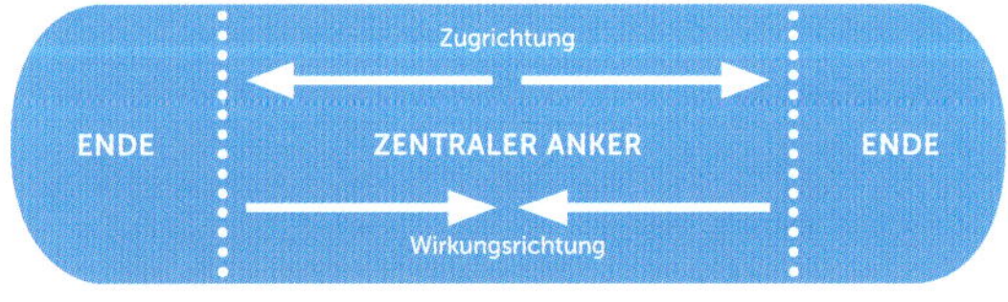

Der Anker des Tapes befindet sich nun in der Mitte. Die Zugrichtung der Tapezügel erfolgt von der Mitte weg jeweils nach außen. Wird das Tape aufgeklebt, ist es bestrebt, sich wieder zusammenzuziehen, die Wirkungsrichtung ist also zur Mitte des Tapes hin. Die jeweils letzten drei Zentimeter des Tapes bilden das Tapeende. Diese Tapeanteile werden ohne Zug angelegt, damit sich das Tapeende nicht so schnell wieder löst.

Das Tape hebt die Haut im Minibereich an (Liftingeffekt) und stimuliert die Rezeptoren der Haut, der Muskeln, der Gelenkkapseln und der Sehnen. Dies führt zu einer Beeinflussung der Muskelanspannung; die Gelenkstrukturen werden stabilisiert, der Gelenkstoffwechsel und die Knorpelernährung verbessert. Bei jeder Bewegung verschiebt sich nun die Haut gegen das Unterhautgewebe. Dies führt zu einer Lockerung des Gewebes, einer besseren Durchblutung (Versorgung mit Nährstoffen) und einem schnelleren Abtransport von Zerfallsprodukten.

Zugstärke

Um ein Gefühl für die Zugstärke zu erlangen, nehmen Sie die Enden eines Tapes in beide Hände und entfernen Sie das Papier, indem Sie es einreißen und an dem Tape ziehen. Wenn Sie maximal am Tape ziehen und das Ende der Elastizität erreichen, sind es 100 % Zug. Das Tape hat sich nicht um das Doppelte verlängert, sondern die maximale Dehnung ist erreicht. Ziehen Sie nur halb so stark, sind es 50 % Zug, ein Viertel so stark, sind es 25 %!

Die Zugstärke richtet sich grundsätzlich nach dem Behandlungsziel:

- **Bei Muskelschmerzen wird ein leichter Zug auf das Tape ausgeübt (ca. 25 %).**
- **Bei Schwellungen wird ein sehr leichter Zug auf das Tape ausgeübt (unter 25 %).**
- **Bei Bänder- und Gelenkschmerzen wird ein starker Zug auf das Tape ausgeübt (ca. 90 %).**
- **Bei Schmerzpunkten wird ein mittlerer Zug auf das Tape ausgeübt (ca. 50 %).**

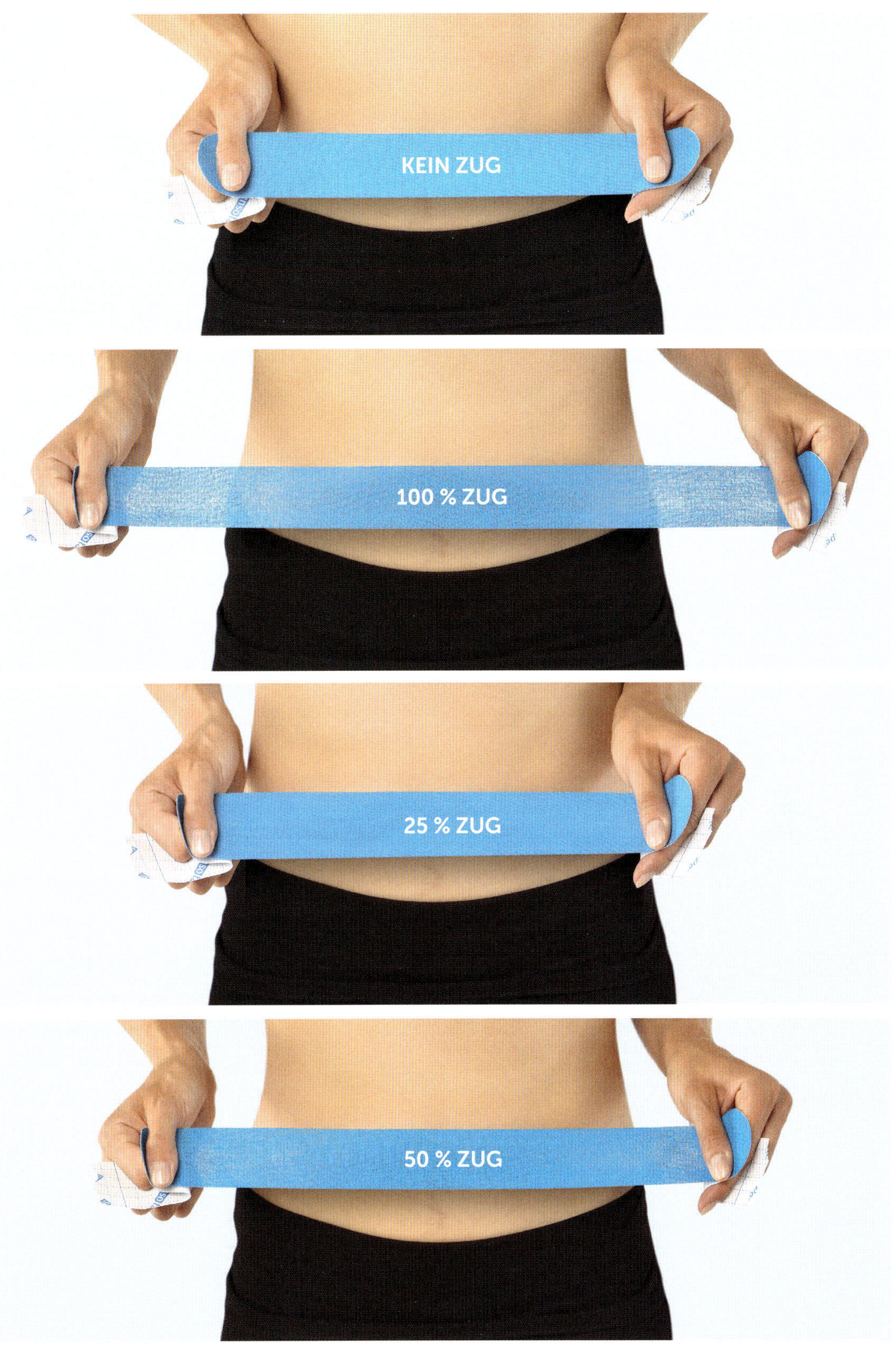
KEIN ZUG
100 % ZUG
25 % ZUG
50 % ZUG

Bei welchen Beschwerden wende ich das Tape an?

In der Praxis werden Tapes am häufigsten bei folgenden Beschwerden angewendet:

- **Muskelschmerzen (Verspannung, Zerrung, Überbelastung, Ermüdung usw.)**
- **Bänder- und Gelenkschmerzen (Bänderdehnung, Zerrung, Überbelastung des Gelenks, arthrotische Veränderungen usw.)**
- **Ödeme (Schwellungen nach einer Verletzung oder Operation)**
- **punktuelle Schmerzen (Hartspann, Gelenkblockaden, Entzündung usw.)**

Vorbereitende Maßnahmen für die Tapeanlage

Um bei der Tapeanlage Fehler zu vermeiden und eine optimale Wirkung zu erzielen, sollten einige Regeln beachtet werden. Durch eine strukturierte Vorgehensweise werden Sie schnell die nötige Sicherheit beim Vorbereiten und Anlegen des Tapes erlangen.

› Was möchte ich tapen?

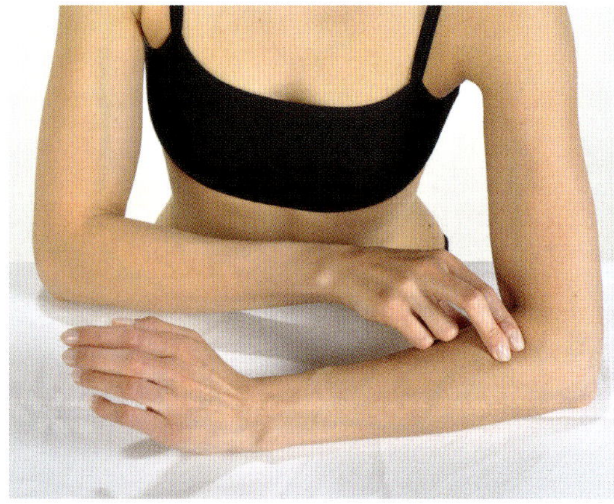

Tasten Sie die Struktur, die Sie tapen möchten.

› Welches Tape verwende ich?

Wählen Sie die geeignete Tapefarbe aus: Soll die Körperstruktur durch das Tape beruhigt (Blau) oder angeregt (Rot) werden, soll das Tape dezent (Beige) oder prominent (Schwarz) sichtbar sein?

› Wo möchte ich tapen?

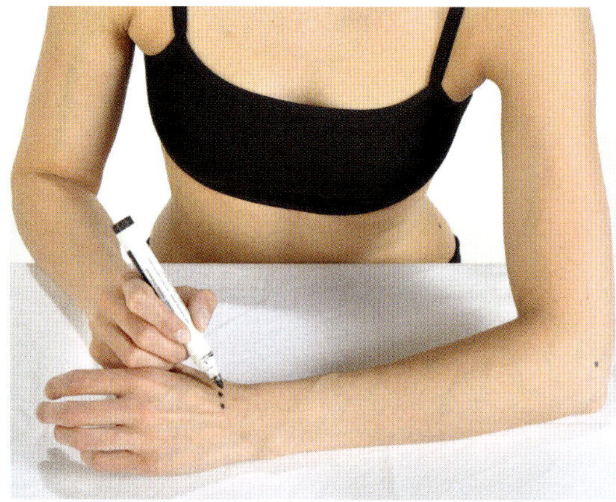

Zur Orientierung können Sie am Körper den Anfangs- und Endpunkt für das zu klebende Tape markieren.

› Wie lang muss das Tape sein?

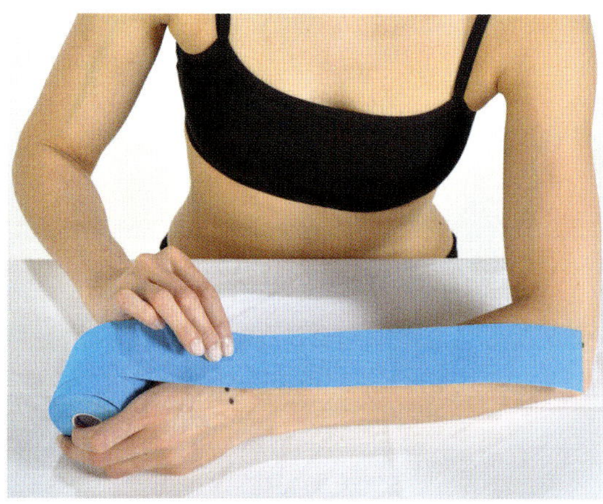

Messen Sie die zu behandelnde Struktur aus, am besten direkt mit dem Tape als „Maßband“. Da das Tape noch gedehnt wird, ziehen Sie von dieser Länge bei Muskelanlagen ca. 10 % ab. Schneiden Sie die entsprechende Länge von der Taperolle ab.

› Wie soll das Tape aussehen?

Entscheiden Sie, welche Tapeform angewendet werden soll (I-Tape, Y-Tape, Fächertape o. A.) (1). Um ein Y-Tape zu erhalten, wird ein I-Tape auf einer Seite mittig eingeschnitten, am Tapeende bleibt ein Anker von ca. 3 cm stehen (2). Auf der geteilten Seite ergeben sich zwei Y-Zügel. Alle Ecken des Tapes werden stets abgerundet, um die Haftung auf der Haut zu verbessern.

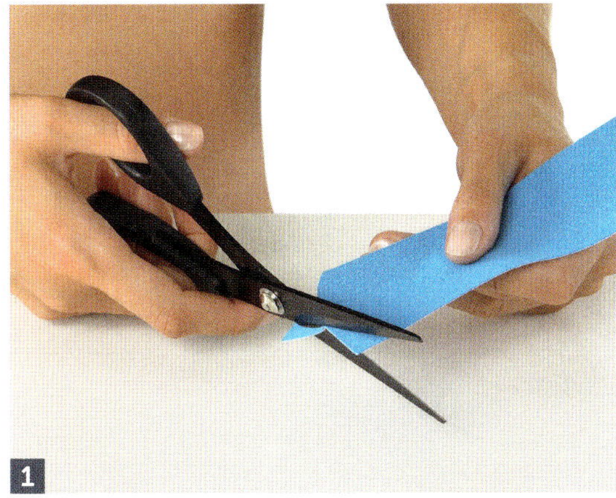

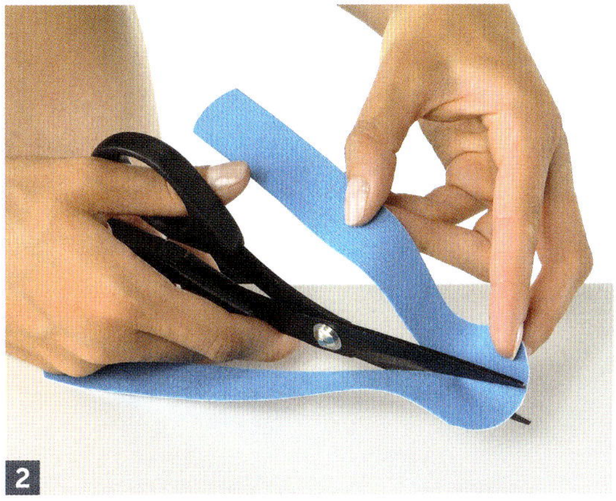

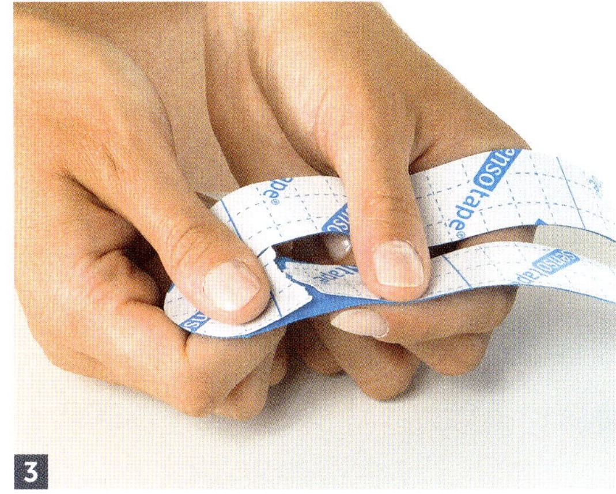

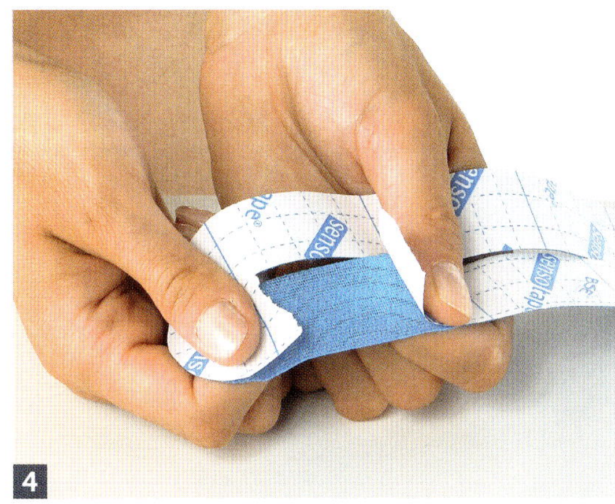

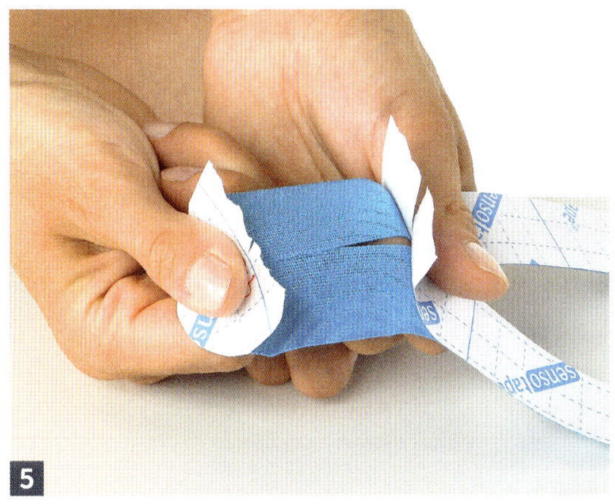

› Wie kann ich das Papier an der Rückseite des Tapes ablösen?

Das Papier auf der Taperückseite wird mittig oder im Bereich des Ankers eingerissen (3). Wird nun leicht am Tape gezogen (4), so löst sich das Papier ab und kann umgeknickt werden (5). Unter der Anlage wird das Papier dann komplett abgelöst.

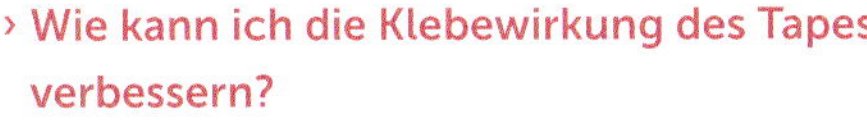

› Wie kann ich die Klebewirkung des Tapes verbessern?

Ist das Tape erst einmal angelegt, sollte es zu den Bandenden hin mehrfach angerieben werden. Durch die Wärmeentwicklung verbessert sich die Klebekraft des Tapes deutlich. Bei kombinierten, sich überlappenden Tapeanlagen empfiehlt es sich zur Verbesserung der Klebekraft, jede einzelne Tapeanlage komplett anzureiben und zu fixieren.

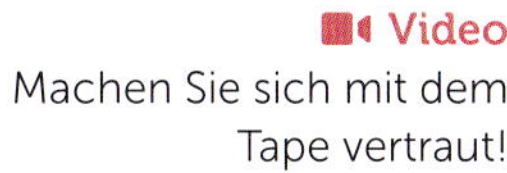

Video
Machen Sie sich mit dem Tape vertraut!

TAPEANLAGE BEI MUSKELSCHMERZEN –

Muskeltape

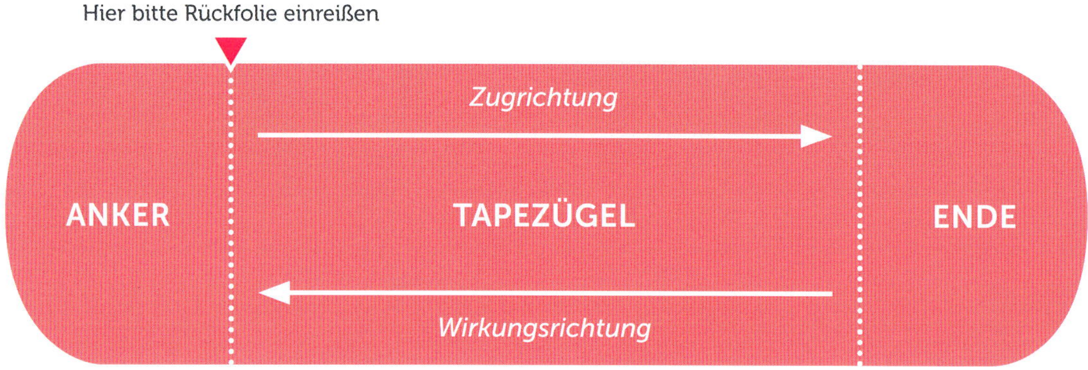

Häufig sind es die „verspannten" Muskeln, die verantwortlich für viele Schmerzzustände sind. Verspannungen treten auf, wenn immer wieder dieselben Muskeln angespannt werden und zu wenig Dehnimpulse erfahren. Jeder von uns hat gewisse Gewohnheitshaltungen, z. B. beim Sitzen (mit übereinandergeschlagenen Beinen oder mit gebeugtem Rücken). Natürlich werden auch im Sport oder im Beruf immer wieder dieselben Bewegungen durchgeführt: Der Tennisspieler muss seinen Schläger festhalten, das bedeutet, dass das Handgelenk immer leicht nach hinten gezogen und die Finger stark gebeugt sind. Entsprechende Muskeln am Unterarm können nun überlastet werden, verspannen oder verkürzen.

Die Muskeln oder Sehnen tun weh! Ein Tape zur Senkung der Muskelspannung kann bei Schmerzen durch Überbelastung, Verspannungen oder bei Muskelkrämpfen angewendet werden. Das Tape wird hierbei vom beweglichen Körperteil zum Körperzentrum hin angelegt. Um eine schmerzlindernde und entspannende Wirkung zu erreichen, wird ein blaues Tape verwendet. Ist ein Muskel zu schwach und wird subjektiv eine Muskelmüdigkeit empfunden, so wird ein aktivierendes Muskeltape angewendet (s. folgende Tapeanlage). Das Tape wird nun vom Körperzentrum zum beweglichen Körperteil hin angelegt. Um die anregende Wirkung zu fördern, wird rotes Tape verwendet.

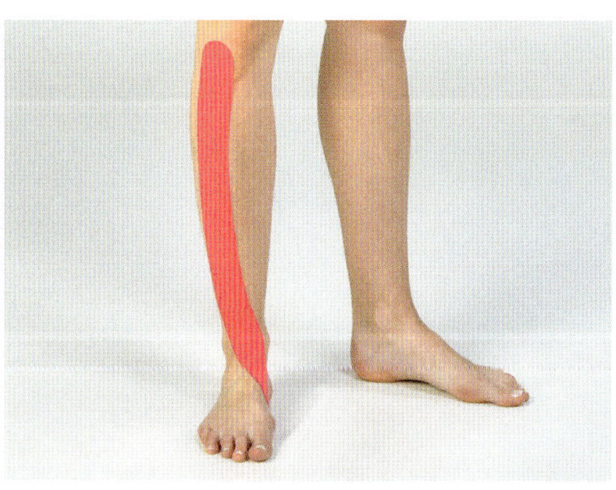

› **Fertige Tapeanlage bei Schmerzen im Bereich der vorderen Schienbeinmuskulatur**

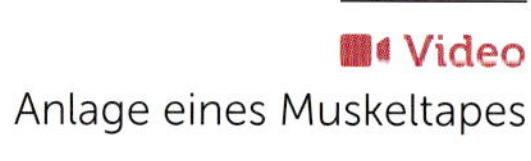

Bei der Anlage eines aktivierenden Muskeltapes wird wie folgt vorgegangen (Schritte 1–4 ohne Abbildung):

(1) Der betroffene Muskel wird getastet und somit die räumliche Lage festgestellt.

(2) Um die Länge des Muskels/Tapes zu ermitteln, werden Anfang und Ende der betroffenen Struktur markiert.

(3) Die Länge des Tapes wird bestimmt. Die Länge wird nun um ca. 10 % reduziert und das Tape von der Rolle geschnitten.

(4) Das Tape wird in die gewünschte Form geschnitten und die Ecken werden abgerundet, um eine längere Klebedauer zu bewirken, da sich die Enden andernfalls leichter lösen.

(5) Das Papier auf der Taperückseite wird ca. 3 cm vor dem Ende, im Bereich des Ankers, eingerissen. Unter leichtem Zug löst sich das Papier ab und kann umgeknickt werden.

(6) Der Anker des Tapes wird ohne Zug aufgeklebt.

(7) Der zu behandelnde Muskel wird gedehnt. Das Papier wird bis auf das Tapeende abgelöst, der Anker fixiert und der Tapezügel mit leichtem Zug im Muskelverlauf angelegt. Das Tapeende (2–3 cm) wird ohne Zug angelegt.

(8) Das Tape wird angerieben und dadurch erwärmt. Dies ist wichtig, um eine optimale Haftung zu erlangen.

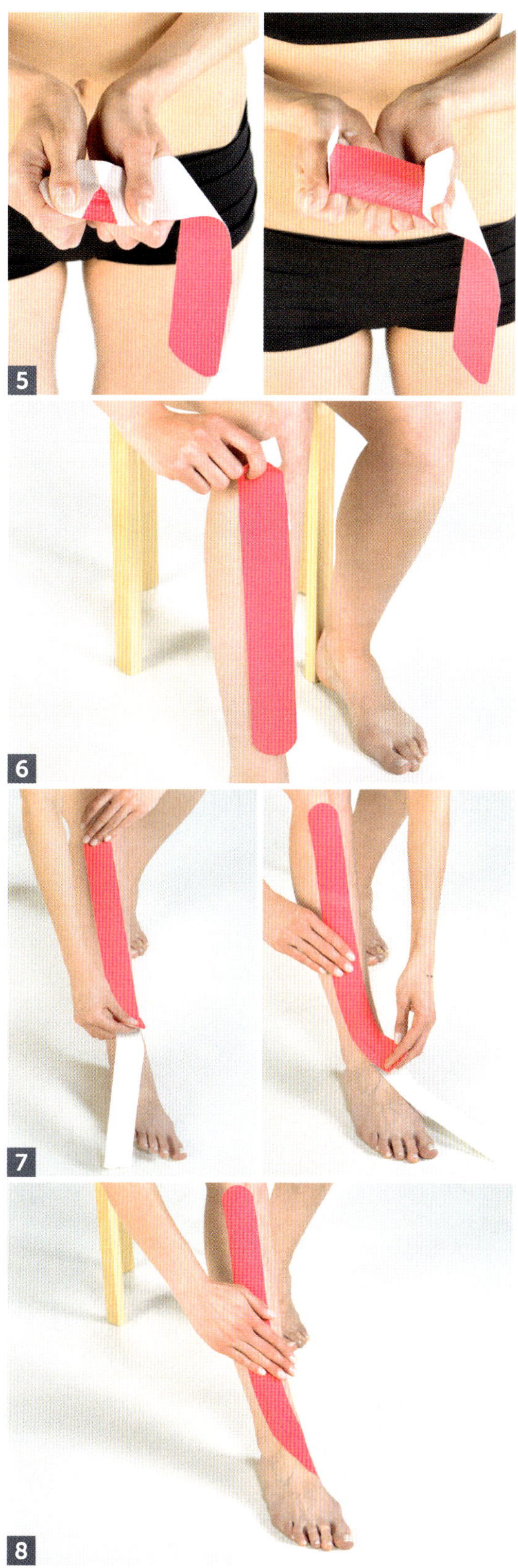

TAPEANLAGE BEI SCHMERZEN DER BÄNDER UND GELENKE –

Band- bzw. Gelenktape

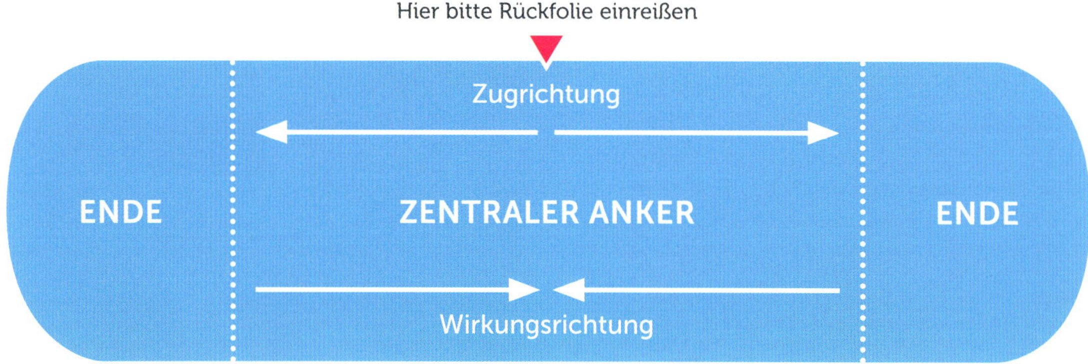

Bänder und die Gelenkkapseln sind feste bindegewebige Verbindungen zwischen den Knochen. Sie befinden sich an jedem Gelenk unseres Körpers. Die Funktion von Bändern und Gelenkkapseln ist es, ein Gelenk zu stabilisieren und die Beweglichkeit zu begrenzen. Der Kapsel-Band-Apparat besitzt viele Rezeptoren zur Kontrolle der Bewegung und der Haltung. Die Ursachen von Bandverletzungen sind in der Regel Zugbelastungen, die die Festigkeit des Bandes überschreiten, wie sie bei Unfällen oder im Sport vorkommen können. Bei Verletzungen eines Bandes oder der Gelenkkapsel wird das Tape über die gesamte Länge der Bandstruktur von Knochen zu Knochen angewendet. Hierzu wird immer ein I-Tape verwendet. Die mittlere Hälfte des Tapes dient als Anker und wird direkt über dem betroffenen Band unter starkem Zug angelegt, die Tapeenden laufen ohne Zug aus. Dadurch zieht sich das I-Tape zur Mitte hin zusammen. Durch diese Kräfte erfährt das Band eine mechanische Unterstützung. Zusätzlich werden Rezeptoren stimuliert, die zu einer besseren Stabilisierung des verletzten Gelenks beitragen.

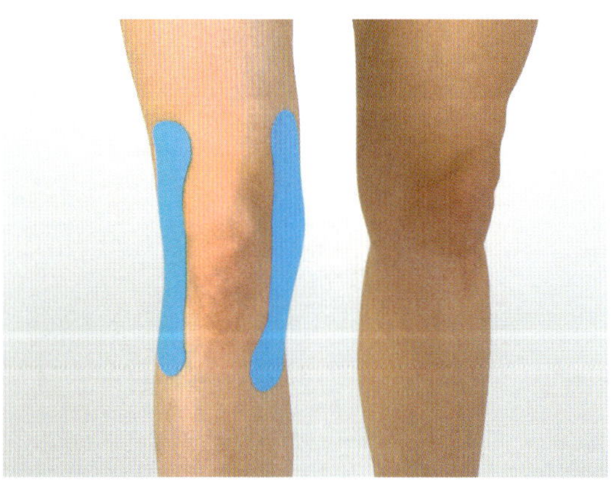

› Fertige Tapeanlage bei Schmerzen der Seitenbänder des Knies

Video
Anlage eines Bänder- bzw. Gelenktapes

Bei der Anlage eines aktivierenden Band- oder Gelenktapes wird wie folgt vorgegangen (Schritte 1–3 ohne Abbildung):

(1) Das Gelenk sollte so eingestellt werden, dass das betroffene Band unter Spannung steht, es sollte aber nicht schmerzen.

(2) Die Tapelänge wird bestimmt und entsprechend von der Rolle geschnitten.

(3) Die Ecken werden abgerundet, um eine längere Klebedauer zu bewirken, da sich die Enden andernfalls leichter lösen.

(4) Das Papier auf der Rückseite des Tapes wird mittig eingerissen. Unter leichtem Zug löst sich das Papier ab.

(5) Der zentrale Anker wird mit starkem Zug und Zugrichtung von der Mitte aus nach beiden Seiten über die gesamte Länge des betroffenen Bandes angelegt.

(6) Die beiden I-Tapeenden werden ohne Zug aufgeklebt.

(7) Das Tape wird angerieben und dadurch erwärmt. Dies ist wichtig, um eine optimale Haftung zu erlangen.

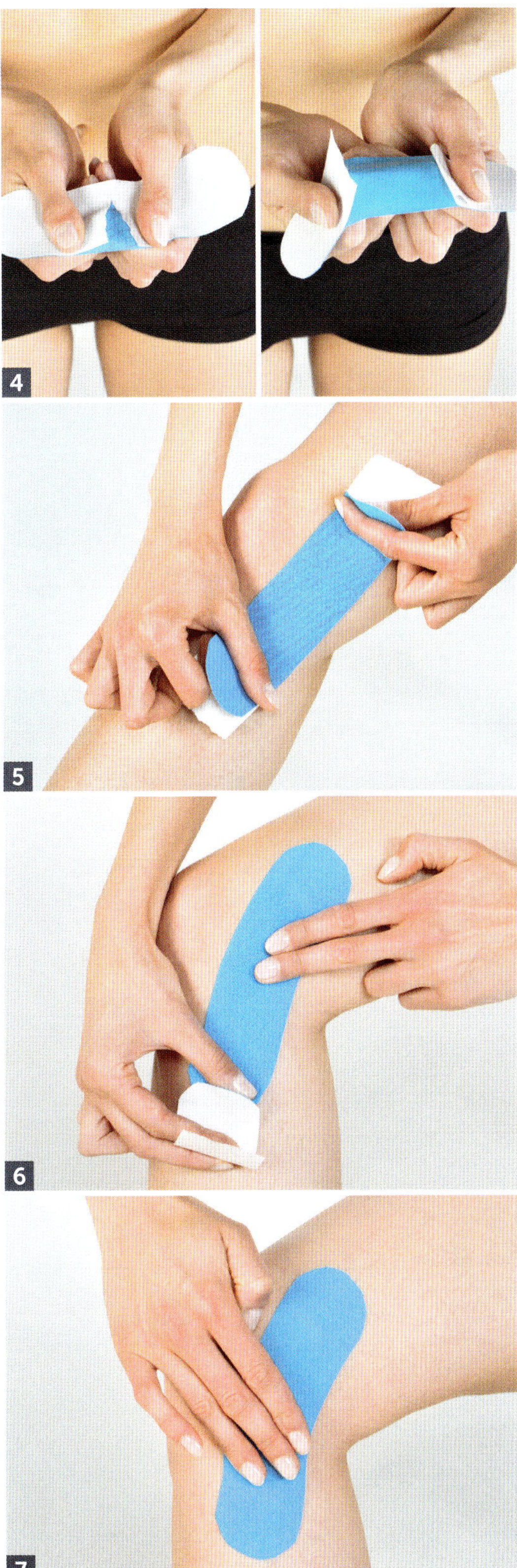

TAPEANLAGE BEI SCHWELLUNGEN –

Lymphtape

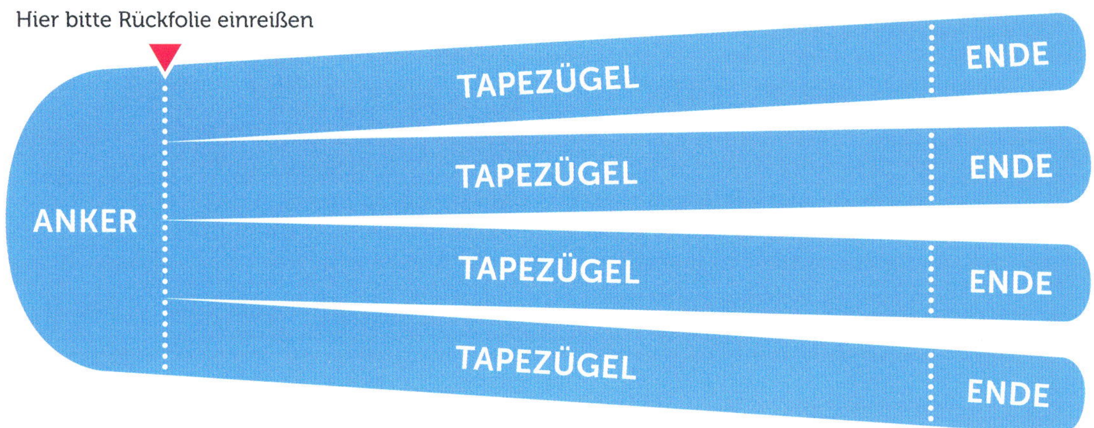

Durch das elastische Verhalten des Lymphtapes wird die Haut leicht in Falten gezogen, dadurch hebt sie sich ein wenig von der tiefer liegenden Schicht ab, ein sog. Liftingeffekt entsteht. Durch diesen „Abhebeeffekt" vergrößert sich der Raum zwischen der Haut und dem darunter gelegenen Gewebe, der lokale Druck wird reduziert, und die Schwellung kann besser über das Lymphsystem abgebaut werden. Für die Lymphtapes werden meist blaue (beruhigend und kühlend) Tapes verwendet, sind auch Lymphknoten betroffen, so wird zur Aktivierung des Systems das rote Tape verwendet.

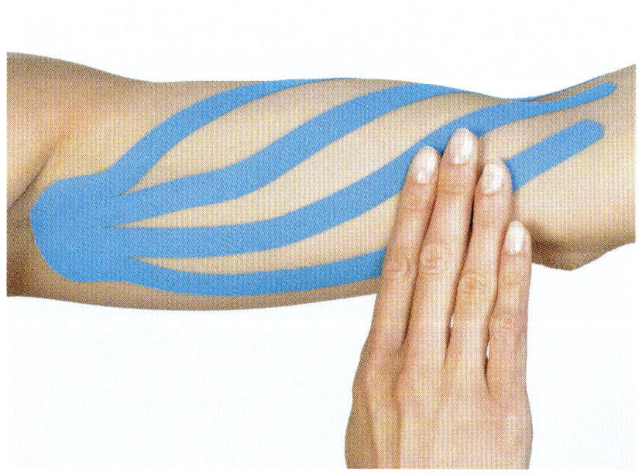

› **Fertige Tapeanlage bei einer Schwellung des Oberarms**

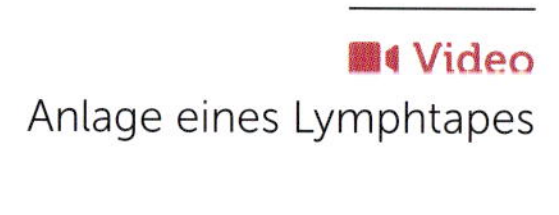

Anlage eines Lymphtapes

Bei der Anlage eines Lymphtapes wird wie folgt vorgegangen (Schritte 1 und 2 ohne Abbildung):

(1) Die betroffene, geschwollene Körperregion wird so eingestellt, dass die Region gedehnt, aber nicht schmerzhaft ist.

(2) Das Tape wird vom Lymphknoten bis zum Ende der geschwollenen Region ausgemessen und von der Rolle geschnitten.

(3) Das I-Tape wird in der Mitte längs eingeschnitten, sodass 2 Zügel entstehen. Ein Anker von 3–4 cm Länge sollte bestehen bleiben. Jeder Zügel wird nun noch einmal längs eingeschnitten, sodass insgesamt 4 Zügel entstehen. Die Ecken werden abgerundet.

(4) Das Papier auf der Rückseite des Tapes wird ca. 3 cm vor dem Ende, im Bereich des Ankers eingerissen. Unter leichtem Zug löst sich das Papier ab und kann im Bereich der Zügel umgeknickt werden. Unter der Anlage wird das Papier dann komplett abgelöst.

(5) Der Anker des Fächertapes wird ohne Zug nahe bei oder auf einem Lymphknoten angelegt. Die Zügel sorgen dafür, dass die Schwellung bzw. die Flüssigkeit zum Anker hingeleitet wird. Der Anker wird fixiert und jeder Fächerzügel ohne Zug in regelmäßigem Abstand zum nächsten auf das Schwellungsgebiet angelegt.

(6) Das Tape wird angerieben und erwärmt. Dies ist wichtig, um eine optimale Haftung zu erlangen.

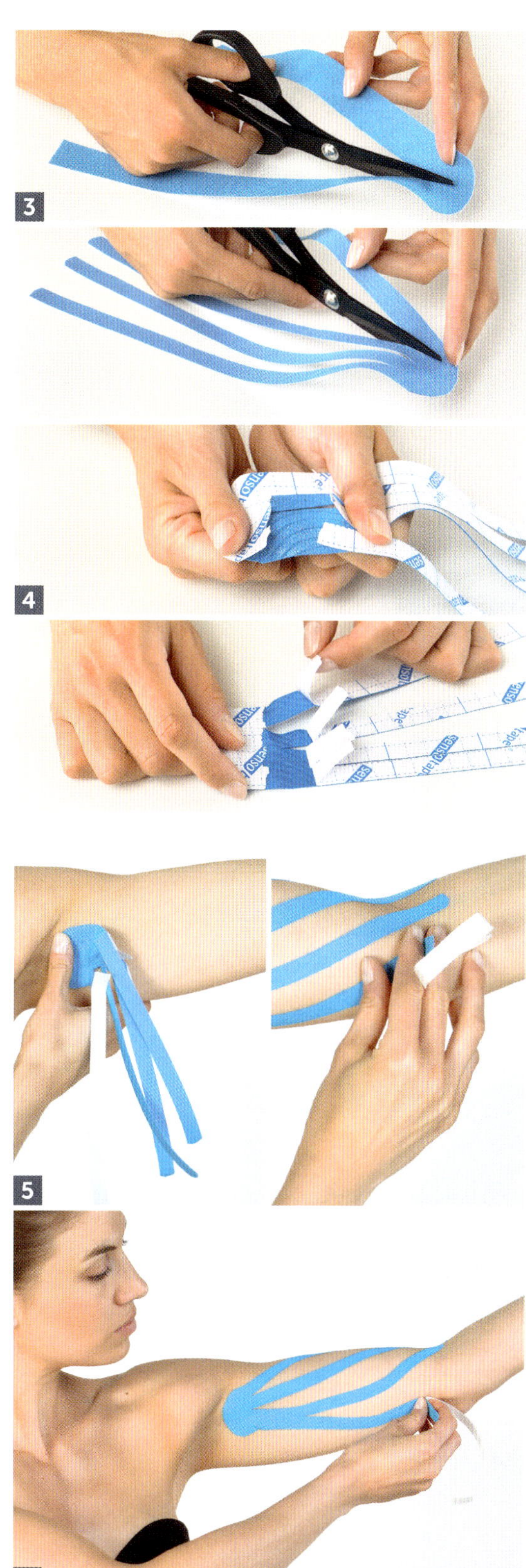

TAPEANLAGE BEI PUNKTUELLEN SCHMERZEN –

Space- bzw. Sterntape

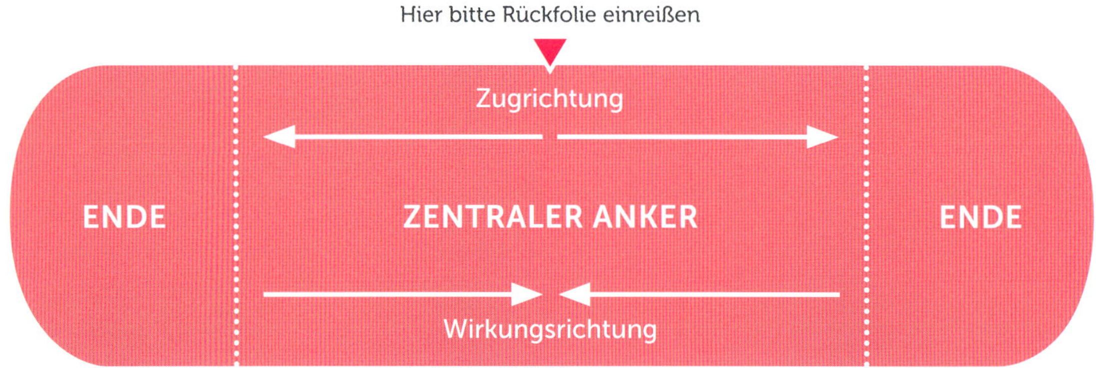

Ein Stern- oder Spacetape setzt sich aus 4 I-Tapes zusammen. Das Wort *Space* kann mit dem Begriff „Raum" übersetzt werden. Das Sterntape hat einen sehr starken Liftingeffekt auf die Haut. Dadurch entsteht ein größerer Zirkulationsraum direkt über einer schmerzhaften Region, es kommt zu einer Entlastung und Druckminderung. Sowohl die Durchblutung und der Lymphabfluss werden verbessert. Auf diese Weise wird die Heilung des umliegenden Gewebes unterstützt.

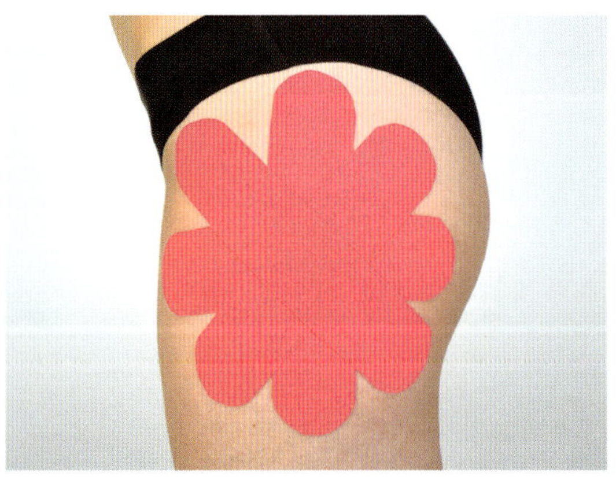

› **Fertige Tapeanlage bei seitlichem Hüftschmerz**

Bei der Anlage eines Space- oder Sterntapes wird wie folgt vorgegangen (Schritte 1–4 ohne Abbildung):

(1) Die Schmerzregion oder der Schmerzpunkt sollte möglichst exakt lokalisiert und markiert werden, da hier das Zentrum des Sterntapes sein wird.

(2) Die Schmerzregion sollte so eingestellt werden, dass die betroffene Region gedehnt ist, aber nicht zusätzlich schmerzt!

(3) Die Tapelänge wird bestimmt und entsprechend von der Rolle geschnitten.

(4) Die Ecken werden abgerundet, um eine längere Klebedauer zu bewirken, da sich die Enden andernfalls leichter lösen.

(5) Das Papier auf der Rückseite des Tapes wird mittig eingerissen. Unter leichtem Zug löst sich das Papier ab.

(6) Der zentrale Anker wird mit mittlerem Zug nach beiden Seiten über die schmerzhafte Region angelegt. Die beiden I-Tapeenden werden ohne Zug aufgeklebt.

(7) Das Tape wird angerieben und erwärmt. Dies ist wichtig für eine optimale Haftung.

(8) Ein zweites I-Tape wird in gleicher Weise im 90°-Winkel zum ersten Tape angelegt. Auch dieses Tape wird angerieben und fixiert.

(9) Ein drittes und viertes I-Tape werden nun diagonal mit der gleichen Technik angelegt.

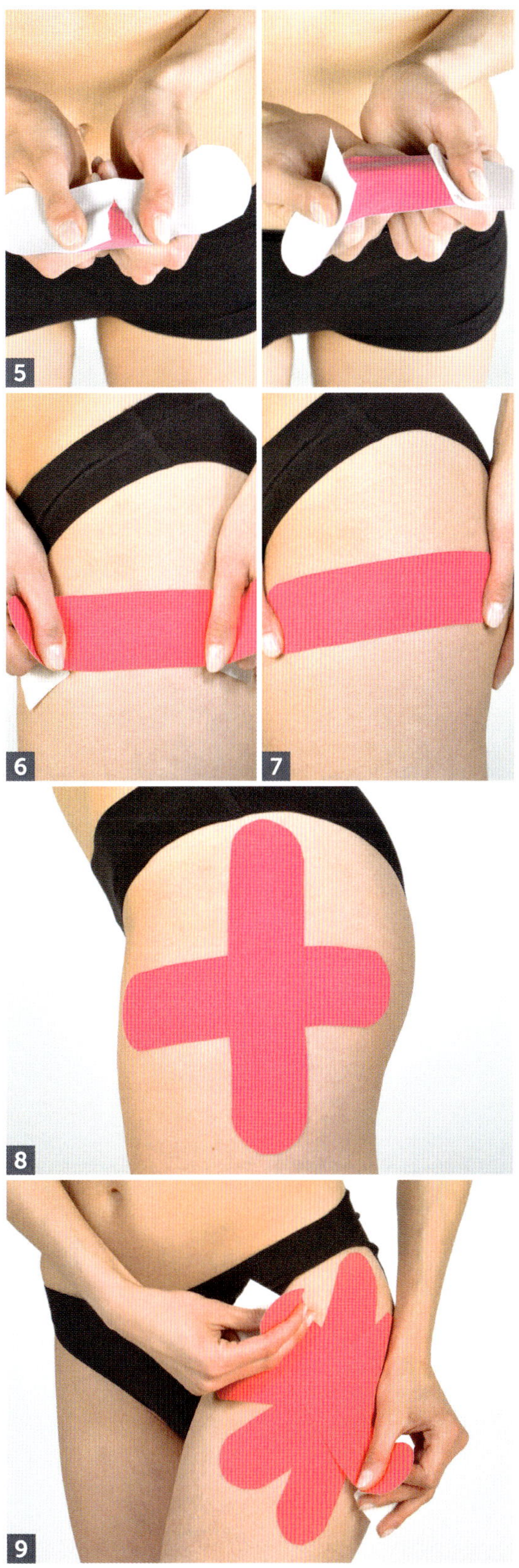

Kombination von verschiedenen Tapeanlagen und Spezialtapes

Das erste Ziel beim Tapen ist meist die Schmerzreduktion. Hierfür wird je nach Schmerzursache ein Muskel- oder Spacetape verwendet. Bei einer Schwellung kann ein Lymphtape mit einem Muskel- oder Spacetape kombiniert werden. Häufig werden auch Gelenktapes zur Stabilisation in Kombination mit Muskeltapes zur Schmerzlinderung der verspannten Muskulatur verwendet.

(1) Ein spannungssenkendes Muskeltape sollte immer vor einem stabilisierenden Gelenktape angelegt werden.

(2) Bei einem Muskel- und Gelenktape sollte zuerst das spannungssenkendes Muskeltape angelegt werden.

(3) Bei einem Muskel- und Spacetape sollte zuerst das spannungssenkendes Muskeltape angelegt werden.

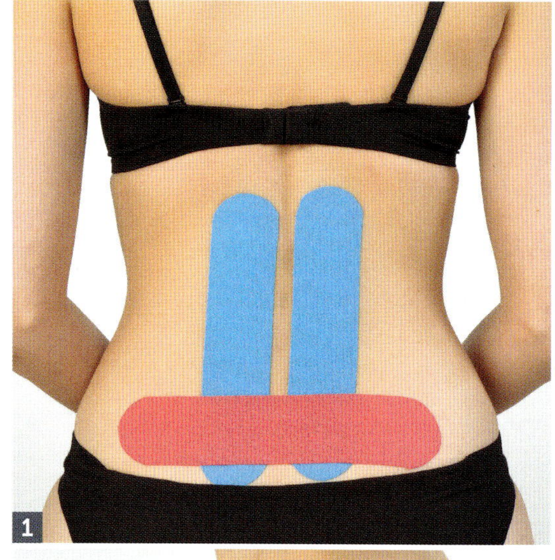
1

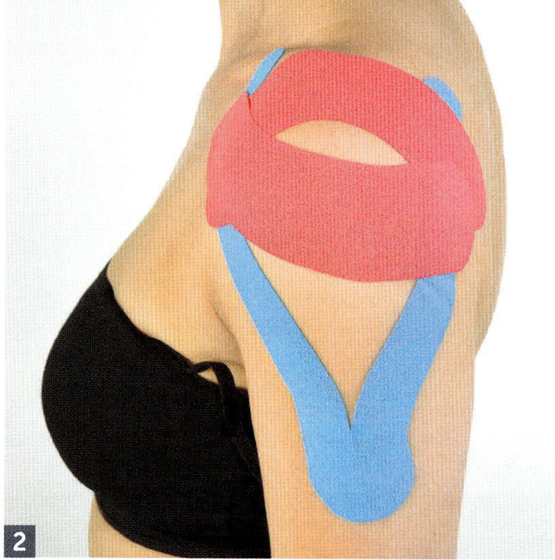
2

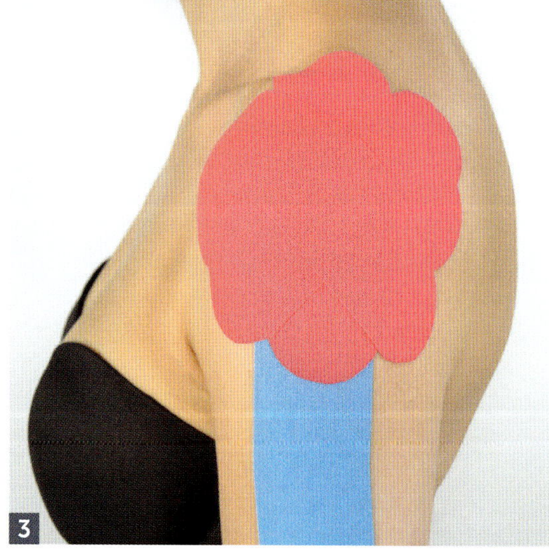
3

Allgemeine Tipps

› Wie verträglich ist das Tape und wie lange kann ich es tragen?

Das Tape ist atmungsaktiv und in der Regel sehr gut verträglich. Es enthält keinerlei Wirkstoffe und Arzneien. Das Tape kann bis zu einer Woche getragen werden, ohne dass es zu Qualitätseinbußen kommt. Auch beim Duschen und Baden, beim Schwimmen oder in der Sauna muss es nicht abgenommen werden. Je nach Hauttyp und Belastung kann sich das Tape aber auch früher lösen. Dann sollte es erneuert werden. Wenn es Ihnen besser geht und Sie regelmäßig Ihre Ausgleichsübungen machen, sollte das Tape nur noch getragen werden, wenn besondere Belastungen anstehen (Vorbeugung). Ein Gewöhnungseffekt sollte vermieden werden.

› Sollten die Haare entfernt werden?

Um die Haltbarkeit zu verbessern, wäre es wünschenswert, dass die Behaarung vorher entfernt wurde und das Tape direkt auf die Haut geklebt werden kann. Da es nicht jeder mag, rasiert zu sein, kann das Tape auch über die Arm- oder Beinbehaarung geklebt werden. Die Haftung und damit auch Wirkung und Haltbarkeit sind dann jedoch herabgesetzt. Je dichter die Behaarung ist, desto geringer sind Wirkung und Haltbarkeit. Daher sollte im Bereich des Nackens und des Kopfes nicht über den Haaransatz hinaus getapt werden!

› Klebeeigenschaften

Das Tape haftet sehr gut auf der Haut. Die Klebeeigenschaft wird über die Körperwärme aktiviert, die bei der Anlage durch das Anreiben noch erhöht wird. Beim Anlegen des Tapes sollte unbedingt ein Kontakt der Finger mit der Klebefläche vermieden werden, da dann das Tape auf der Haut nicht mehr gut hält!

› Kombination mit anderen Materialien

Werden Hautcremes, Salben o. Ä. verwendet, sollte vor der Tapeanlage ein Klebespray aufgetragen werden. Das führt zu einer besseren Stabilität des Tapes.

› Wie entferne ich das Tape?

Das Tape lässt sich in der Regel recht gut entfernen; es sollte immer langsam und in Verlaufsrichtung des Haarwuchses abgezogen werden, um Hautirritationen zu vermeiden. Während des Duschens/Badens ist es unter Verwendung von Seife und Wasser häufig leichter und angenehmer zu entfernen. Das Tape ist nur einmalig zu verwenden. Vor einer erneuten Anwendung der gleichen Tapeanlage sollten mindestens 24 Stunden vergangen sein.

› Wie lagere ich das Tape?

Das Tape sollte möglichst trocken zwischen 5–35° C gelagert werden.

› Vorbeugen statt regelmäßiger Tapeanlagen

Auch wenn das Tapen eine wunderbare und einfache Art der Behandlung ist, so sollte das mittelfristige Ziel sein, wieder komplett ohne Tapes auszukommen. Jeder Schmerz hat eine Ursache. Manchmal sind es direkte Verletzungen (besonders im Sport), häufig jedoch sind es Überlastungen der Muskulatur, der Bänder, Sehnen und Gelenke, weil wir meistens dieselben Bewegungen und Haltungen im Alltag durchführen. Die entsprechenden Gegenbewegungen fehlen und es kommt zu einer einseitigen Belastung, die auf Dauer zu einer mit Schmerzen verbundenen Überbelastung der Strukturen führt. Regelmäßige Ausgleichsbewegungen oder Stabilisationsübungen können dafür sorgen, dass Sie neben der Schmerzbehandlung mit dem Tape die Schmerzursache direkt beeinflussen und somit nach einer gewissen Behandlungszeit wieder auf das Tape verzichten können. Daher zeigen wir Ihnen bei jeder Anlage eine Eigenübung, die Sie ergänzend zum Tape durchführen können, um Ihre Beschwerden langfristig zu reduzieren.

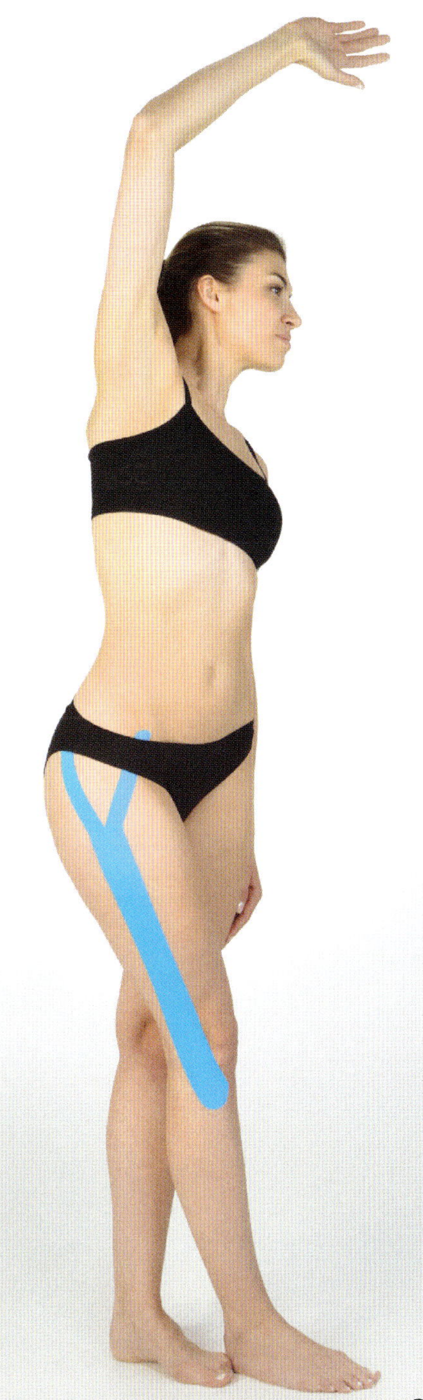

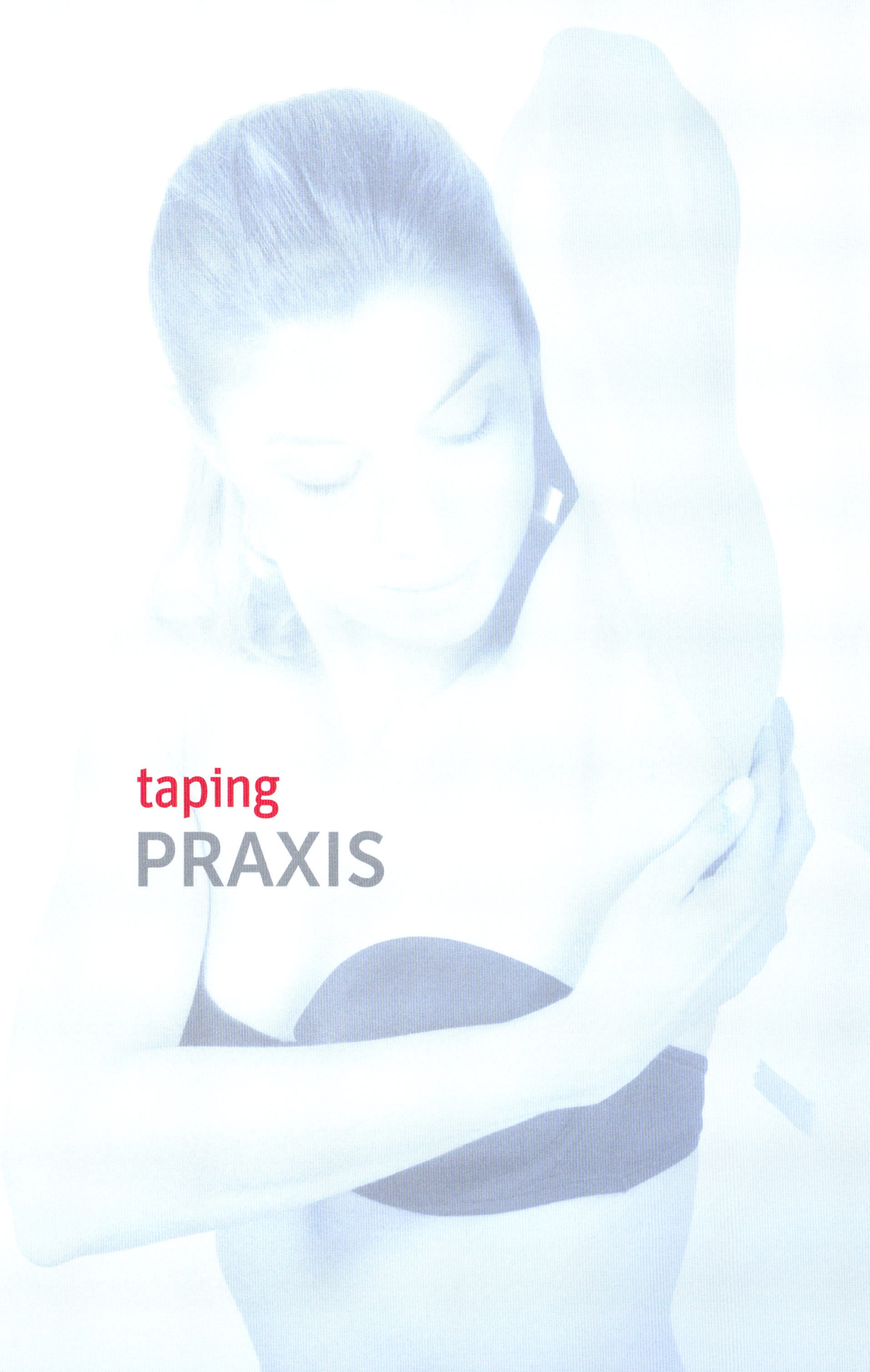

taping
PRAXIS

PRAXIS – KAPITEL 1

Tapeanlagen bei Schmerzen im Schulter-Oberarm-Bereich

Schultereckgelenk

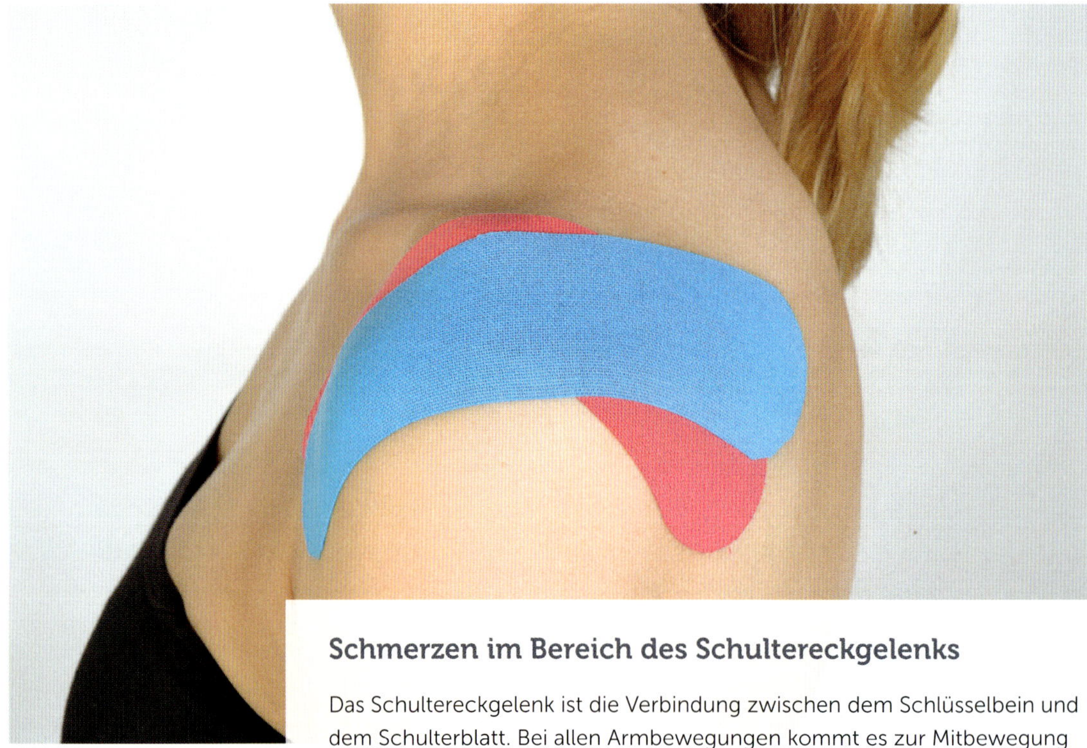

Schmerzen im Bereich des Schultereckgelenks

Das Schultereckgelenk ist die Verbindung zwischen dem Schlüsselbein und dem Schulterblatt. Bei allen Armbewegungen kommt es zur Mitbewegung in diesem Gelenk. Bei einer Verletzung des Schultereckgelenks kommt es daher zu Schmerzen, wenn große Armbewegungen durchgeführt werden. Verletzungen in diesem Gelenk sind meistens Zerrungen der umgebenden Bänder. Zerrungen treten in der Regel nach einem Sturz direkt auf die Schulter auf, im Weiteren auch bei starken Belastungen des Schultergürtels (z. B. Handstand bei Turnern).

Schmerzhafte Bewegung

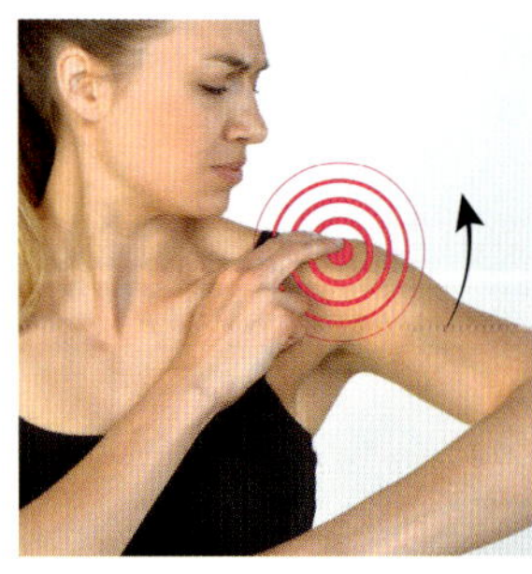

Die Tapeanlage → So funktioniert's

1: Stellen Sie sich aufrecht hin. Lassen Sie den Oberarm seitlich am Körper. Kleben Sie die Mitte des roten I-Tapes als zentralen Anker auf das Schultereckgelenk.

2: Ziehen Sie nun den vorderen Anteil des Tapes mit starkem Zug nach vorne und leicht innen. Kleben Sie das Tape auf die Haut auf. Das Tapeende sollte ohne Zug angelegt werden.

3: Ziehen Sie den hinteren Anteil des Tapes mit starkem Zug nach hinten und leicht außen. Kleben Sie das Tape auf die Haut auf. Das Tapeende sollte ohne Zug angelegt werden. Das Tape wird angerieben und fixiert.

Ein zweites blaues Tape wird nun mit gleicher Technik, leicht diagonal zum ersten, angelegt, angerieben und fixiert.

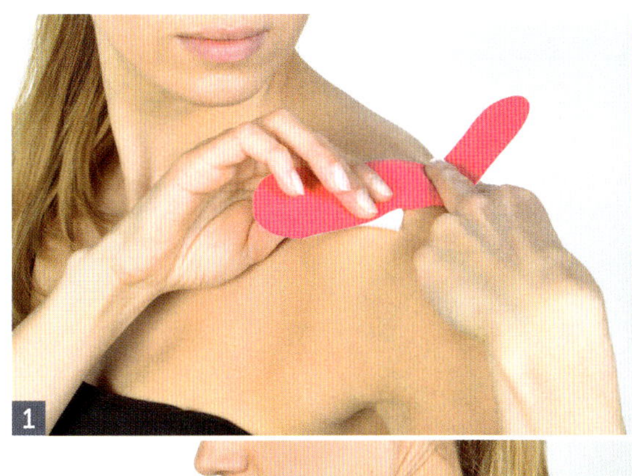

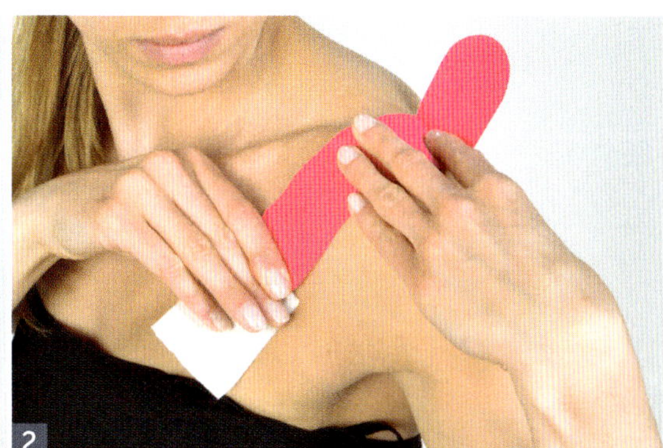

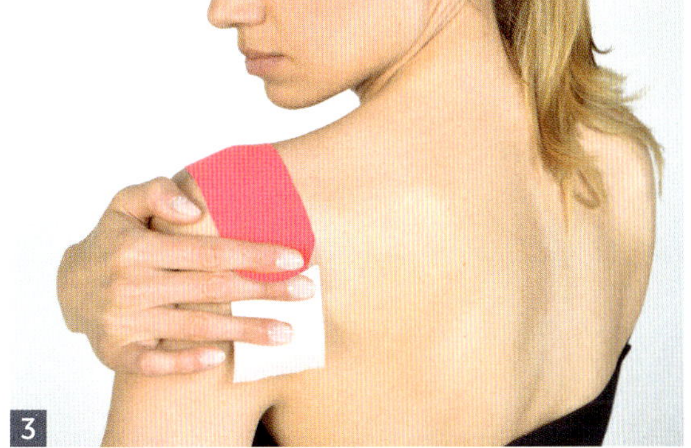

Material: 1 rotes I-Tape, 1 blaues I-Tape
Breite: jeweils 5 cm
Länge: jeweils ca. 20 cm
Zugstärke: stark

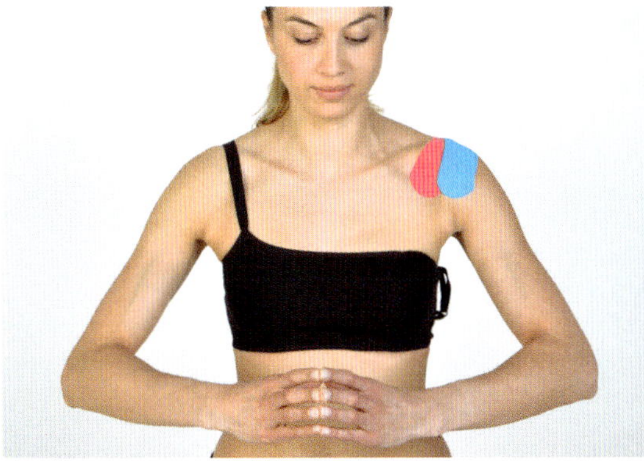

Aktive/vorbeugende Übung
Stellen Sie sich aufrecht hin, der Rücken sollte gestreckt und die Schulterblätter sollten nach hinten/unten gezogen werden. Um das Gelenk aktiv zu stabilisieren und die Bandstrukturen zu schützen, drücken Sie die Fingerspitzen vor dem Körper mit unterschiedlichem Druck zusammen. Halten Sie die Stellung jeweils mindestens 5 Sekunden lang.

Hinweis › Wenn es zu Geräuschen bei Armbewegungen im Schultereckgelenk kommt, sollte ein Arzt aufgesucht werden, um stärkere Verletzungen auszuschließen.

Seitliche Armhebung (Deltamuskel)

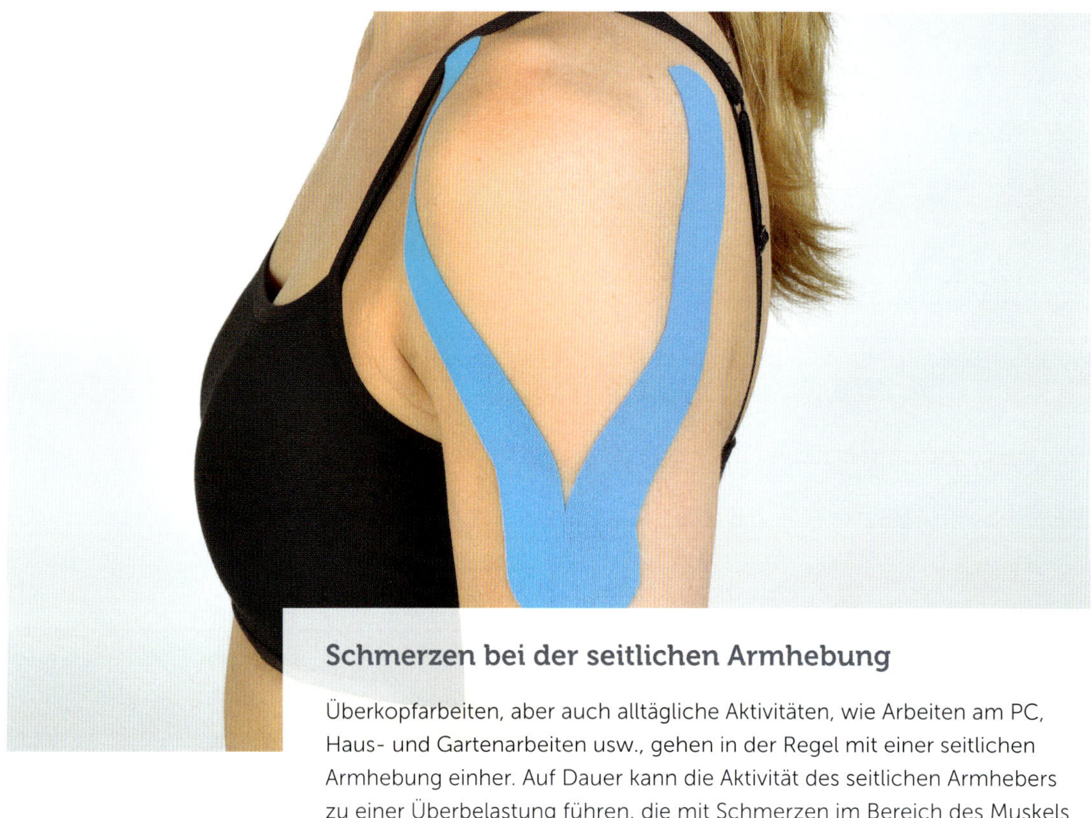

Schmerzen bei der seitlichen Armhebung

Überkopfarbeiten, aber auch alltägliche Aktivitäten, wie Arbeiten am PC, Haus- und Gartenarbeiten usw., gehen in der Regel mit einer seitlichen Armhebung einher. Auf Dauer kann die Aktivität des seitlichen Armhebers zu einer Überbelastung führen, die mit Schmerzen im Bereich des Muskels oder des Schultergelenks einhergeht.

Schmerzhafte Bewegung

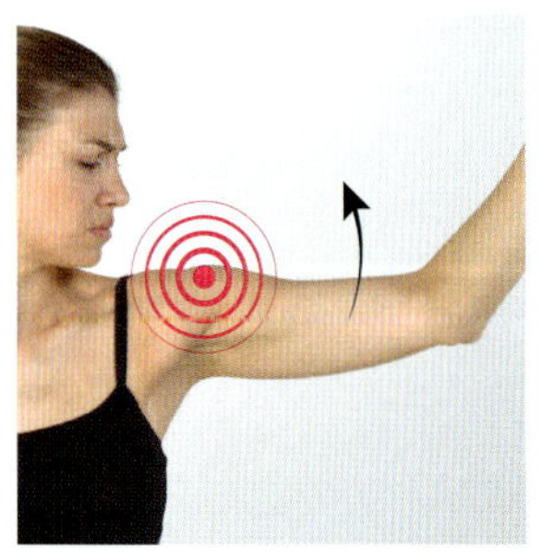

Die Tapeanlage → So funktioniert's

1: **Stellen Sie sich aufrecht hin. Lassen Sie den Arm seitlich am Körper. Kleben Sie den Anker des blauen Y-Tapes auf die Mitte des seitlichen Oberarms.**

2: **Legen Sie die Hand der betroffenen Seite auf die gegenüberliegende Schulter. Kleben Sie den hinteren Zügel des Tapes über den hinteren Anteil des Deltamuskels bis zum oberen/äußeren Rand des Schulterblatts. Das Tapeende sollte ohne Zug angelegt werden.**

3: **Strecken Sie den Arm nach hinten. Kleben Sie den vorderen Zügel des Tapes über den vorderen Anteil des Deltamuskels bis zum äußeren Rand des Schlüsselbeins. Das Tapeende sollte ohne Zug angelegt werden. Das Tape wird angerieben und fixiert.**

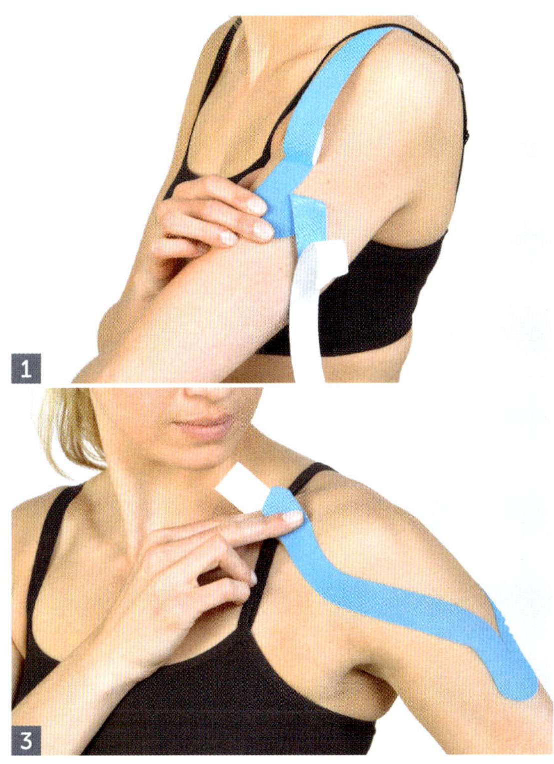

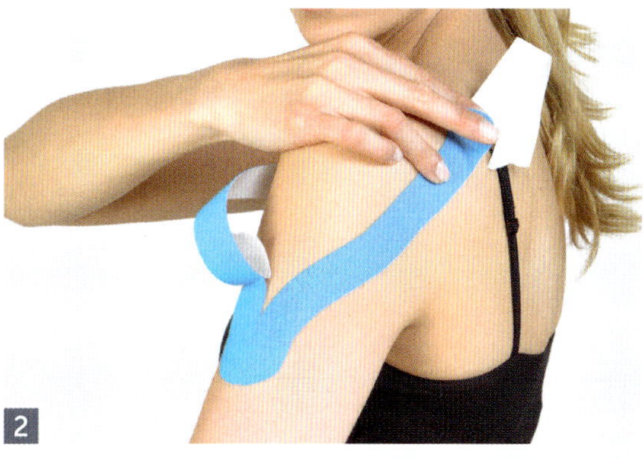

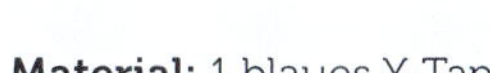

Material: 1 blaues Y-Tape
Breite: 5 cm
Länge: Messen Sie das Tape von der Mitte des Oberarms bis zum äußeren Rand des Schlüsselbeins aus, dabei hängt der Arm neben dem Körper.
Zugstärke: leicht

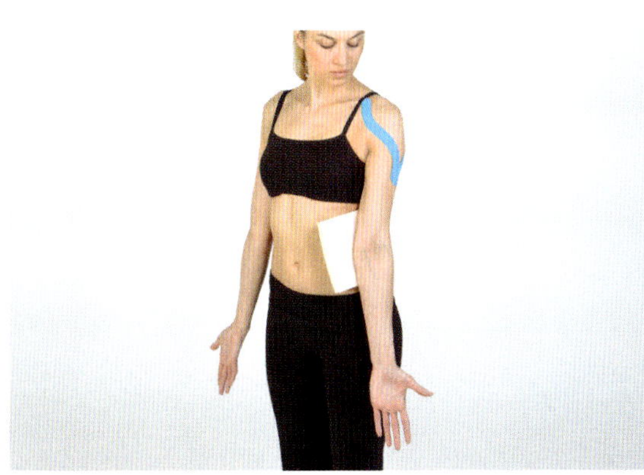

Aktive/vorbeugende Übung
Drehen Sie die Handfläche nach vorne und ziehen Sie den Arm kräftig zum Körper. Hilfreich ist es, wenn Sie ein leichtes Buch zwischen Arm und Taille klemmen. Halten Sie diese Stellung mehrere Sekunden lang.

Hinweis › Wenn es bei der seitlichen Armhebung zu einem stechenden Schmerz kommt und die Schulter leicht erwärmt ist, sollte ein Arzt aufgesucht werden, um eine Schleimbeutelentzündung auszuschließen.

Armdrehung nach innen (Brustmuskel)

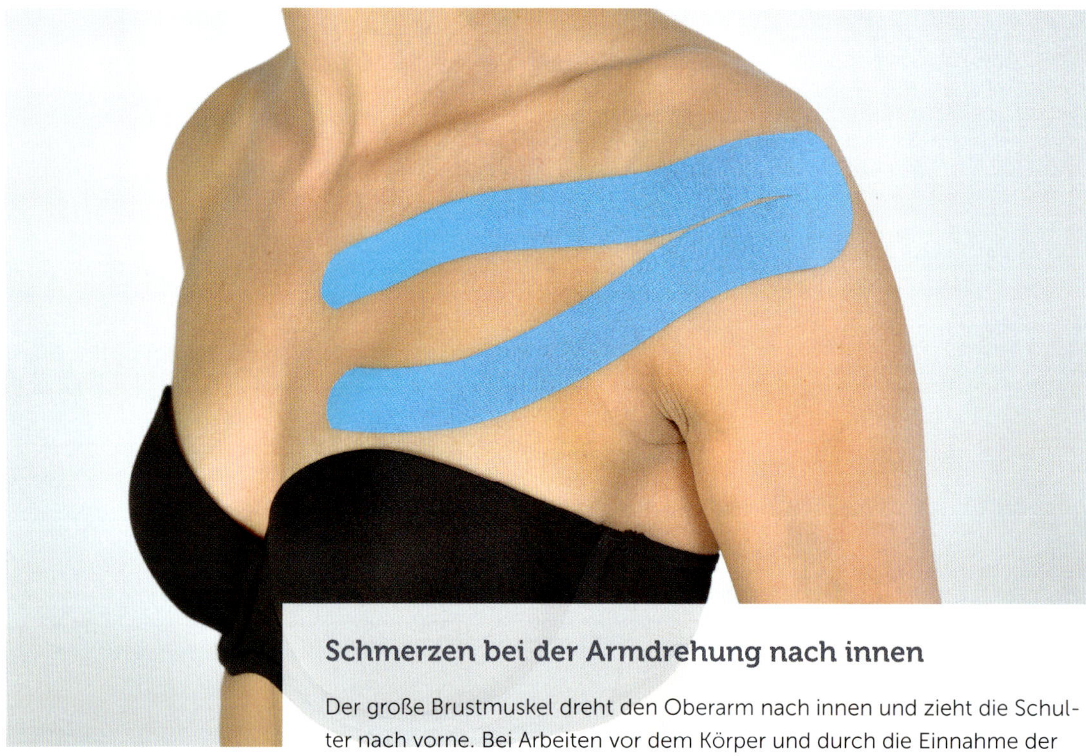

Schmerzen bei der Armdrehung nach innen

Der große Brustmuskel dreht den Oberarm nach innen und zieht die Schulter nach vorne. Bei Arbeiten vor dem Körper und durch die Einnahme der krummen Körperhaltung verkürzt und verspannt sich dieser Muskel. Starke Aktivitäten nach vorne (Vorhand beim Tennis) können zu Sehnenreizungen führen. Daher sollten der Brustmuskel entspannt, die aufrechte Körperhaltung und die Außendrehung im Schultergelenk trainiert werden.

Schmerzhafte Bewegung

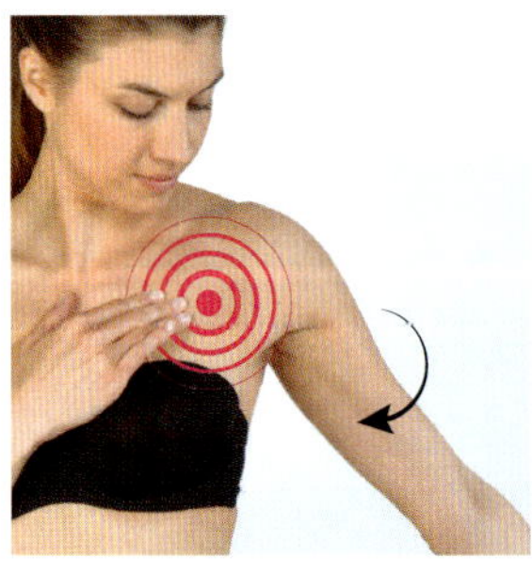

Die Tapeanlage → So funktioniert's

1: Stellen oder setzen Sie sich aufrecht hin. Lassen Sie den Oberarm seitlich am Körper. Kleben Sie den Anker des Y-Tapes von außen auf den Oberarmkopf.

2: Spreizen Sie den Arm seitlich ab und drehen Sie den Arm nach außen. Kleben Sie den oberen Zügel des Tapes mit leichtem Zug in einem Bogen zum oberen Anteil des Brustbeins hin. Das Tapeende sollte ohne Zug angelegt werden.

3: Kleben Sie den unteren Zügel des Tapes mit leichtem Zug in einem Bogen, oberhalb der Brustwarze, zum mittleren oder unteren Anteil des Brustbeins hin. Das Tapeende sollte ohne Zug angelegt werden. Das Tape wird angerieben und fixiert. Bei Frauen kann der untere Zügel ggf. auch direkt unterhalb der Brust angelegt werden.

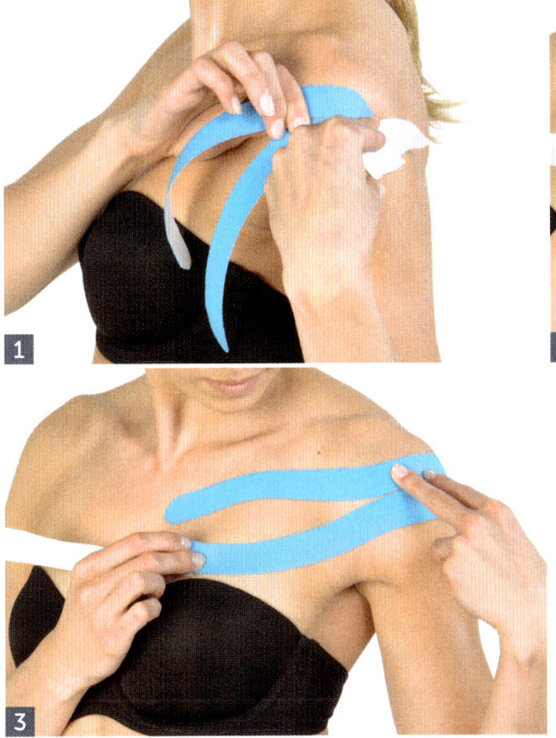

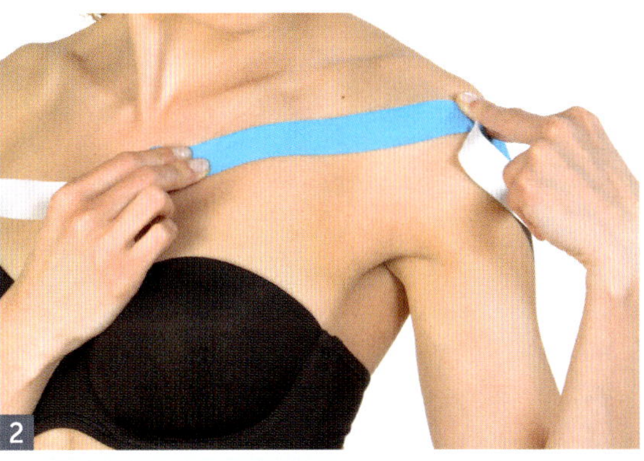

Material: 1 blaues Y-Tape
Breite: 5 cm
Länge: Messen Sie das Tape vom Brustbein bis zum Oberarmkopf aus.
Zugstärke: leicht

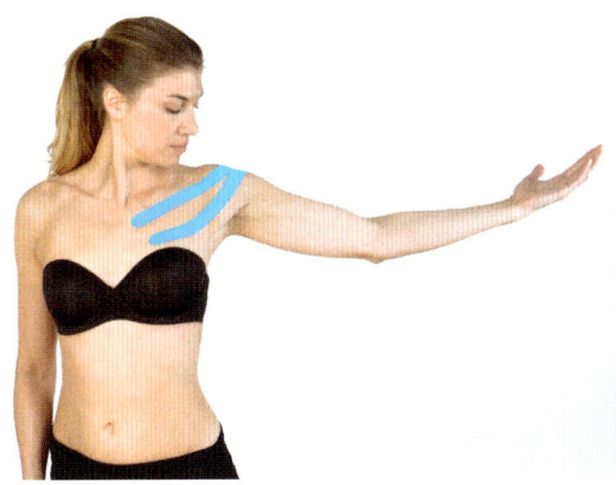

Aktive/vorbeugende Übung
Strecken Sie sich bestmöglich und spreizen Sie den betroffenen Arm ab. Drehen Sie den Daumen nach hinten (Außendrehung in der Schulter) und ziehen Sie den Arm nach hinten. Wiederholen Sie diese Bewegung 3–5-mal.

Hinweis › **Sollte es nachts zum Einschlafen des Arms oder der Finger kommen, kann es sein, dass der große oder kleine Brustmuskel bei einer Anhebung des Arms auf das Nervengeflecht des Arms drückt und es somit zu Irritationen kommt.**

Armhebung nach vorne und Ellenbogenbeugung (Bizepsmuskel)

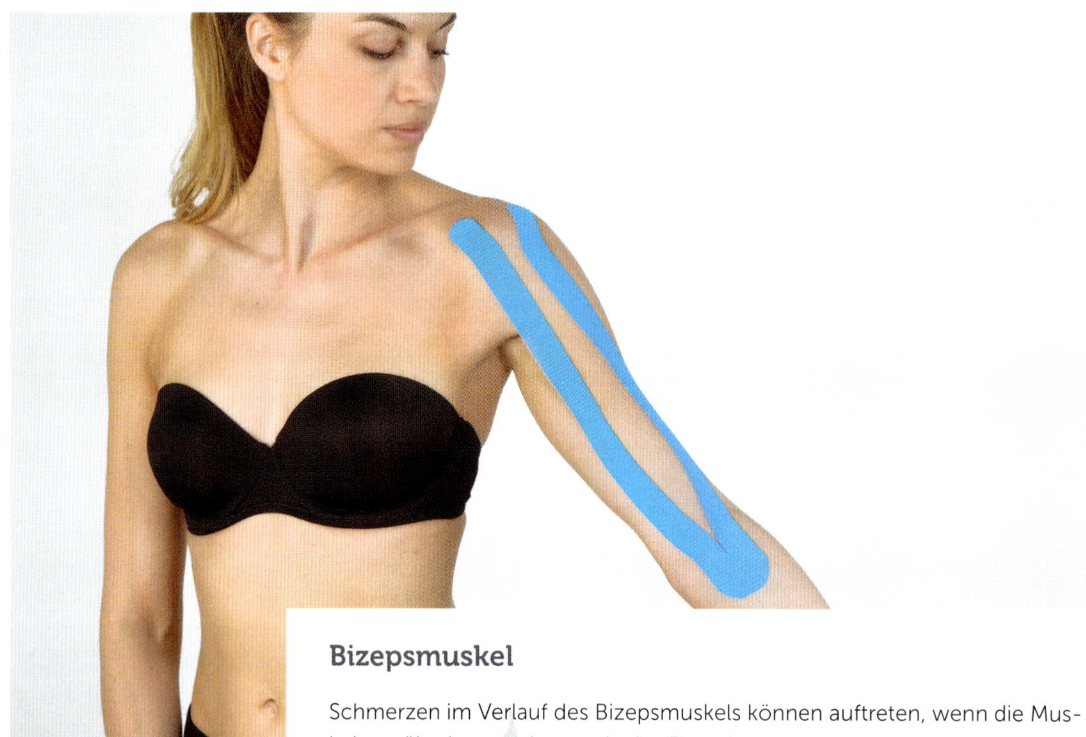

Bizepsmuskel

Schmerzen im Verlauf des Bizepsmuskels können auftreten, wenn die Muskulatur überlastet oder gereizt ist. Das tritt bei starken Hebe- und Trageaktivitäten wie auch im Sport auf (Krafttraining). Häufig ist die Sehne im Bereich des Schultergelenks mitbetroffen.

Schmerzhafte Bewegung

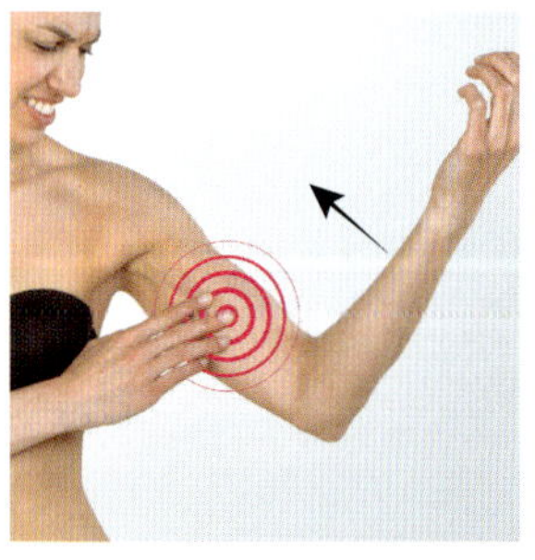

Die Tapeanlage → So funktioniert's

1: Stellen Sie sich aufrecht hin. Halten Sie den Arm seitlich am Körper und heben ihn etwas an, indem Sie ihn leicht nach außen drehen. Kleben Sie den Anker des Y-Tapes unterhalb der Ellenbogenbeuge auf den Unterarm.

2: Strecken Sie den Ellenbogen und spreizen Sie den Arm seitlich leicht ab. Kleben Sie den inneren Zügel des Tapes mit leichtem Zug in einem Bogen über die Innenseite des Bizepsmuskels zum äußeren unteren Rand des Schlüsselbeins. Das Tapeende sollte ohne Zug angelegt werden.

3: Kleben Sie den äußeren Zügel des Tapes mit leichtem Zug in einem Bogen über die Außenseite des Bizepsmuskels zum Schulterdach hin. Das Tapeende sollte ohne Zug angelegt werden. Das Tape wird angerieben und fixiert.

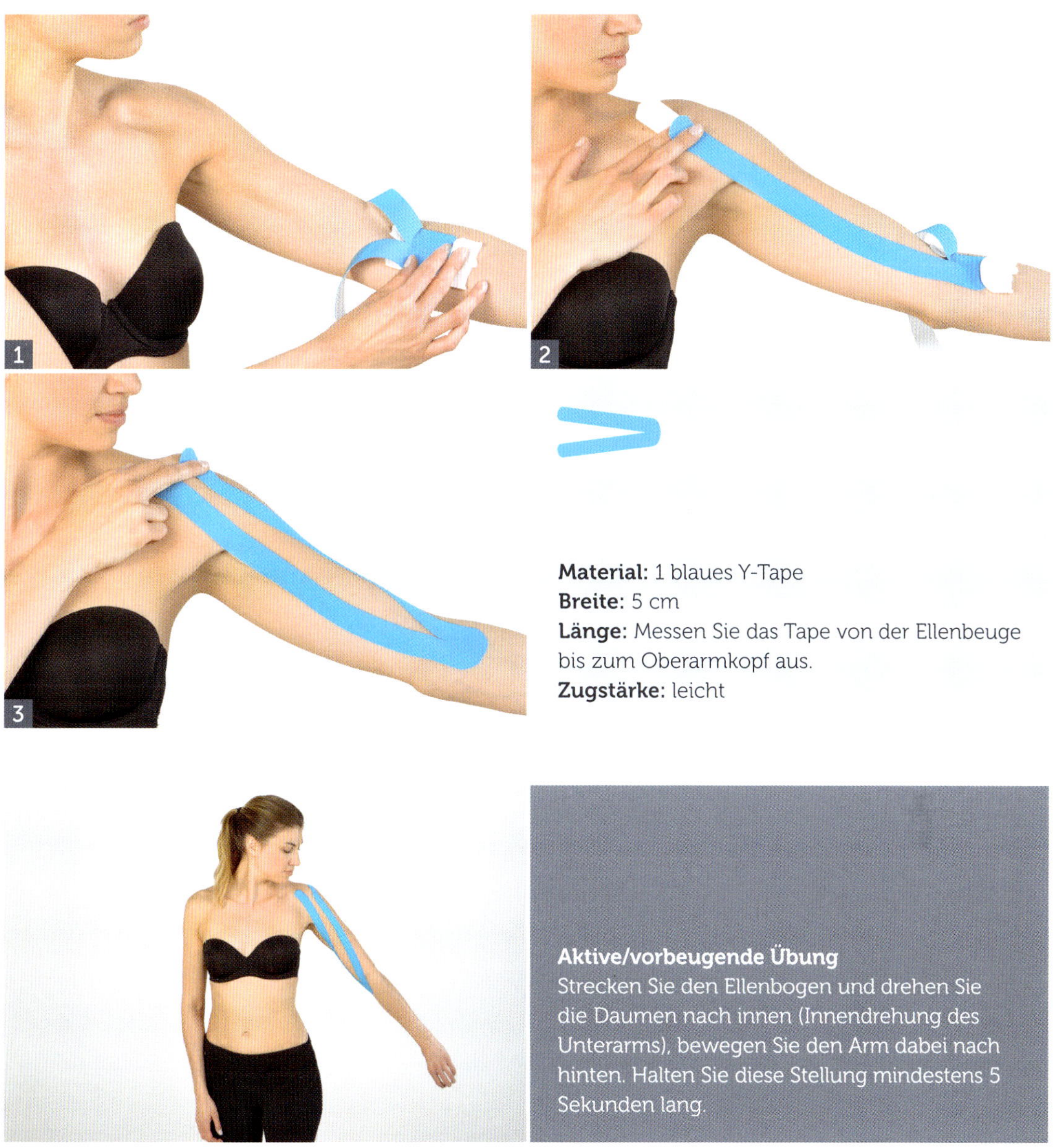

Material: 1 blaues Y-Tape
Breite: 5 cm
Länge: Messen Sie das Tape von der Ellenbeuge bis zum Oberarmkopf aus.
Zugstärke: leicht

Aktive/vorbeugende Übung
Strecken Sie den Ellenbogen und drehen Sie die Daumen nach innen (Innendrehung des Unterarms), bewegen Sie den Arm dabei nach hinten. Halten Sie diese Stellung mindestens 5 Sekunden lang.

Hinweis › **Bei Schmerzen der Sehne im Schulterbereich sollte auf Kraftsport und intensives Heben und Tragen verzichtet werden.**

Schultergelenk

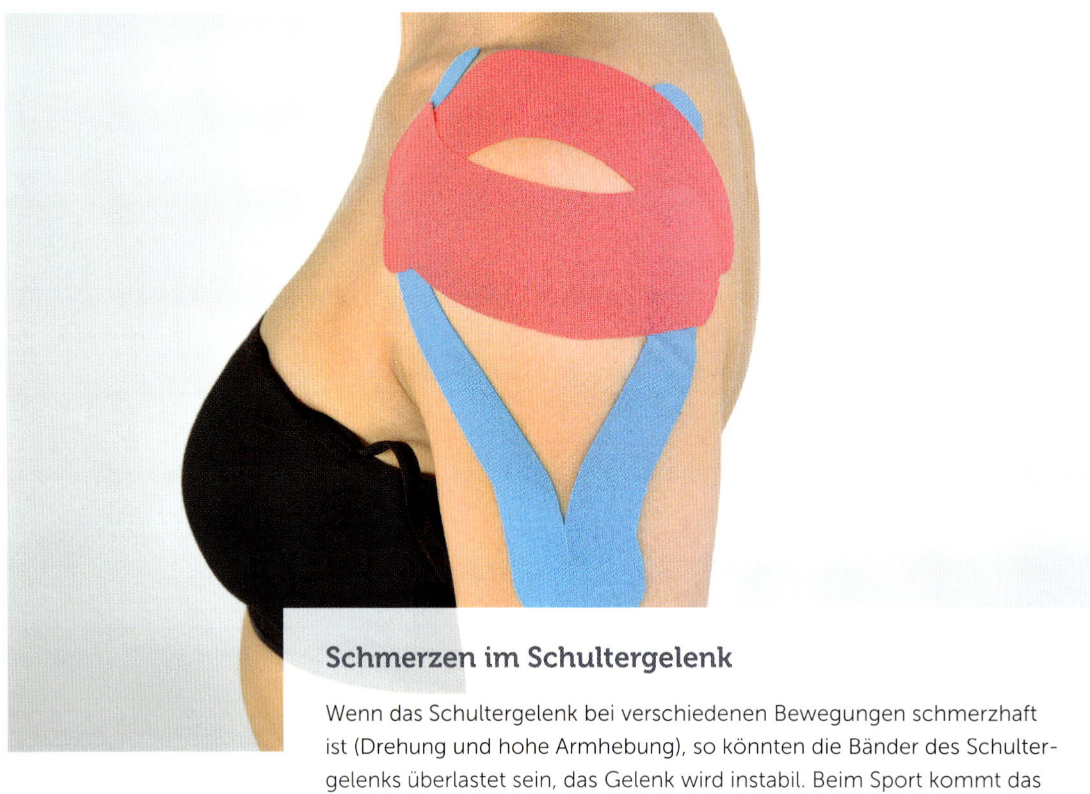

Schmerzen im Schultergelenk

Wenn das Schultergelenk bei verschiedenen Bewegungen schmerzhaft ist (Drehung und hohe Armhebung), so könnten die Bänder des Schultergelenks überlastet sein, das Gelenk wird instabil. Beim Sport kommt das besonders bei Wurfsportarten vor, da hier sehr große Bewegungen durchgeführt und diese meist abrupt abgestoppt werden.

Die Tapeanlage → So funktioniert's

Legen Sie sich zuerst ein blaues Y-Tape auf den Deltamuskel an (s. S. 36). Lassen Sie sich das folgende Tape bitte von einem Partner anlegen.

Schmerzhafte Bewegung

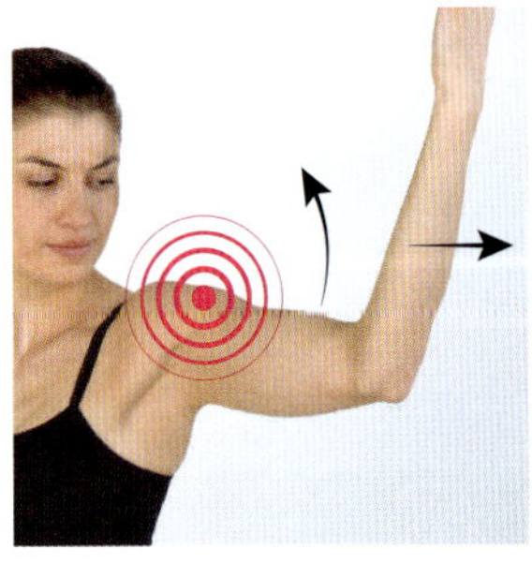

1: Lassen Sie den Arm seitlich am Körper hängen. Kleben Sie den mittleren Teil des roten I-Tapes auf die Schulter und ziehen Sie den vorderen Anteil des Tapes mit starkem Zug nach vorne und unten. Das Tapeende sollte ohne Zug angelegt werden.

2: Ziehen Sie den hinteren Anteil des Tapes mit starkem Zug nach hinten und unten. Das Tapeende sollte ohne Zug angelegt werden. Das Tape wird angerieben und fixiert.

3: Der Anker des zweiten roten I-Tapes wird unter dem Schlüsselbein angelegt. Das Tape wird mit starkem Zug um den Oberarm gezogen und endet am Schulterblatt. Das Tapeende sollte ohne Zug angelegt werden. Das Tape wird angerieben und fixiert.

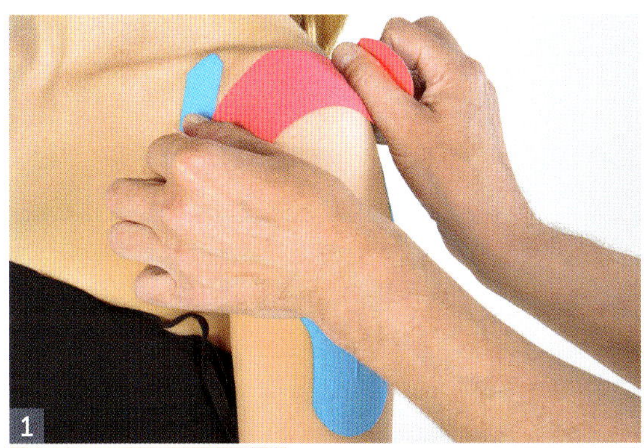

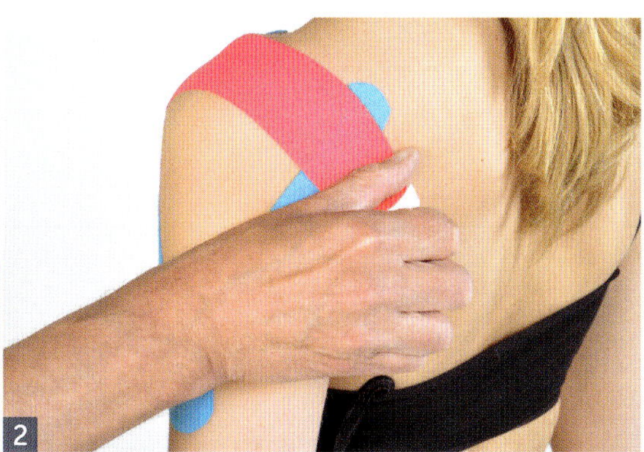

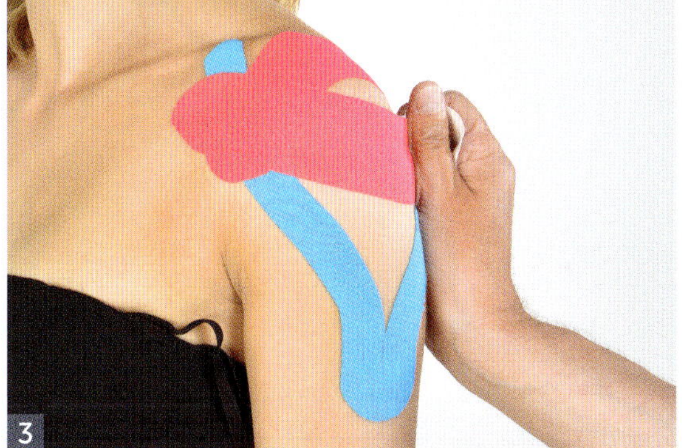

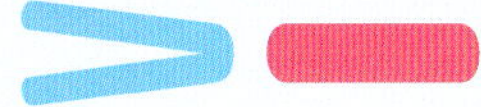

Material: 1 blaues Y-Tape, 2 rote I-Tapes
Breite: jeweils 5 cm
Länge: Messen Sie das blaue Tape von der Mitte des Oberarms bis zum äußeren Rand des Schlüsselbeins aus. Die roten I-Tapes sollten ca. 20 cm lang sein.
Zugstärke: Blau: leicht, Rot: stark

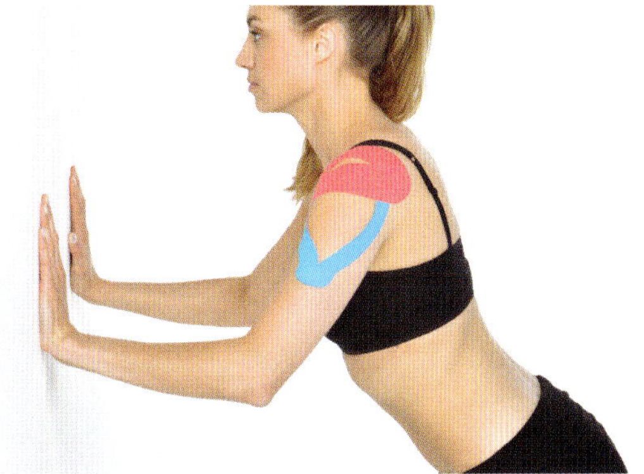

Aktive/vorbeugende Übung
Um das Gelenk aktiv zu stabilisieren und die Bandstrukturen zu schützen, können leichte „Liegestütze" an der Wand durchgeführt werden. Dabei sollten der Rücken gestreckt und die Schulterblätter nach hinten/unten gezogen werden. Führen Sie 3–5 leichte Liegestütze durch.

Hinweis › Bei lang andauernden oder sich verstärkenden Beschwerden sollte ein Arzt aufgesucht werden, um Verletzungen des Knochens oder Schleimbeutels oder andere Ursachen auszuschließen.

Schulterheber (Kapuzenmuskel) – Schulter-Nacken-Schmerz

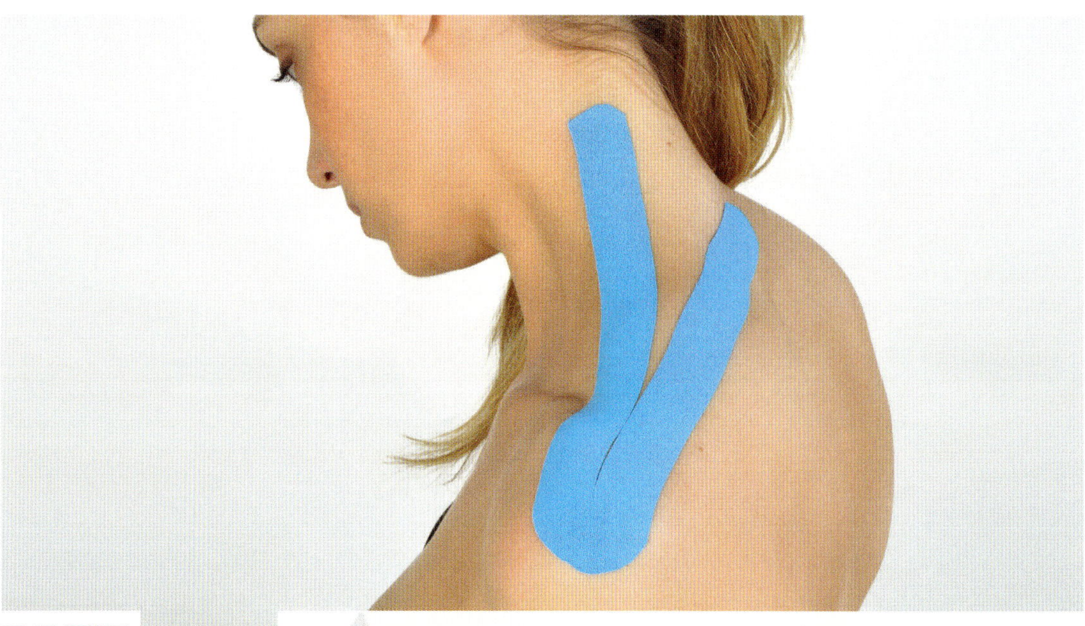

Video
Tapeanlage bei Schulter-Nacken-Schmerz und Verspannungen

Schulter-Nacken-Schmerz

Verspannungen im Schulter-Nacken-Bereich sind wohl die bekanntesten Schmerzen. Verspannungen in dieser Region treten häufig auf, wenn die Schultern vermehrt hochgezogen werden. Das macht man besonders in der krummen Körperhaltung. Aber auch Überkopfarbeiten, Stress und allgemeine Überbelastungen führen häufig zu Verspannungen in dieser Region. Der Kapuzenmuskel bildet das Relief der Schulterhöhe und ist somit recht leicht zu tapen.

Schmerzhafte Bewegung

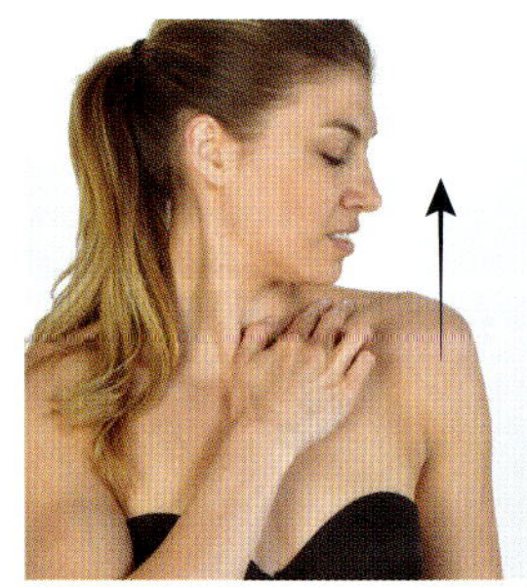

Die Tapeanlage → So funktioniert's

1: Setzen Sie sich aufrecht auf einen Hocker. Kleben Sie den Anker des Y-Tapes von oben auf das Schultereckgelenk.

2: Neigen Sie den Kopf zur Gegenseite und machen Sie ein leichtes Doppelkinn. Ziehen Sie den Schultergürtel nach unten, ohne dass der betroffene Muskel schmerzt. Kleben Sie den oberen Zügel des Y-Tapes mit leichtem Zug über die Schulterhöhe bis zum Haaransatz. Das Tapeende sollte ohne Zug angelegt werden.

3: Kleben Sie den unteren Zügel des Y-Tapes mit leichtem Zug leicht aufsteigend zur Wirbelsäule hin. Das Tapeende sollte ohne Zug angelegt werden. Das Tape wird angerieben und fixiert.

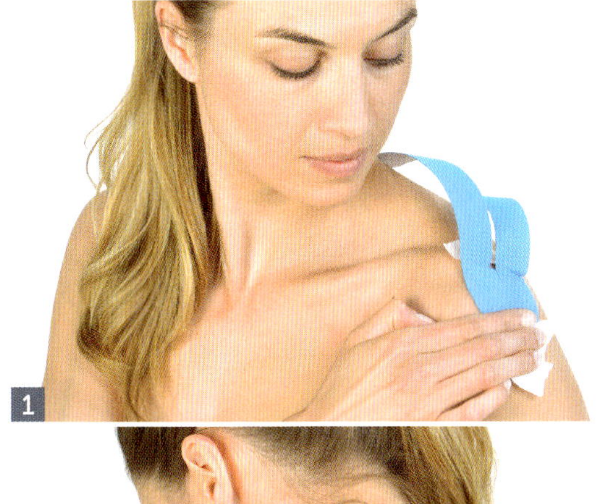

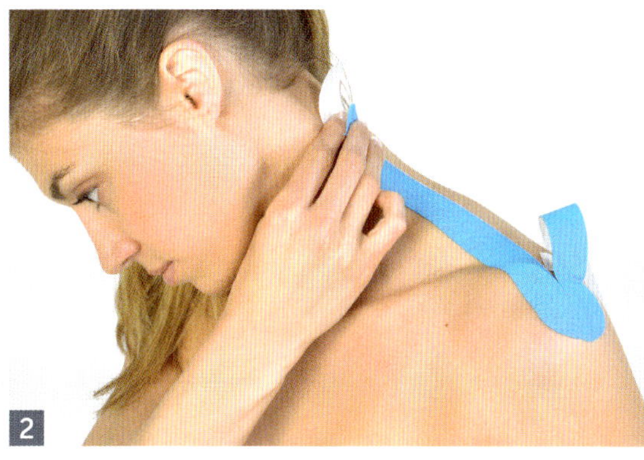

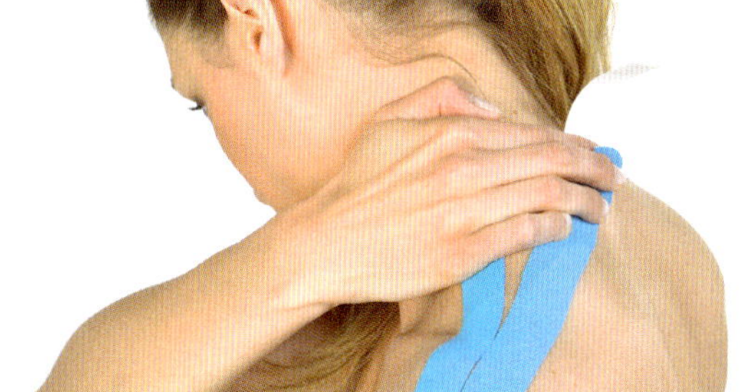

Material: 1 blaues Y-Tape
Breite: 5 cm
Länge: Messen Sie das blaue Tape vom Schulterdach bis zum Haaransatz aus.
Zugstärke: leicht

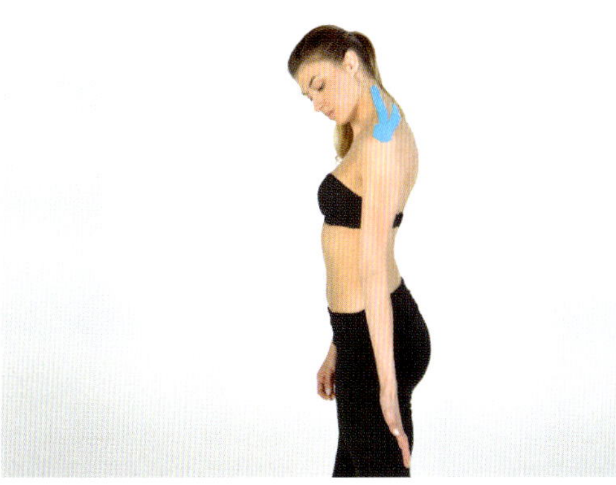

Aktive/vorbeugende Übung
Stellen Sie sich aufrecht hin. Um den Muskel zu dehnen, neigen Sie den Kopf zur Gegenseite und machen Sie ein leichtes Doppelkinn. Drehen Sie den Arm der betroffenen Seite nach außen und ziehen Sie das Schulterblatt nach hinten unten, bis Sie ein leichtes Ziehen verspüren. Halten Sie diese Stellung mindestens 5 Sekunden lang.

Hinweis › **Verspannungen im Schulter-Nacken-Bereich können zu Kopfschmerzen führen. Daher wird dieses Tape gerade bei Kopfschmerzpatienten oft angewendet.**

Schulterblatt (Schulterheber)

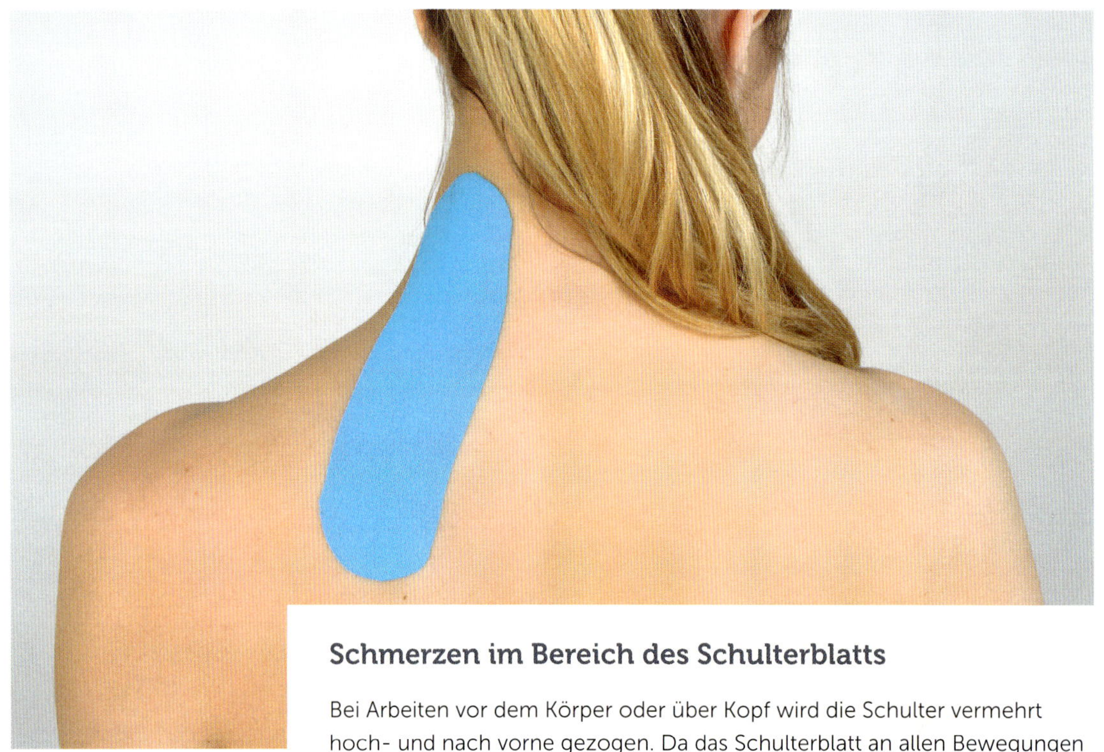

Schmerzen im Bereich des Schulterblatts

Bei Arbeiten vor dem Körper oder über Kopf wird die Schulter vermehrt hoch- und nach vorne gezogen. Da das Schulterblatt an allen Bewegungen des Arms beteiligt ist, kommt es häufig zu Überbelastungen der hinteren und oberen Schulterblattmuskulatur.

Die Tapeanlage → So funktioniert's

Lassen Sie dieses Tape bitte von einem Partner anlegen.

Schmerzhafte Bewegung

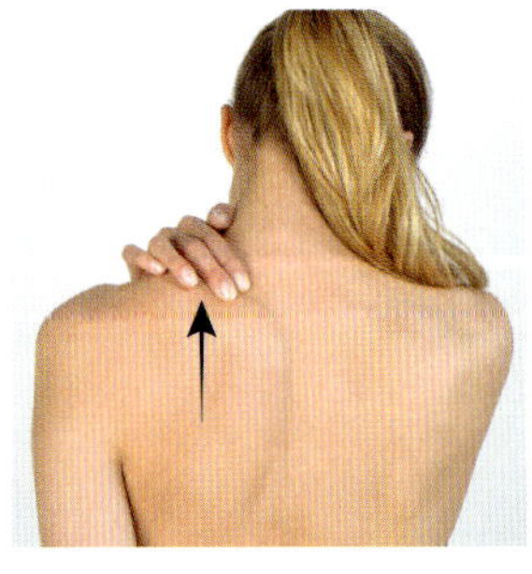

1: Setzen Sie sich aufrecht auf einen Hocker. Kleben Sie den Anker des I-Tapes auf die Mitte des Schulterblatts, sodass das Tape einen leicht schrägen Verlauf nach oben innen aufweist.

2: Neigen und drehen Sie den Kopf zur Gegenseite und machen Sie ein leichtes Doppelkinn. Ziehen Sie das Schulterblatt nach hinten unten zur Wirbelsäule. Kleben Sie nun das Tape unter leichtem Zug nach oben innen zum Haaransatz des seitlichen Hinterkopfs.

3: Das Tapeende sollte ohne Zug angelegt werden. Das Tape wird angerieben und fixiert.

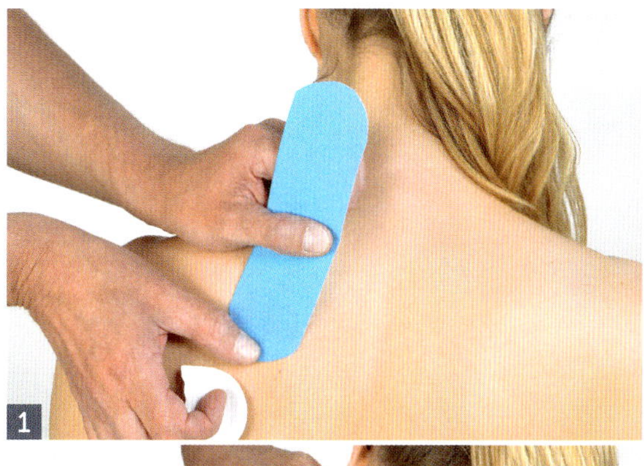
1

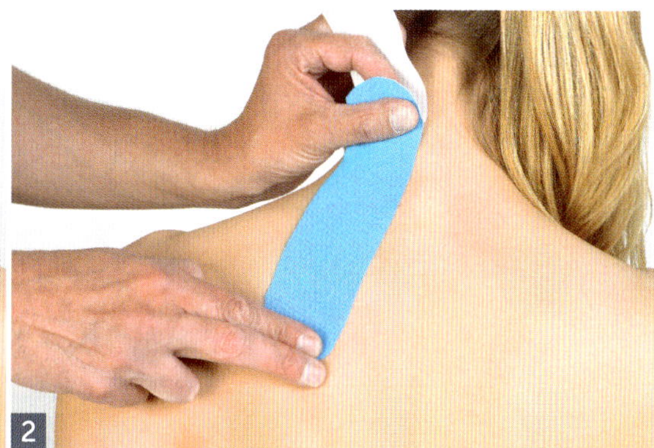
2

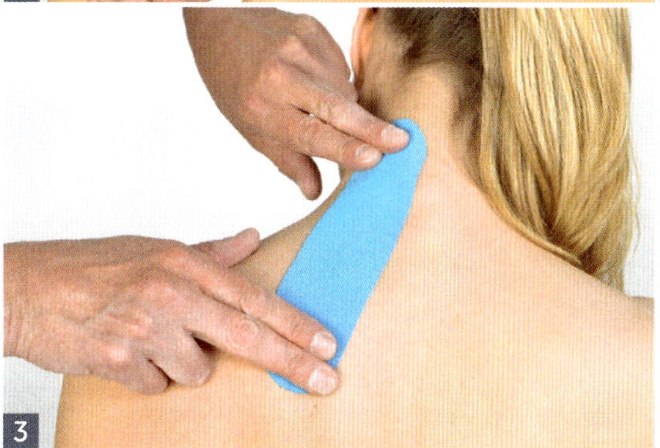
3

Material: 1 blaues I-Tape
Breite: 5 cm
Länge: Setzen Sie sich aufrecht hin. Messen Sie das blaue Tape von der Mitte des Schulterblatts bis zum Haaransatz am seitlichen Hinterkopf aus.
Zugstärke: leicht

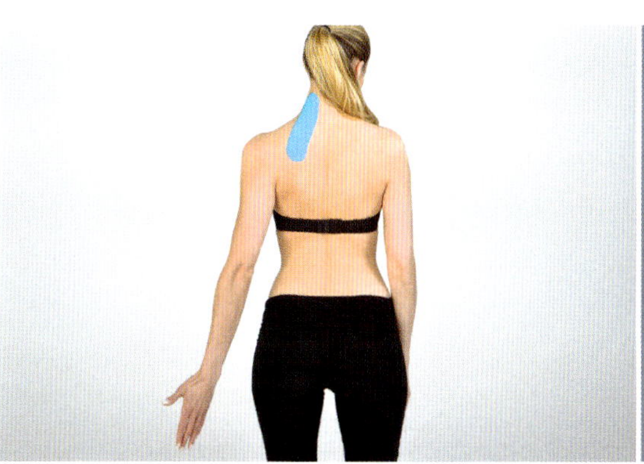

Aktive/vorbeugende Übung
Stellen Sie sich aufrecht hin. Um den Muskel zu dehnen, neigen und drehen Sie den Kopf zur Gegenseite und machen Sie ein leichtes Doppelkinn. Drehen Sie den Arm der betroffenen Seite nach außen und ziehen Sie das Schulterblatt nach hinten unten, bis Sie ein leichtes Ziehen verspüren. Halten Sie diese Stellung mindestens 5 Sekunden lang.

Hinweis › **Verspannungen der Schulterblattmuskulatur führen auch häufig zu Beschwerden im Bereich der Halswirbelsäule. Daher können hier auch gerne Kombinationsanlagen mit der Halswirbelsäule angelegt werden.**

Armdrehung nach außen

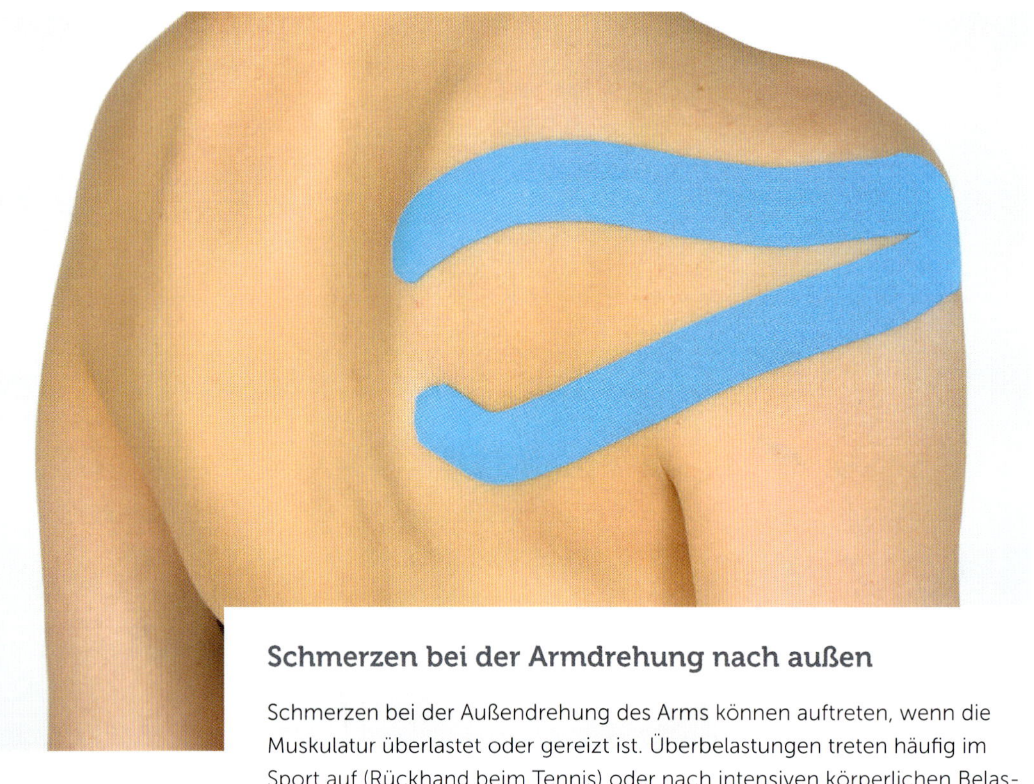

Schmerzen bei der Armdrehung nach außen

Schmerzen bei der Außendrehung des Arms können auftreten, wenn die Muskulatur überlastet oder gereizt ist. Überbelastungen treten häufig im Sport auf (Rückhand beim Tennis) oder nach intensiven körperlichen Belastungen (Heben/Tragen).

Schmerzhafte Bewegung

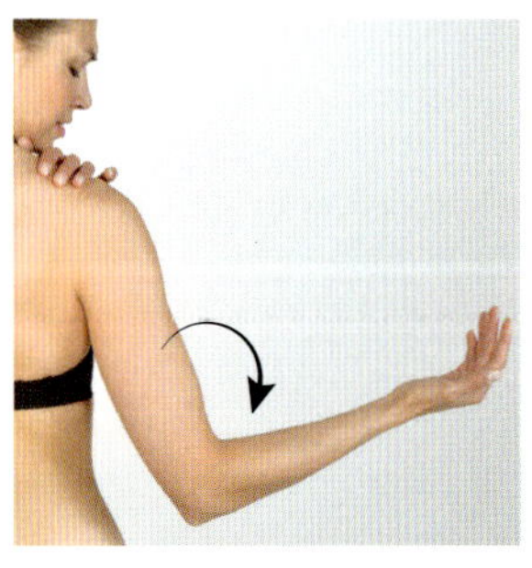

Die Tapeanlage → So funktioniert's

Lassen Sie dieses Tape bitte von einem Partner anlegen.

1: **Setzen Sie sich aufrecht auf einen Hocker. Lassen Sie den Arm seitlich am Körper hängen. Kleben Sie den Anker des Y-Tapes auf die Mitte des Oberarmkopfs, sodass die Zügel zur Wirbelsäule weisen.**
2: **Drehen Sie nun den Arm nach innen. Kleben Sie den oberen Zügel des Tapes über den oberen Anteil des Schulterblatts nach innen, sodass der Zügel am inneren Rand des Schulterblatts endet. Das Tapeende sollte ohne Zug angelegt werden.**
3: **Kleben Sie den unteren Zügel des Tapes über den unteren Anteil des Schulterblatts nach innen, sodass der Zügel am inneren Rand des Schulterblatt endet. Das Tapeende sollte ohne Zug angelegt werden. Das Tape wird angerieben und fixiert.**

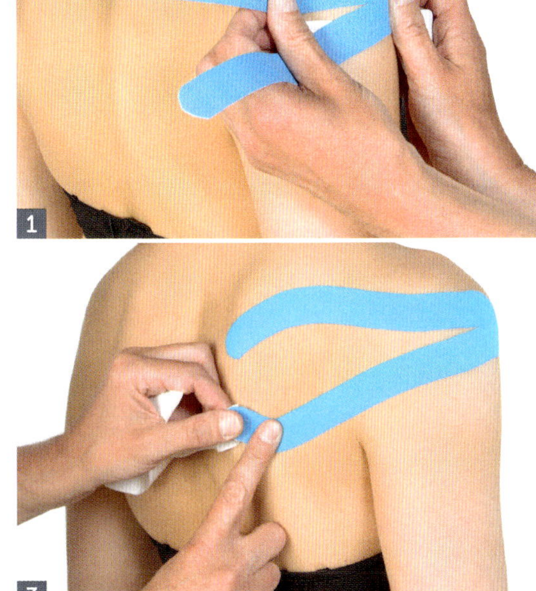

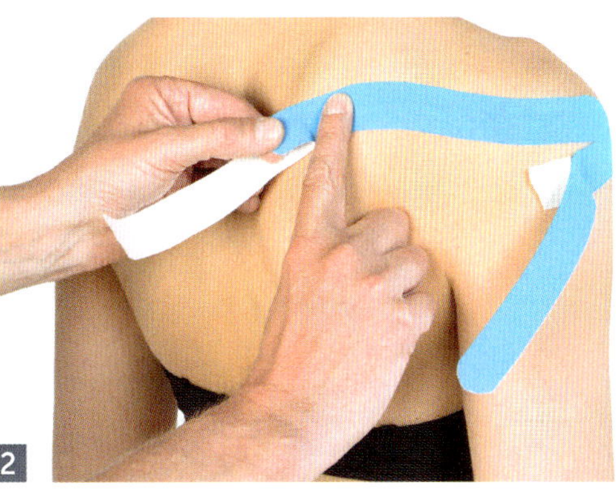

Material: 1 blaues Y-Tape
Breite: 5 cm
Länge: Setzen Sie sich aufrecht hin. Messen Sie das blaue Tape vom Oberarmkopf bis zum inneren Rand des Schulterblatts aus und ziehen Sie ca. 10 % ab.
Zugstärke: leicht

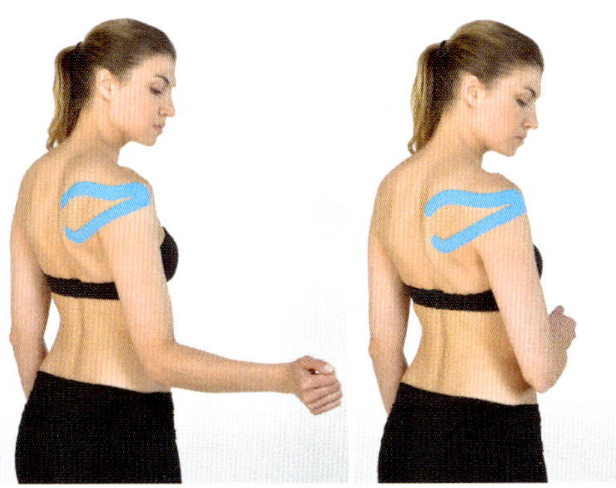

Aktive/vorbeugende Übung
Stellen Sie sich aufrecht hin und beugen Sie die Ellenbogen an. Drehen Sie den Oberarm gleichmäßig und mit wenig Kraft nach außen und innen. Die Bewegung sollte in einem schmerzfreien Ausmaß erfolgen. Führen Sie jede Bewegungsrichtung mindestens 5-mal durch.

Hinweis › Schmerzen bei der Außendrehung können auch auf eine Instabilität der Schulter hinweisen. Haben Sie das Gefühl, dass Sie Ihre Schulter nicht mehr gut stabilisieren können, so sollten Sie einen Arzt aufsuchen.

Oberarm- und/oder Ellenbogenstreckung

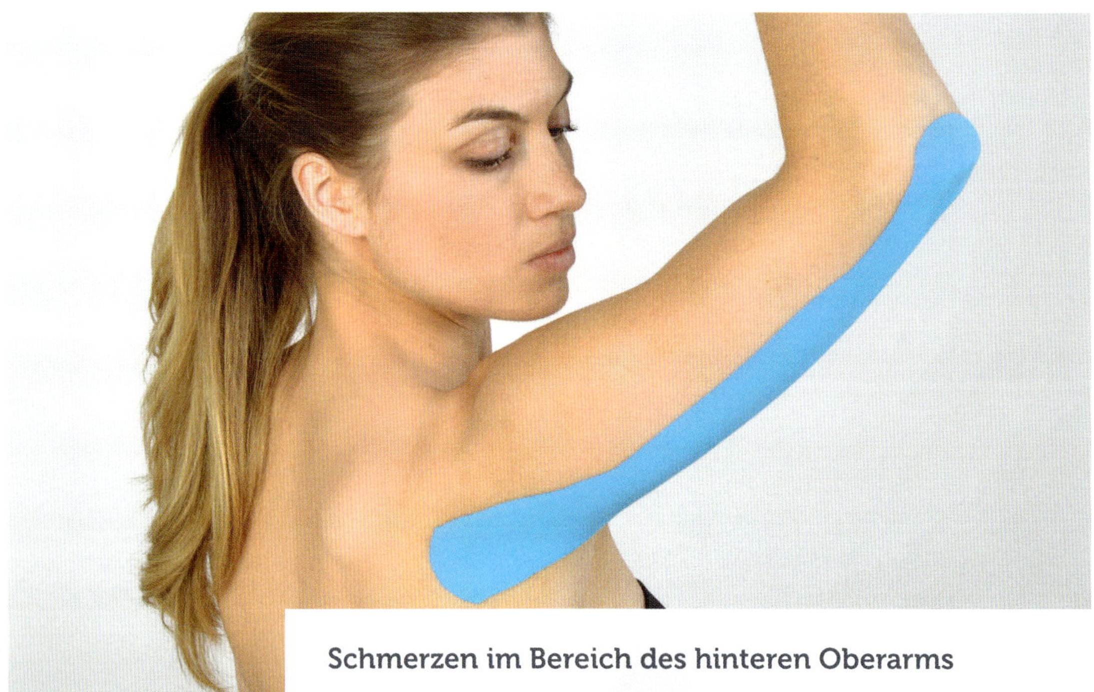

Schmerzen im Bereich des hinteren Oberarms

Schmerzen im Bereich des Ellenbogenstreckers (bzw. Schultergelenkstreckers) treten meistens auf, wenn dieser Muskel überlastet ist. Überbelastungen treten vor allen durch intensive Stützaktivitäten auf, aber auch bei Schlägersportarten (Badminton, Tennis usw.). Häufig ist auch die Sehne im Bereich des Ellenbogens betroffen.

Schmerzhafte Bewegung

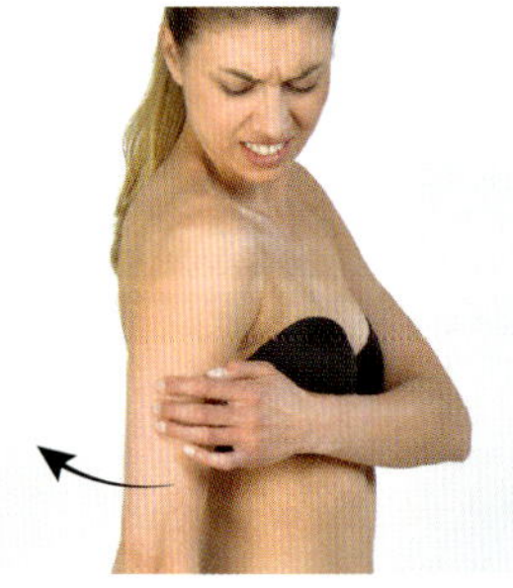

Die Tapeanlage → So funktioniert's

1: Setzen Sie sich aufrecht auf einen Stuhl. Beugen Sie den Ellenbogen an und kleben Sie den Anker des I-Tapes auf den Ellenbogen.
2: Heben Sie den Arm bei gebeugtem Ellenbogen. Kleben Sie nun das Tape unter leichtem Zug über die Rückseite des Oberarms zur Schulter hin.
3: Das Tapeende sollte ohne Zug angelegt werden. Das Tape wird angerieben und fixiert.

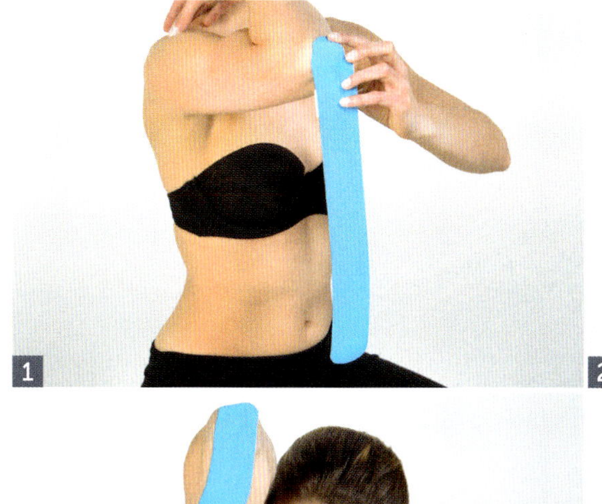

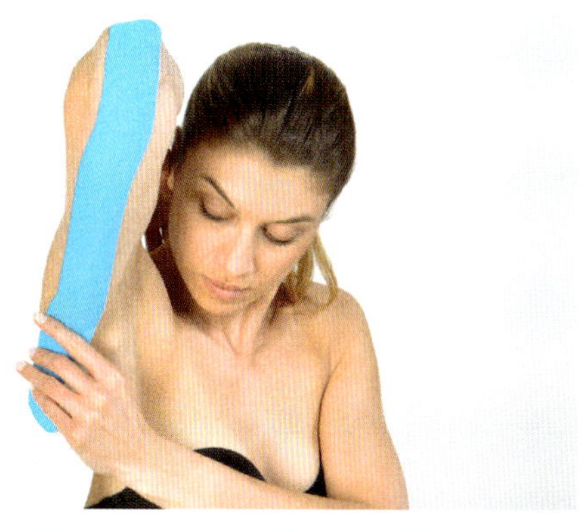

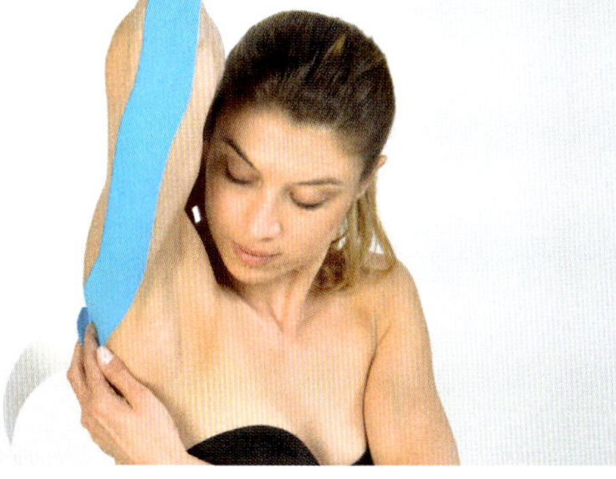

Material: 1 blaues I-Tape
Breite: 5 cm
Länge: Setzen Sie sich aufrecht hin. Messen Sie das blaue Tape vom Ellenbogen über den hinteren Oberarm bis zur Schulter aus.
Zugstärke: leicht

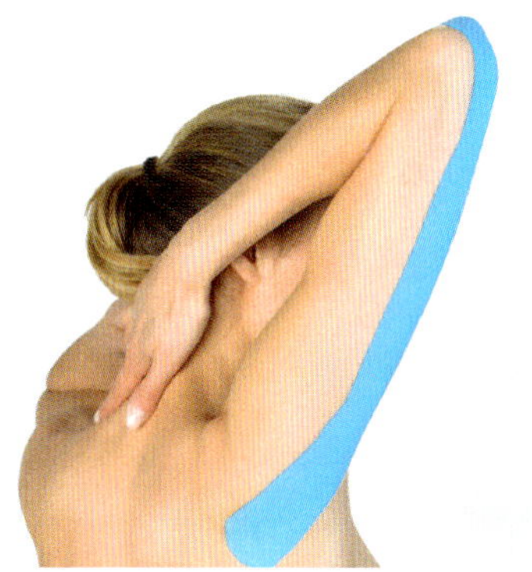

Aktive/vorbeugende Übung
Stellen Sie sich aufrecht hin. Beugen Sie den Ellenbogen und heben Sie den Arm. Um eine intensivere Dehnung zu erzielen, kann die andere Hand die Bewegung unterstützen. Halten Sie diese Stellung mindestens 5 Sekunden lang.

Hinweis › **Verspannungen der hinteren Oberarmmuskulatur können zu einer eingeschränkten Beweglichkeit im Schultergelenk führen und die Armhebung behindern.**

Schwellung im Bereich des Oberarms

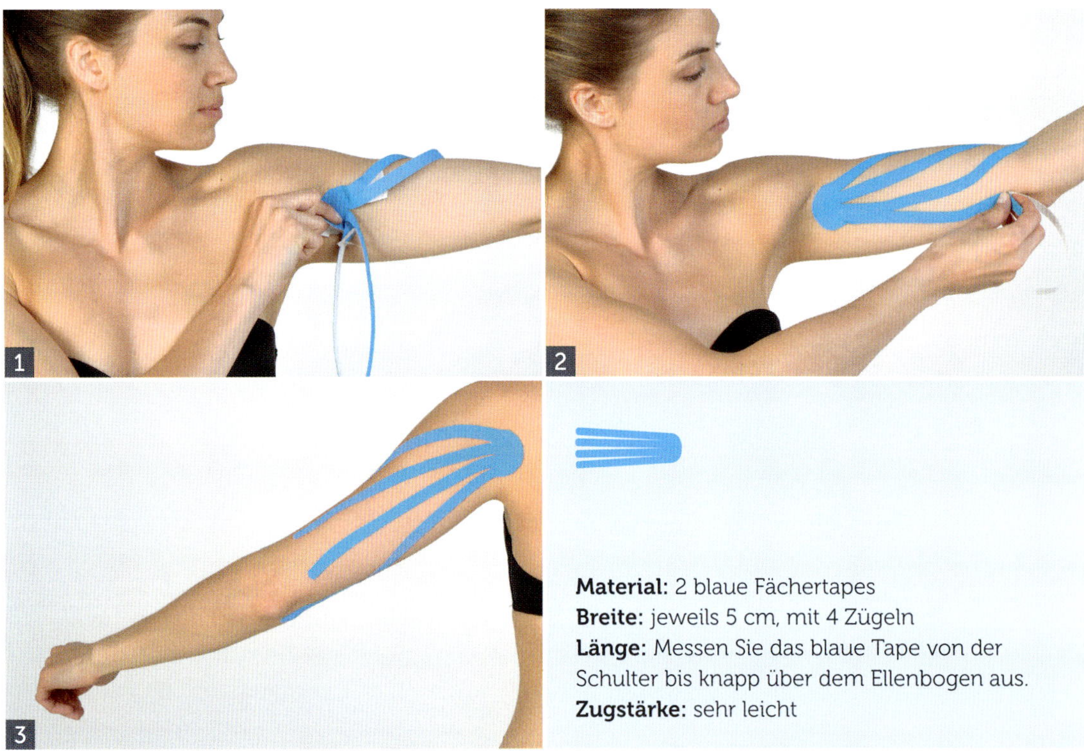

Material: 2 blaue Fächertapes
Breite: jeweils 5 cm, mit 4 Zügeln
Länge: Messen Sie das blaue Tape von der Schulter bis knapp über dem Ellenbogen aus.
Zugstärke: sehr leicht

Schwellungen im Bereich des Oberarms

Schwellungen im Bereich des Oberarms treten häufig nach Schulter- und Oberarmverletzungen auf, ebenso nach Operationen an der weiblichen Brust. Bei einer Schwellung wird die vorhandene Flüssigkeit im Gewebe nicht schnell genug abtransportiert. Durch das Tape wird das Lymphsystem unterstützt, sodass vorhandene Flüssigkeit schneller abtransportiert und vom Körper wieder aufgenommen wird.

Video
Tapeanlage bei Schwellungen im Bereich des Oberarms

Die Tapeanlage → So funktioniert's

1: **Spreizen Sie den Arm leicht ab oder lagern Sie ihn auf einem Kissen. Kleben Sie den Anker etwas unterhalb der Achselhöhle auf die Innenseite des Oberarms.**

2: **Kleben Sie die 4 Zügel des Tapes in gleichmäßigen Abständen unter sehr leichtem Zug über das geschwollene Areal des Oberarms. Die Tapeenden sollen ohne Zug auslaufen. Das Tape wird angerieben und fixiert.**

3: **Bei einer Schwellung des gesamten Arms lassen Sie sich von einem Partner ein zweites Tape mit gleicher Technik auf die Rückseite des Oberarms kleben. Der Anker befindet sich leicht unterhalb der Achselhöhle am hinteren Oberarm.**
Die Tapezügel laufen ebenfalls über das geschwollene Areal und können die Zügel des ersten Tapes ggf. überkreuzen. Die Tapeenden sollen ohne Zug auslaufen. Das Tape wird angerieben und fixiert.

PRAXIS – KAPITEL 2

Tapeanlagen bei Schmerzen im Unterarm-Hand-Bereich

Unterarmdrehung

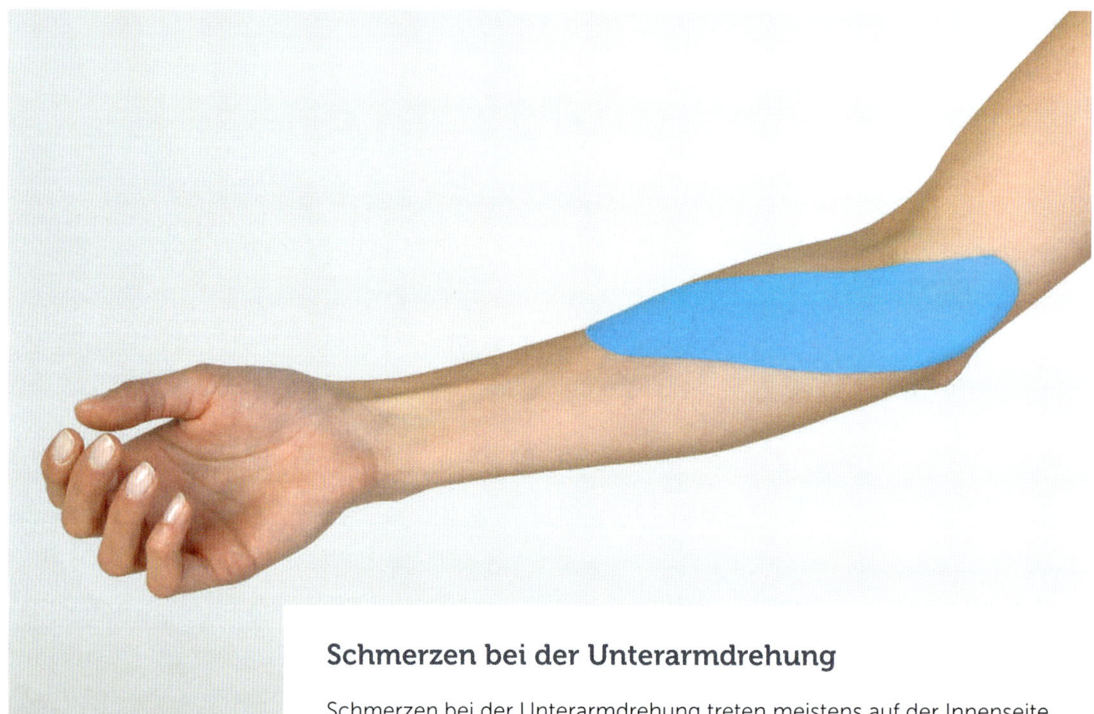

Schmerzen bei der Unterarmdrehung

Schmerzen bei der Unterarmdrehung treten meistens auf der Innenseite des Unterarms auf. Hier liegt der Muskel, der den Unterarm kräftig nach innen drehen kann. Da die meisten Tätigkeiten mit einer Innendrehung des Unterarms einhergehen (PC-Arbeit, Schreiben, Schneiden usw.) kommt es häufig zu einer Verkürzung dieses Muskels, der dann bei der Drehung des Unterarms schmerzt.

Schmerzhafte Bewegung

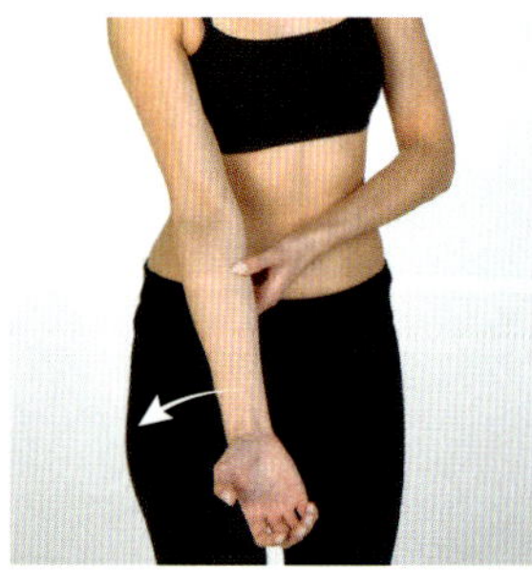

Die Tapeanlage → So funktioniert's

1: **Legen Sie den Unterarm auf der Unterlage ab, sodass die Handfläche nach oben zeigt. Kleben Sie den Anker des I-Tapes daumenseitig auf die Mitte des Unterarms. Das Tape sollte zum inneren Ellenbogenbereich hin ausgerichtet sein.**

2: **Strecken Sie den Ellenbogen und kleben Sie den Zügel des Tapes mit leichtem Zug diagonal über den Unterarm zum inneren Ellenbogenbereich.**

3: **Das Tapeende sollte ohne Zug angelegt werden. Das Tape wird angerieben und fixiert.**

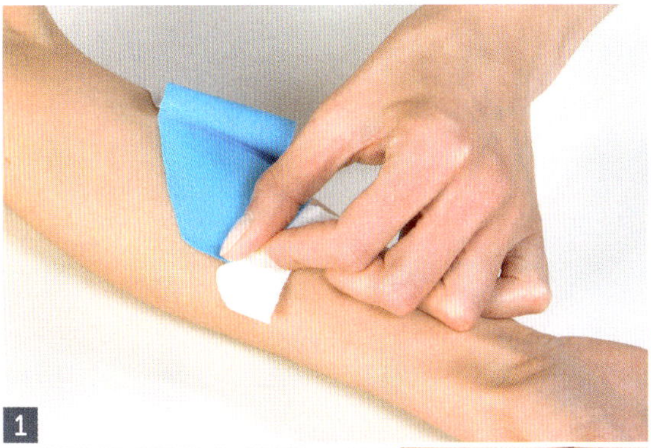

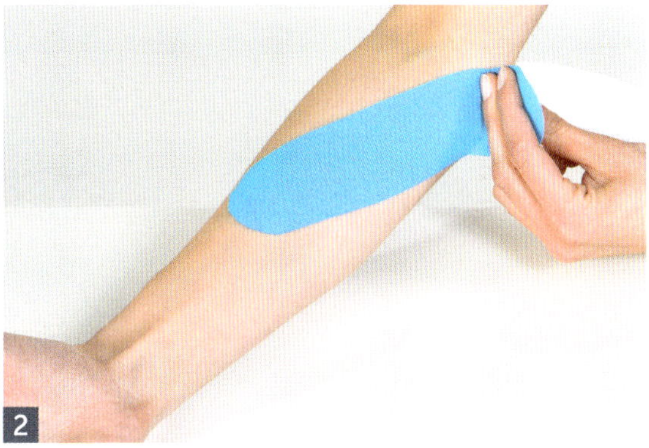

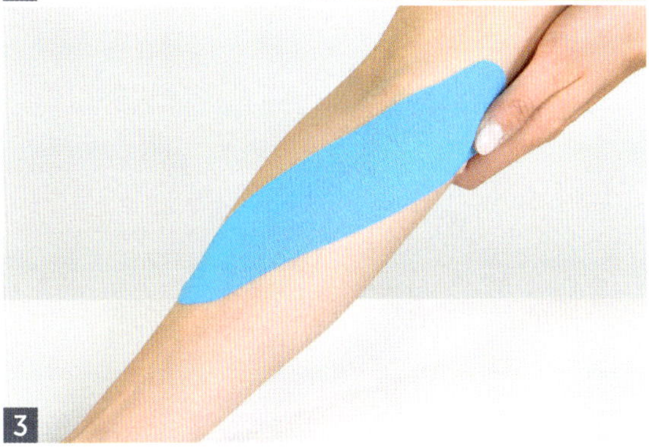

Material: 1 blaues I-Tape
Breite: 5 cm
Länge: Messen Sie das blaue Tape vom inneren Ellenbogen diagonal bis zur Mitte am äußeren Unterarm aus.
Zugstärke: leicht

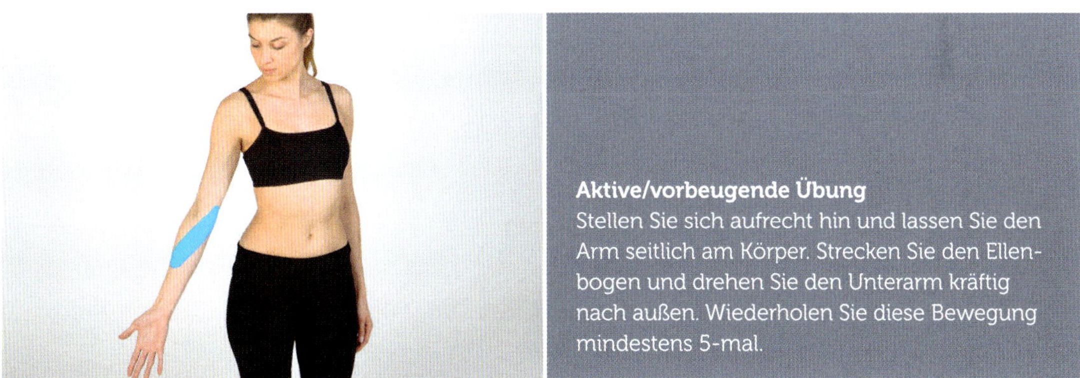

Aktive/vorbeugende Übung
Stellen Sie sich aufrecht hin und lassen Sie den Arm seitlich am Körper. Strecken Sie den Ellenbogen und drehen Sie den Unterarm kräftig nach außen. Wiederholen Sie diese Bewegung mindestens 5-mal.

Hinweis › **Der Medianusnerv verläuft durch den Unterarmdreher. Verspannungen des Muskels können zu Irritationen des Nervs führen (Kribbeln/Einschlafgefühl, besonders des Mittelfingers).**

Handgelenks- und Fingerbeugung

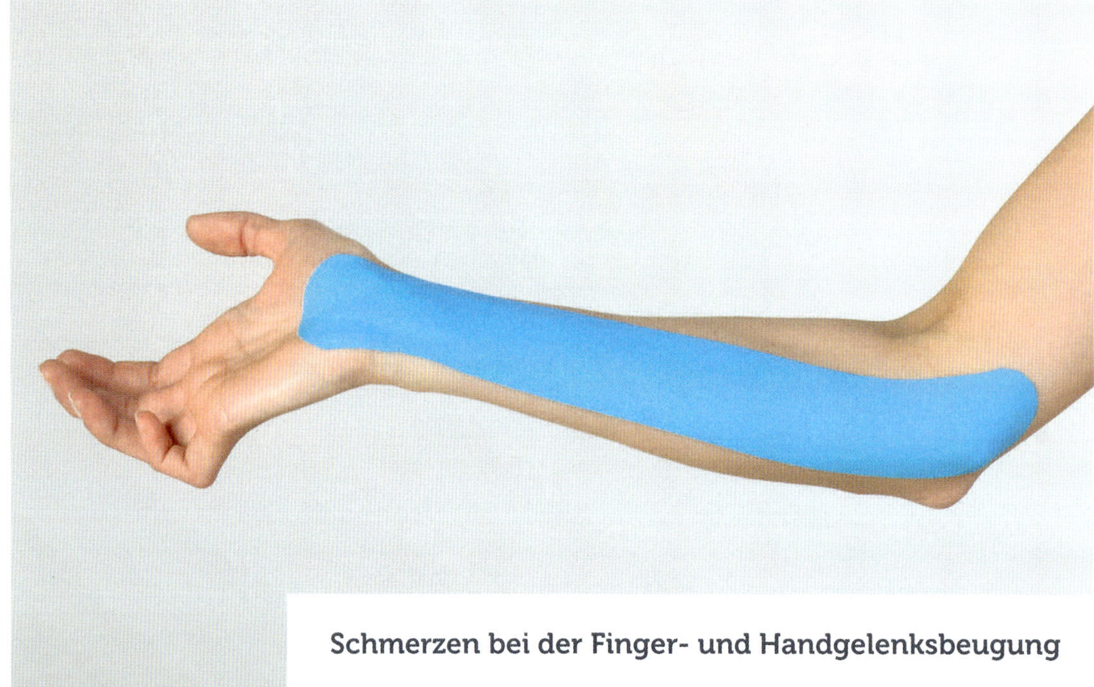

Schmerzen bei der Finger- und Handgelenksbeugung

Schmerzen im Bereich der Handgelenks- und Fingerbeuger stellen sich häufig ein, wenn die Muskulatur überlastet ist. Das tritt besonders dann auf, wenn vermehrt Trage- und Hebetätigkeiten durchgeführt werden („Festhalten"). Ebenso können diese Probleme im Sport entstehen, wenn z. B. der Schläger über einen längeren Zeitraum kraftvoll gehalten wird (Tennis, Golf, Kraftsport usw.).

Schmerzhafte Bewegung

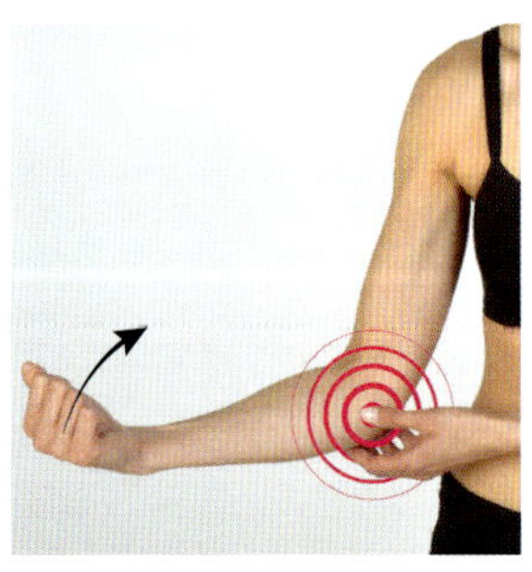

Die Tapeanlage → So funktioniert's

1: **Legen Sie den Unterarm auf der Unterlage ab, sodass die Handfläche nach oben zeigt. Ziehen Sie das Handgelenk weit zurück. Kleben Sie den Anker des I-Tapes auf den unteren Bereich der Handfläche. Das Tape sollte zum inneren Ellenbogenbereich hin ausgerichtet sein.**

2: **Halten Sie die Handstellung bei und strecken Sie den Ellenbogen. Kleben Sie den Zügel des Tapes mit leichtem Zug über den Unterarm zum inneren Ellenbogenbereich.**

3: **Das Tapeende sollte ohne Zug angelegt werden. Das Tape wird angerieben und fixiert.**

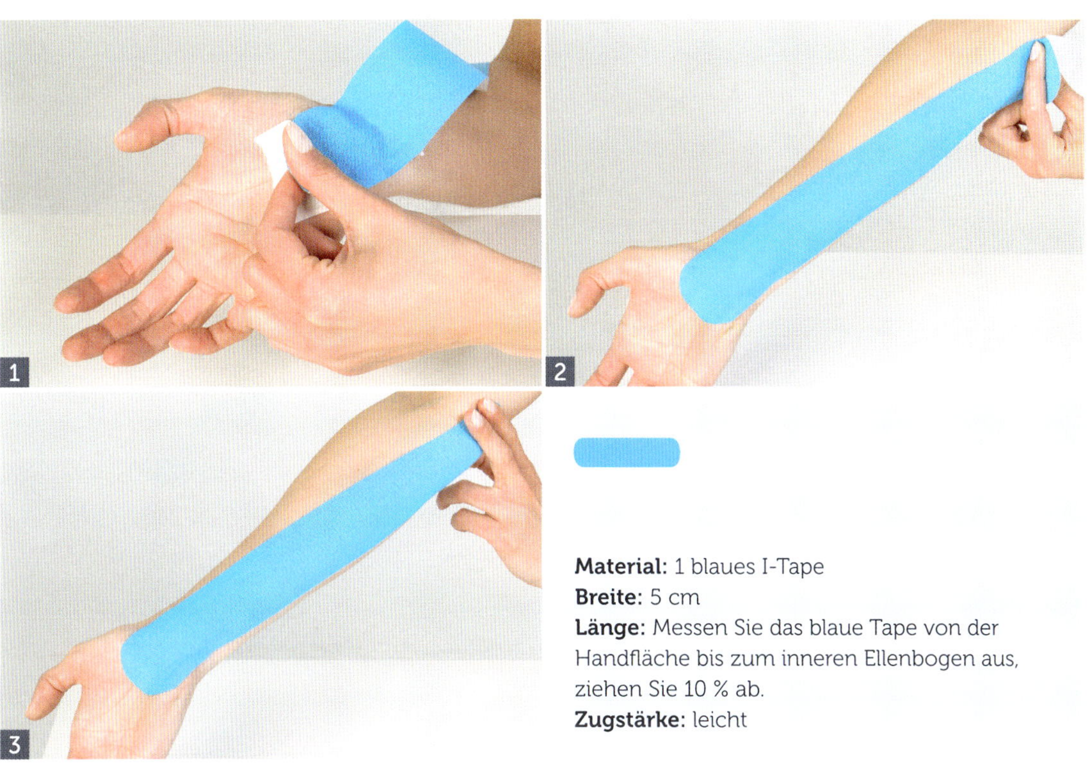

Material: 1 blaues I-Tape
Breite: 5 cm
Länge: Messen Sie das blaue Tape von der Handfläche bis zum inneren Ellenbogen aus, ziehen Sie 10 % ab.
Zugstärke: leicht

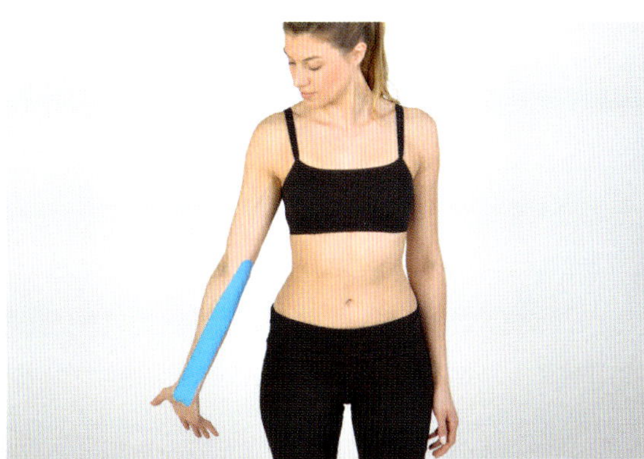

Aktive/vorbeugende Übung
Stellen Sie sich aufrecht hin und lassen Sie den Arm seitlich am Körper. Strecken Sie die Finger, ziehen Sie das Handgelenk zurück und strecken Sie den Ellenbogen. Dabei drehen Sie den Unterarm nach außen. Wiederholen Sie diese Bewegung mindestens 5-mal.

Hinweis › **> Überbelastungen dieser Muskulatur können zu Reizungen am inneren Ellenbogen führen (Golferellenbogen).**

Ellenbogengelenk

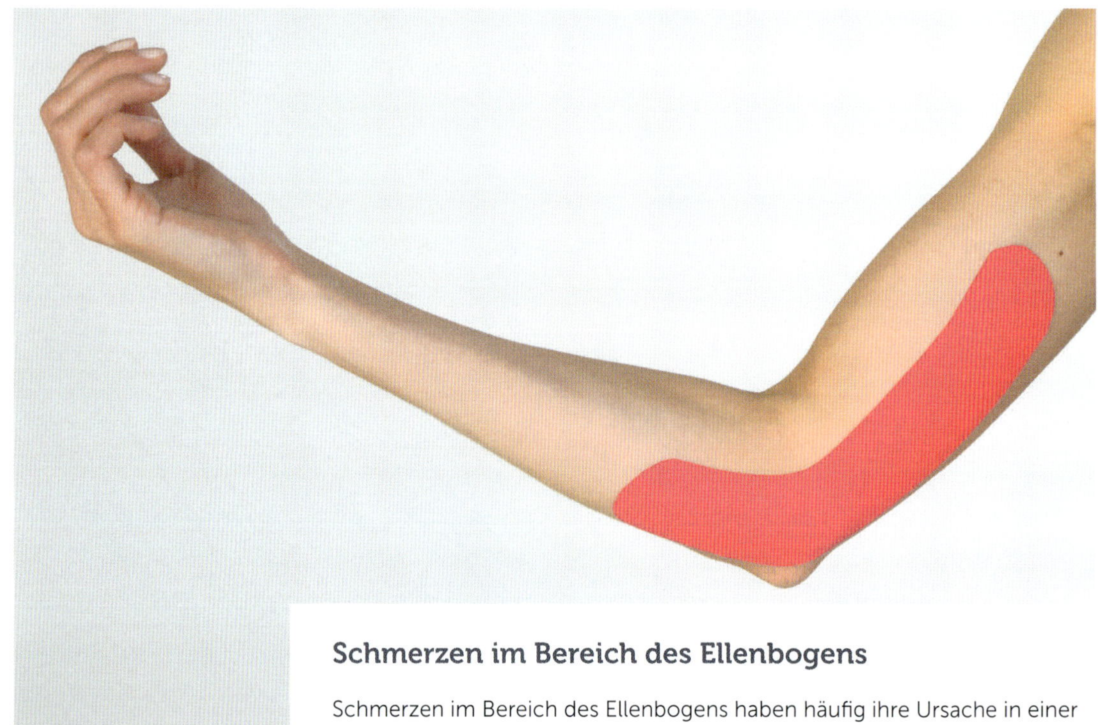

Schmerzen im Bereich des Ellenbogens

Schmerzen im Bereich des Ellenbogens haben häufig ihre Ursache in einer Überbelastung der gelenkumgebenden Bandstrukturen. Diese können durch einen Sturz oder durch kräftige Armaktivitäten gereizt werden, ebenso bei einer Überstreckung des Gelenks oder bei seitlichem Stress auf den Unterarm.

Schmerzhafte Bewegung

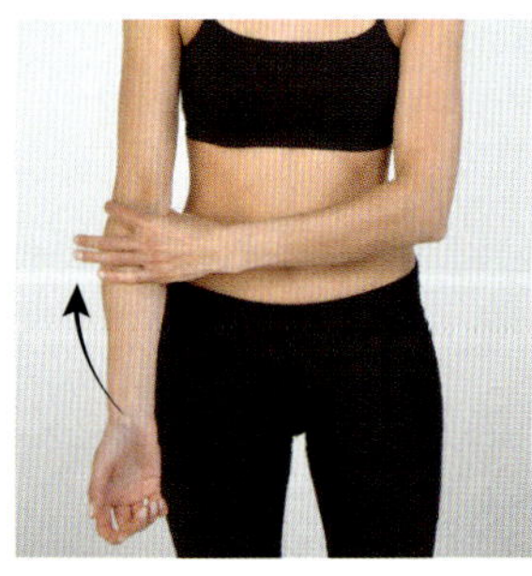

Die Tapeanlage → So funktioniert's

1: Stützen Sie den Ellenbogen auf der Unterlage ab. Kleben Sie den Anker des I-Tapes auf die Innenseite des Unterarms, ca. 10 cm unterhalb des Ellenbogens.

2: Strecken Sie den Ellenbogen. Kleben Sie den Zügel des Tapes mit deutlichem Zug über die Innenseite des Ellenbogens zum Oberarm hin. Beugen Sie den Ellenbogen an und lassen Sie das Tapeende ohne Zug am Oberarm auslaufen. Das Tape wird angerieben und fixiert.

3: Mit gleicher Technik kleben Sie nun ein zweites I-Tape auf die Außenseite des Ellenbogens. Das Tape wird angerieben und fixiert.

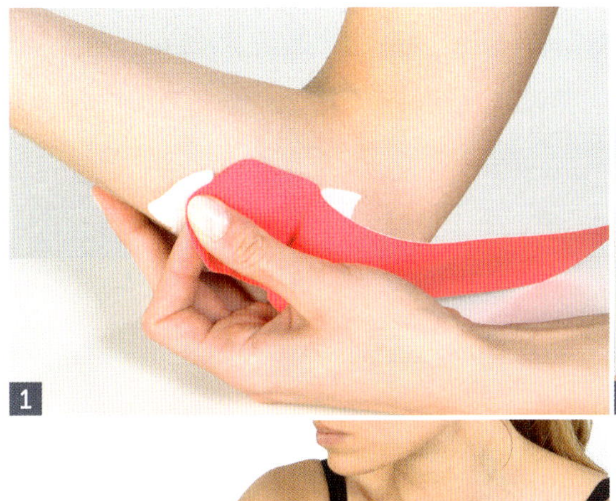

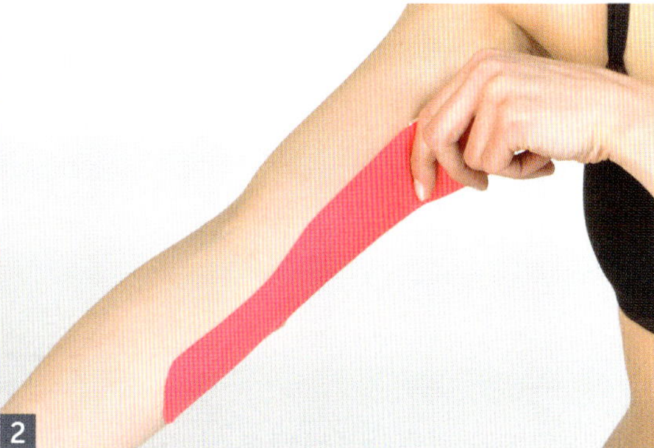

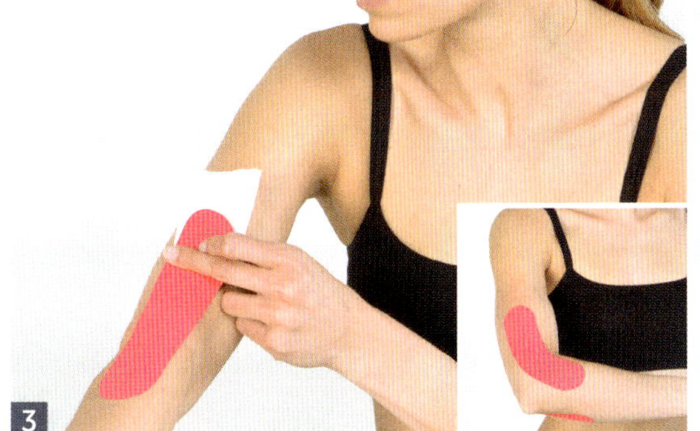

Material: 2 rote I-Tapes
Breite: jeweils 5 cm
Länge: Messen Sie das innere rote Tape von 10 cm unterhalb bis ca. 10 cm oberhalb des Ellenbogens aus. Das äußere Tape kann etwas kürzer sein.
Zugstärke: stark

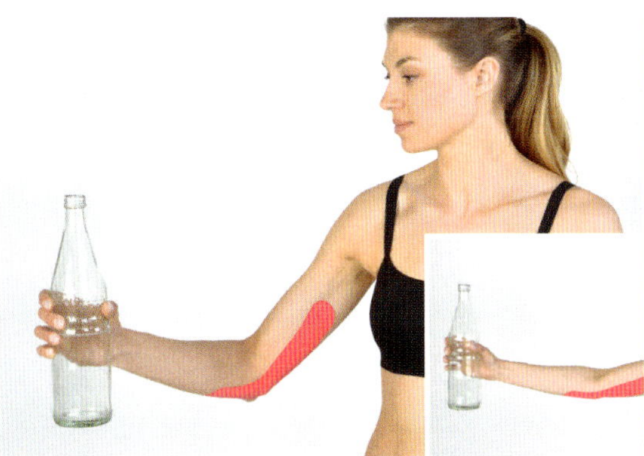

Aktive/vorbeugende Übung
Nehmen Sie eine kleine Wasserflasche in die Hand. Führen Sie langsam und endgradig eine Beugung und Streckung im Ellenbogengelenk durch. Wenn das gut gelingt, halten Sie die Flasche in einer Position und schütteln diese leicht. Stabilisieren Sie dabei das Ellenbogengelenk.

Hinweis › **Deutliche Achsabweichungen zwischen Ober- und Unterarm (besonders bei Frauen), die mit Schmerzen einhergehen, können mit diesem Tape sehr gut behandelt werden.**

Ellenbogenüberstreckung

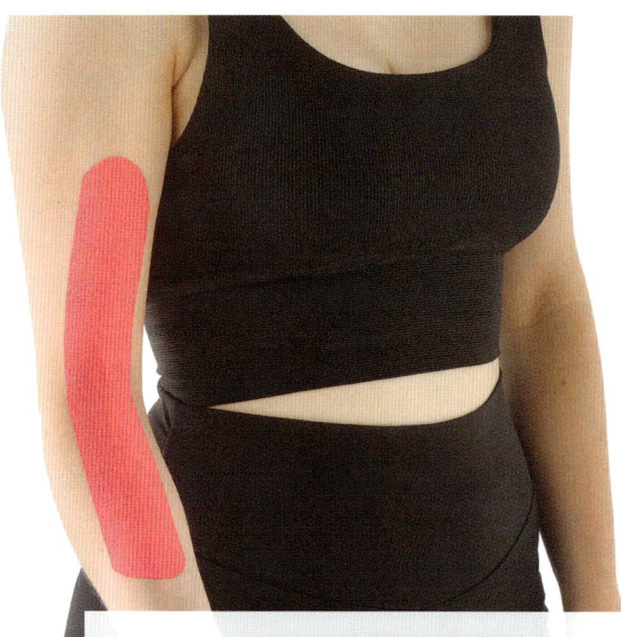

Überstreckung des Ellenbogens

Im Ellenbogengelenk finden verschiedene Bewegungen statt: Beugung und Streckung und zu einem Anteil die Drehung des Unterarms. Normalerweise kann der Ellenbogen so weit gestreckt werden, dass der Oberarm mit dem Unterarm eine Gerade bildet. Meistens durch einen Sturz und den Versuch des Abfangens kommt es zu einer zu starken Streckung des Ellenbogengelenks. Dabei können die vorderen Anteile der Gelenkkapsel und ggf. Bänder des Gelenks verletzt werden. Das Tape stabilisiert den Unterarm gegen den Oberarm und gibt dem Ellenbogengelenk somit mehr Halt.

Schmerzort

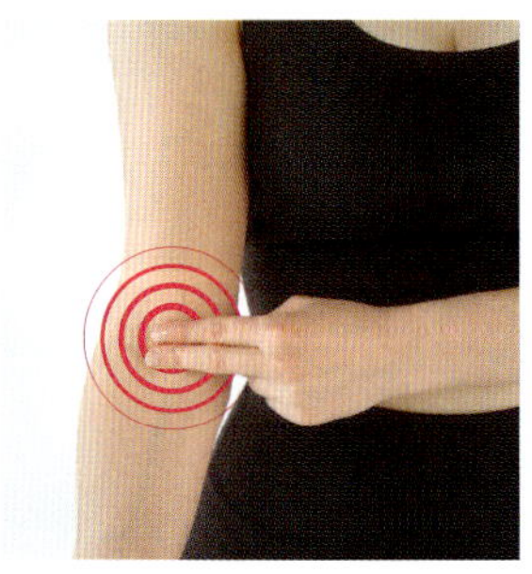

Die Tapeanlage → So funktioniert's

1: Beugen Sie den Ellenbogen ca. 45° an. Der Unterarm wird leicht nach außen gedreht. Kleben Sie den unteren Anker auf die untere Hälfte des Unterarms und reiben Sie ihn richtig fest.

2: Ziehen Sie nun das Tape mit mittlerem Zug zur oberen Hälfte des Oberarms und fixieren Sie dort den oberen Anker. Es entsteht ein Spalt zwischen dem Ellenbogen und dem Tape.

3: Fixieren Sie den oberen Anker und strecken Sie den Ellenbogen, das Tape legt sich nun an den Ellenbogen an und stabilisiert ihn. Das Tape wird angerieben und fixiert.

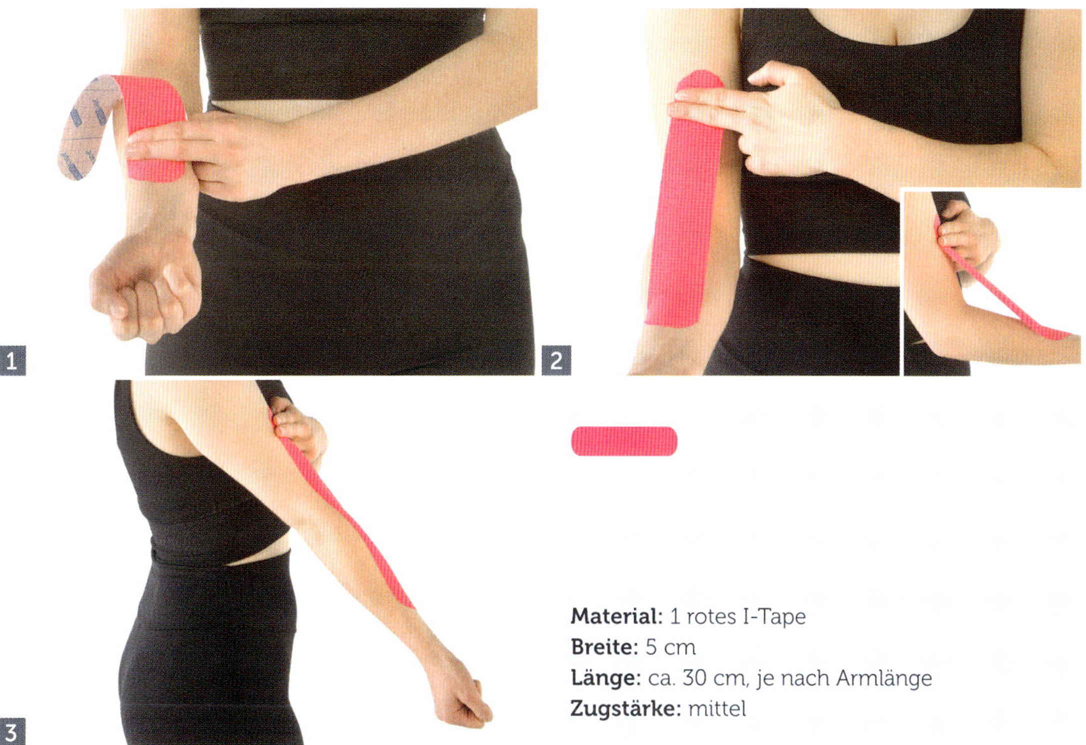

Material: 1 rotes I-Tape
Breite: 5 cm
Länge: ca. 30 cm, je nach Armlänge
Zugstärke: mittel

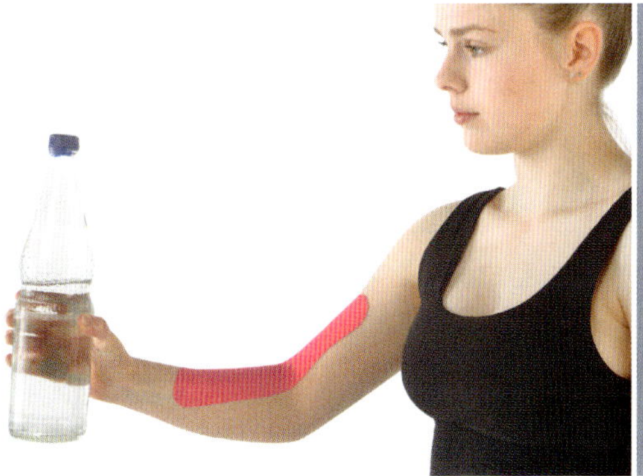

Aktive/vorbeugende Übung
Setzen oder stellen Sie sich aufrecht hin. Nehmen Sie eine halb volle Flasche in die Hand und schütteln Sie diese in unterschiedlichen Beugestellungen des Ellenbogens. Halten Sie in der jeweilige Beugestellung ihren Ellenbogen dabei ganz stabil!

Hinweis › Bei Verletzungen des Ellenbogengelenks sollte beachtet werden, dass die Drehung des Unterarms zum Teil auch in diesem Gelenk stattfindet und beeinträchtigt werden kann bzw. beübt werden sollte.

Musikantenknochen/Ulnarisnerv

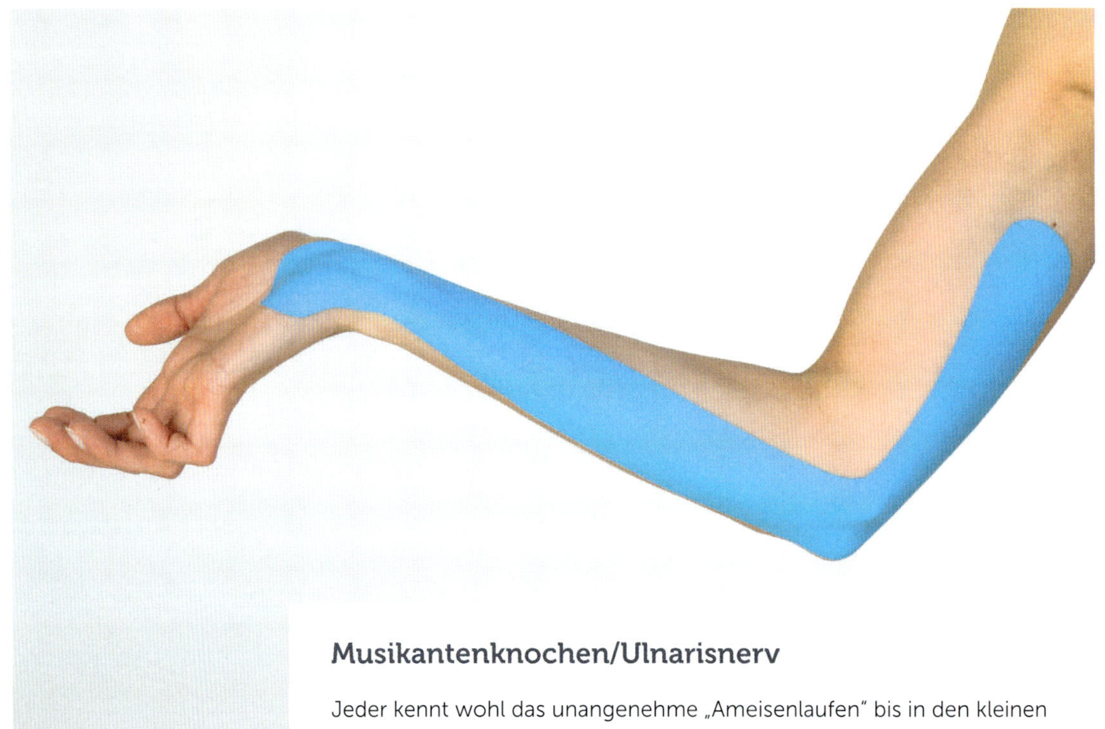

Musikantenknochen/Ulnarisnerv

Jeder kennt wohl das unangenehme „Ameisenlaufen" bis in den kleinen Finger, wenn man sich unglücklich die Innenseite des Ellenbogens gestoßen hat. Natürlich ist es nicht der Knochen, der empfindlich reagiert, sondern der Ulnarisnerv, der an der Innenseite des Ellenbogens durch eine Rinne verläuft und an der Unterarminnenseite bis zum kleinen Finger zieht. Irritationen des Nervs können zu einem Kribbeln oder Taubheitsgefühl im Bereich des kleinen Fingers führen.

Die Tapeanlage → So funktioniert's

Schmerzort

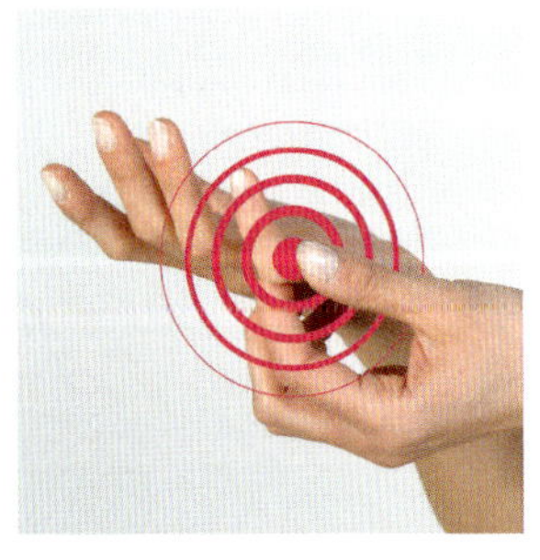

1: **Legen Sie den Unterarm auf der Unterlage ab, sodass die Handfläche nach oben zeigt. Ziehen Sie das Handgelenk weit zurück. Kleben Sie den Anker des I-Tapes auf die Kleinfingerseite der Handfläche. Das Tape sollte zum inneren Ellenbogenbereich, d. h. zur körpernahen Seite des Ellenbogens, hin ausgerichtet sein.**

2: **Halten Sie die Handstellung bei und beugen Sie den Ellenbogen an. Kleben Sie den Zügel des Tapes mit leichtem Zug über den Unterarm zum inneren Ellenbogenbereich.**

3: **Umrunden Sie den Ellenbogen und lassen Sie das Tape an der Innenseite des Oberarms auslaufen. Das Tapeende sollte ohne Zug angelegt werden. Das Tape wird angerieben und fixiert.**

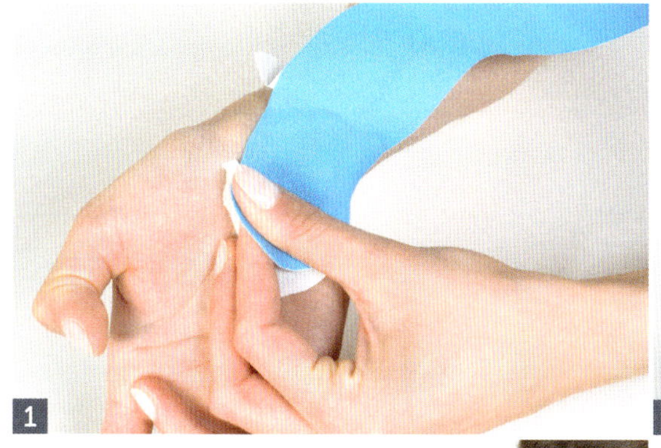

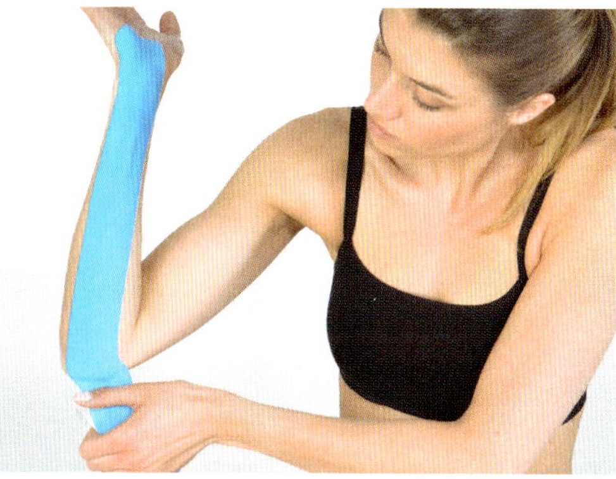

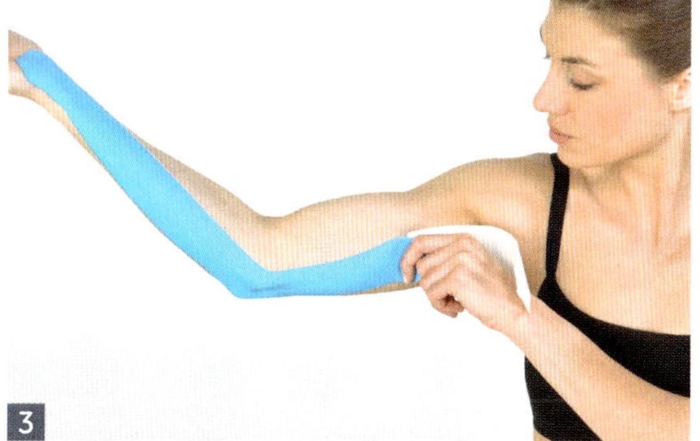

Material: 1 blaues I-Tape
Breite: 5 cm
Länge: Messen Sie das blaue Tape von der Handfläche, über den inneren Ellenbogen, bis zur Mitte des Oberarms aus, ziehen Sie 10 % ab.
Zugstärke: leicht

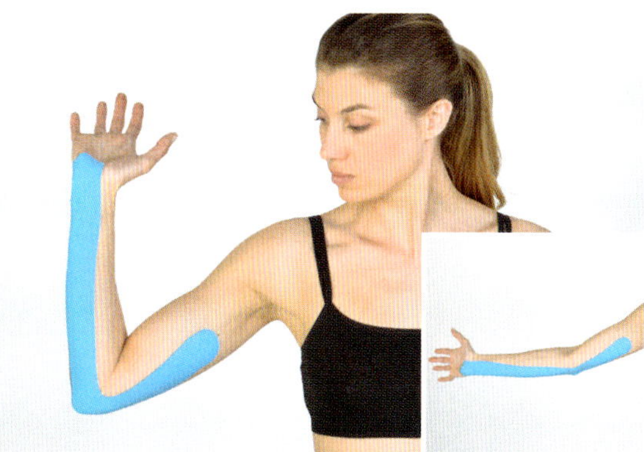

Aktive/vorbeugende Übung
Vermeiden Sie, sich an der Ellenbogeninnenseite zu stoßen. Um einen irritierten Nerv zu mobilisieren, strecken Sie die Finger, ziehen Sie das Handgelenk zurück und beugen Sie den Ellenbogen, danach den Arm wieder locker strecken (kleines Bild). Wiederholen Sie diese Bewegung mindestens 5-mal.

Hinweis › **Stützbelastungen der Hand können ebenfalls zu einer Reizung des Ulnarisnervs führen (Radfahren, Gehen an Unterarmgehstützen usw.).**

Karpaltunnelsyndrom/Medianusnerv

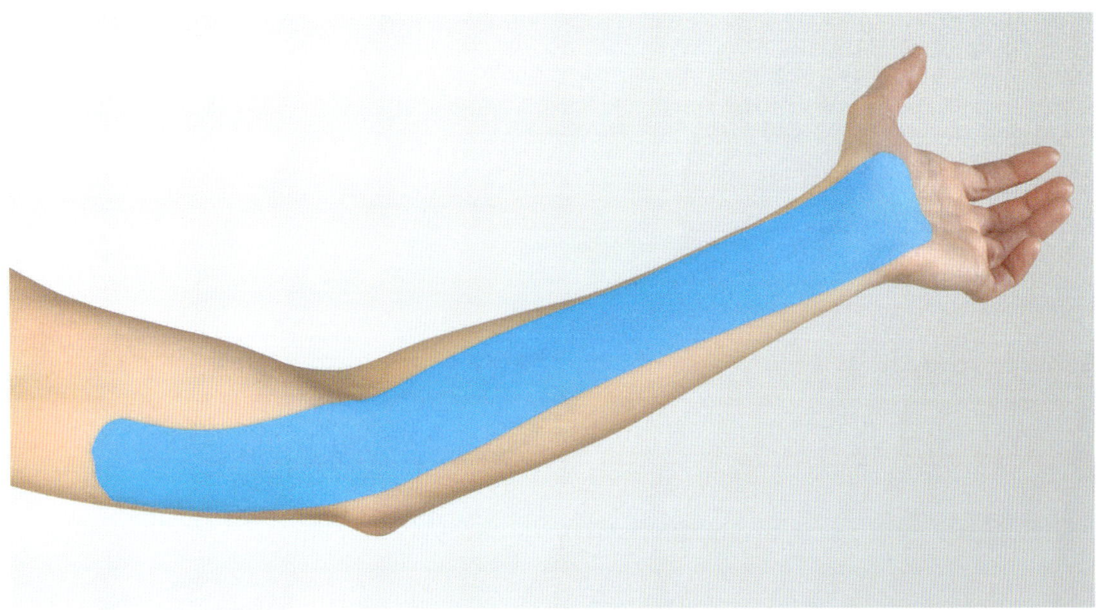

Video
Tapeanlage bei einem Karpaltunnelsyndrom

Karpaltunnelsyndrom/Medianusnerv

Der Medianusnerv zieht mit den Sehnen der Fingerbeugemuskulatur durch den Karpaltunnel der Hand. Der Karpaltunnel ist eine recht enge Durchgangsstelle für die Sehnen und den Nerv. Sind die Sehnen geschwollen, so kann es zu einer Druckbelastung des Medianusnervs kommen. Diese Schwellungen können bei sehr starker Aktivität der Fingerbeugemuskulatur auftreten. Irritationen des Nervs führen zu einem Kribbeln oder Taubheitsgefühl besonders im Bereich des Mittelfingers.

Schmerzort

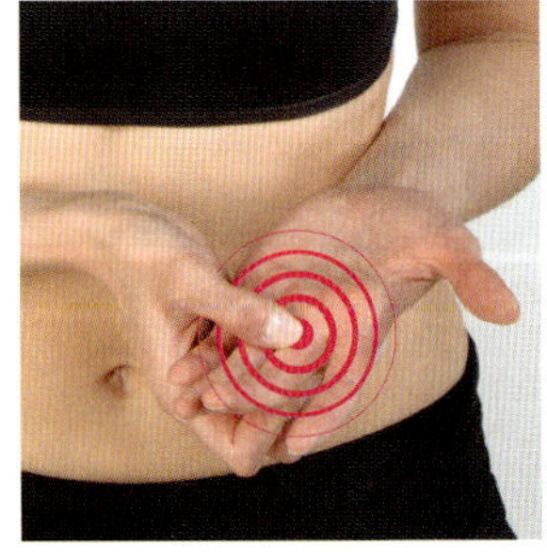

Die Tapeanlage → So funktioniert's

1: Legen Sie den Unterarm auf der Unterlage ab, sodass die Handfläche nach oben zeigt. Ziehen Sie das Handgelenk weit zurück. Kleben Sie den Anker des I-Tapes handgelenksnah mittig auf die Handfläche. Das Tape sollte zur Ellenbeuge hin ausgerichtet sein.

2: Halten Sie die Handstellung bei und strecken Sie den Ellenbogen. Kleben Sie den Zügel des Tapes mit leichtem Zug über den Unterarm zur Ellenbeuge.

3: Kleben Sie das letzte Drittel des Tapes an die Innenseite des Oberarms. Das Tapeende sollte ohne Zug angelegt werden. Das Tape wird angerieben und fixiert.

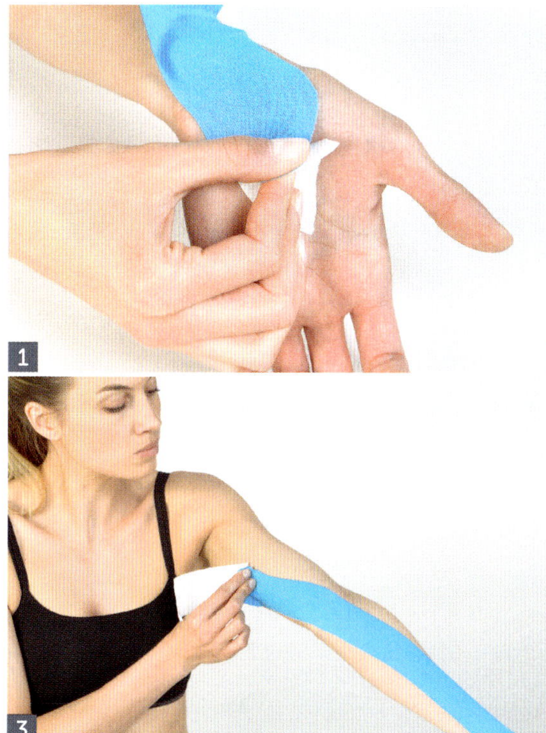

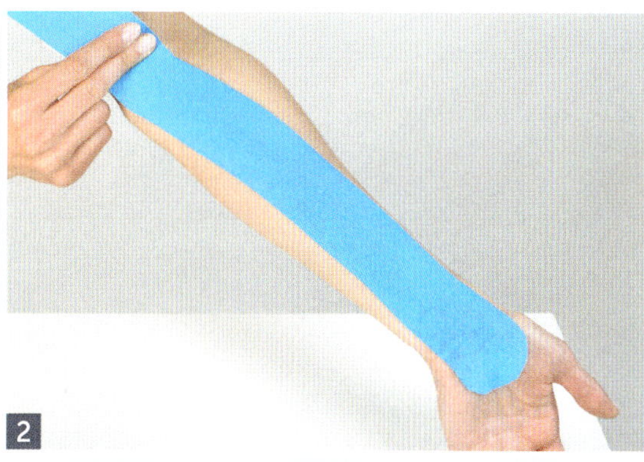

Material: 1 blaues I-Tape
Breite: 5 cm
Länge: Messen Sie das blaue Tape von der Handfläche über die Ellenbeuge bis zum mittleren Oberarm aus, ziehen Sie 10 % ab.
Zugstärke: leicht

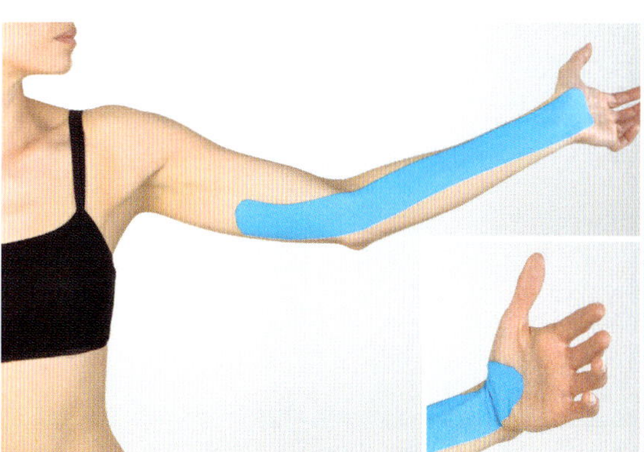

Aktive/vorbeugende Übung
Strecken Sie die Finger, ziehen Sie das Handgelenk zurück und strecken Sie den Ellenbogen. Danach die Hand wieder lösen (kleines Bild). Wiederholen Sie mehrfach diese Bewegung.

Hinweis › **Auch nach einer Karpaltunnel-Operation sollten die beschriebenen vorbeugenden Übungen gemacht werden, da sich diese Symptomatik wiederholen kann.**

Handgelenksstreckung

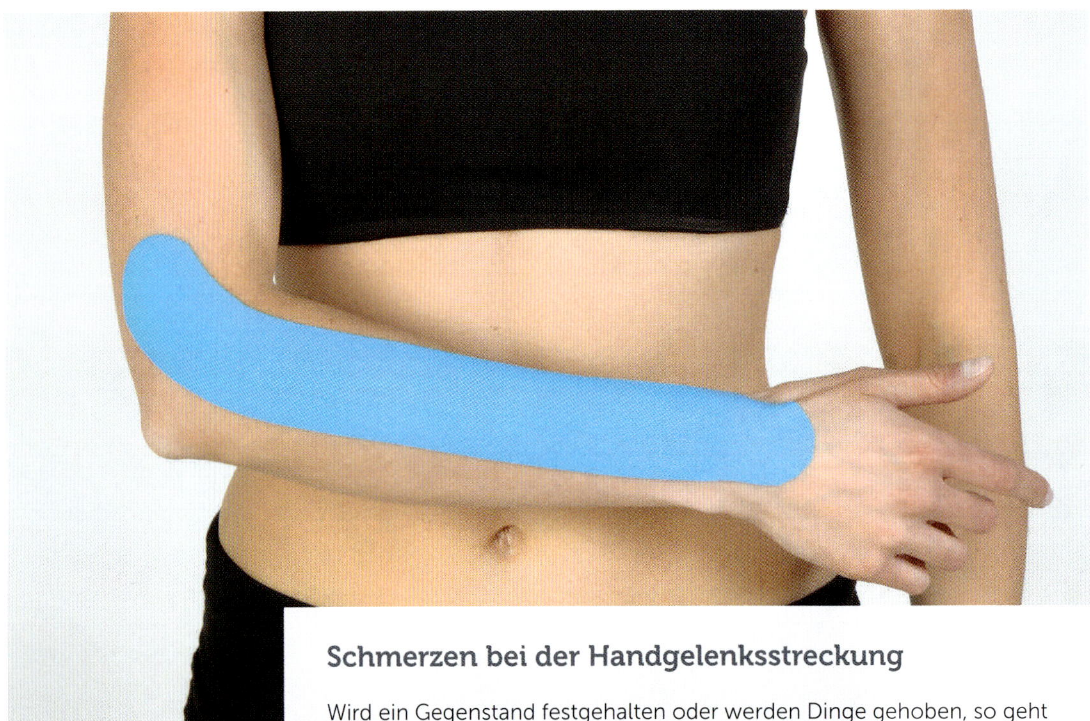

Schmerzen bei der Handgelenksstreckung

Wird ein Gegenstand festgehalten oder werden Dinge gehoben, so geht dies i. d. R. mit einer Streckung des Handgelenks einher. Nur dann können die Finger kräftig gebeugt werden (Funktionshand). Schmerzen im Bereich der Handgelenkstrecker entstehen, wenn die Muskulatur durch diese Aktivität überlastet ist. Im Sport treten diese Probleme auf, wenn z. B. ein Schläger o. Ä. gehalten werden muss (Tennis, Golf, Kraftsport usw.).

Schmerzort bei Bewegung

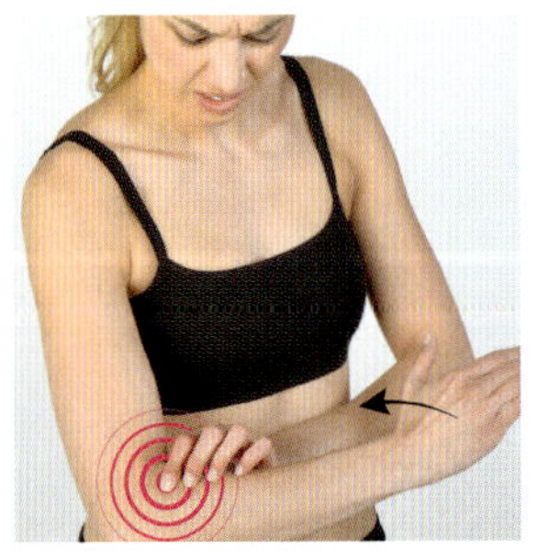

Die Tapeanlage → So funktioniert's

1: Legen Sie den Unterarm auf der Unterlage ab, sodass die Handfläche nach unten zeigt. Beugen Sie das Handgelenk über die Tischkante nach unten. Kleben Sie den Anker des I-Tapes auf den Handrücken, leicht zum Daumen versetzt. Das Tape sollte zum äußeren Ellenbogenbereich hin ausgerichtet sein.

2: Halten Sie die Handstellung bei und strecken Sie den Ellenbogen. Kleben Sie den Zügel des Tapes mit leichtem Zug über den Unterarm zum äußeren Ellenbogenbereich.

3: Das Tapeende sollte ohne Zug angelegt werden. Das Tape wird angerieben und fixiert.

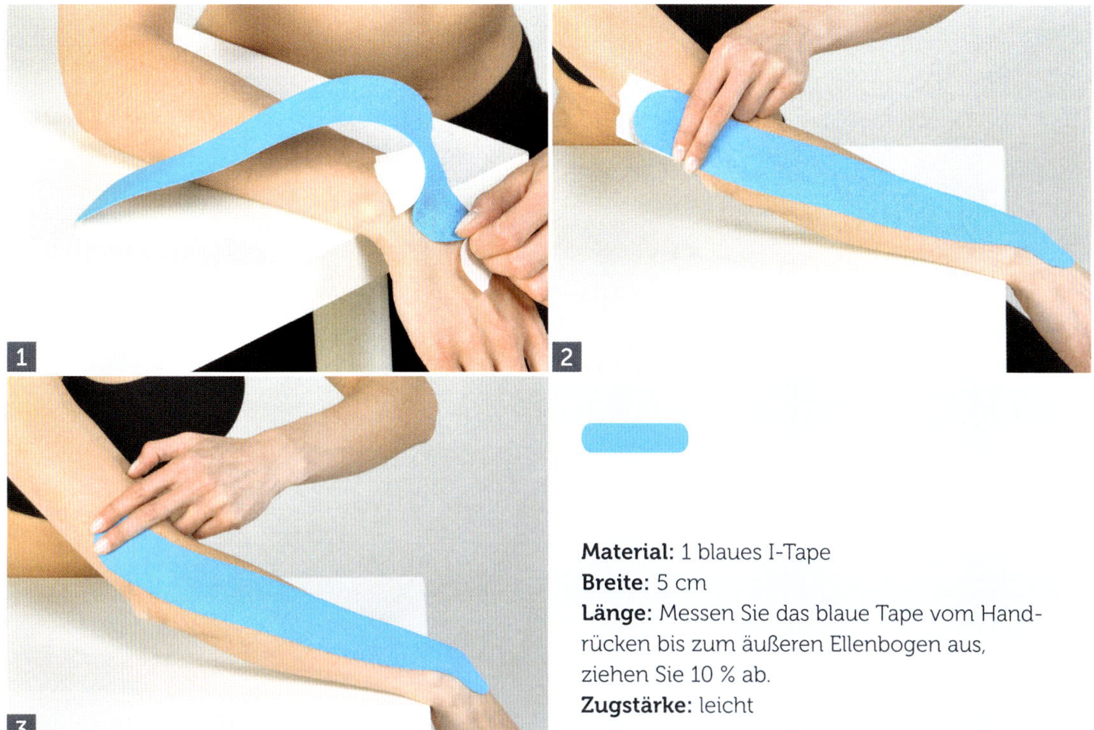

Material: 1 blaues I-Tape
Breite: 5 cm
Länge: Messen Sie das blaue Tape vom Handrücken bis zum äußeren Ellenbogen aus, ziehen Sie 10 % ab.
Zugstärke: leicht

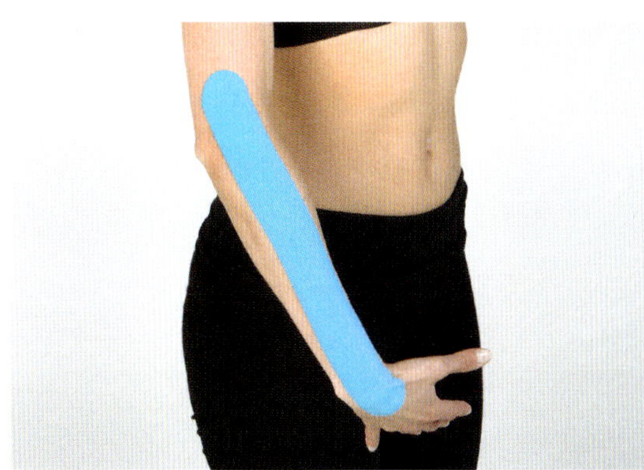

Aktive/vorbeugende Übung
Stellen Sie sich aufrecht hin und lassen Sie den Arm seitlich am Körper hängen. Strecken Sie jetzt die Finger und beugen Sie das Handgelenk nach innen. Dabei strecken Sie den Ellenbogen. Wiederholen Sie diese Bewegung mindestens 5-mal.

Hinweis › Überbelastungen dieser Muskulatur können zu Reizungen am äußeren Ellenbogen führen (Tennisellenbogen).

Fingerstreckung

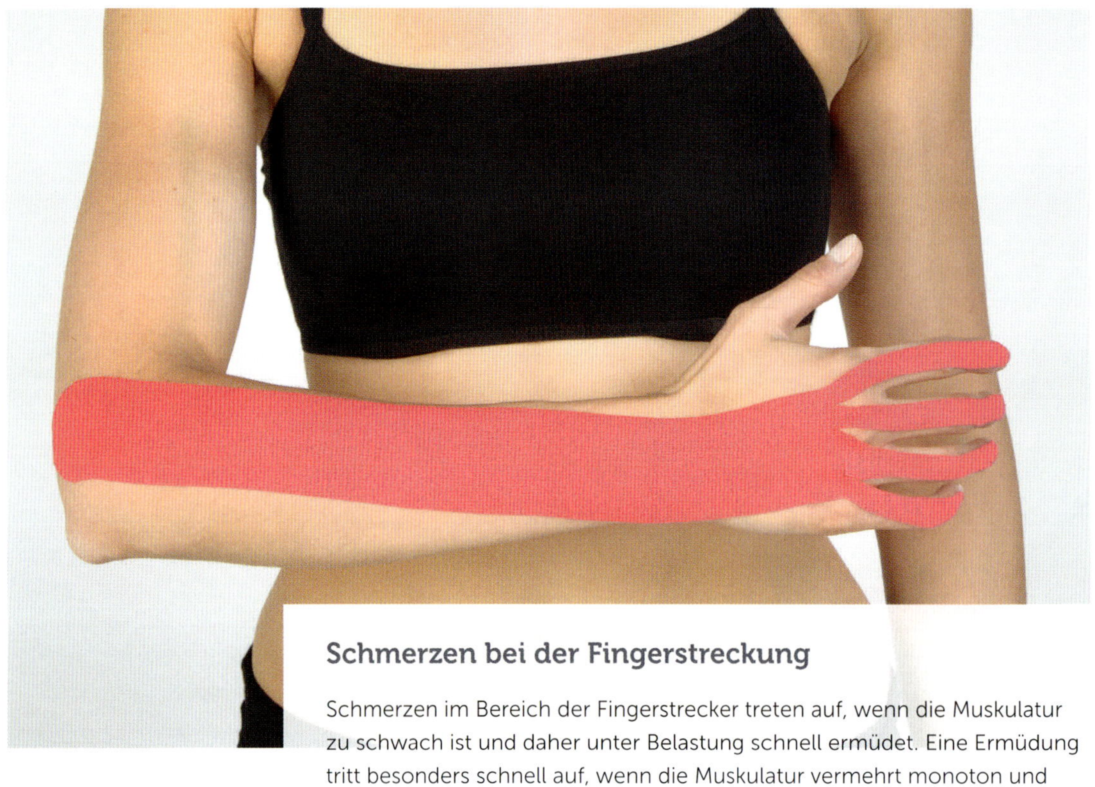

Schmerzen bei der Fingerstreckung

Schmerzen im Bereich der Fingerstrecker treten auf, wenn die Muskulatur zu schwach ist und daher unter Belastung schnell ermüdet. Eine Ermüdung tritt besonders schnell auf, wenn die Muskulatur vermehrt monoton und statisch arbeitet (PC-Arbeit, Klavier usw.).

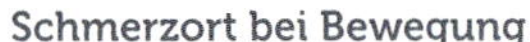

Schmerzort bei Bewegung

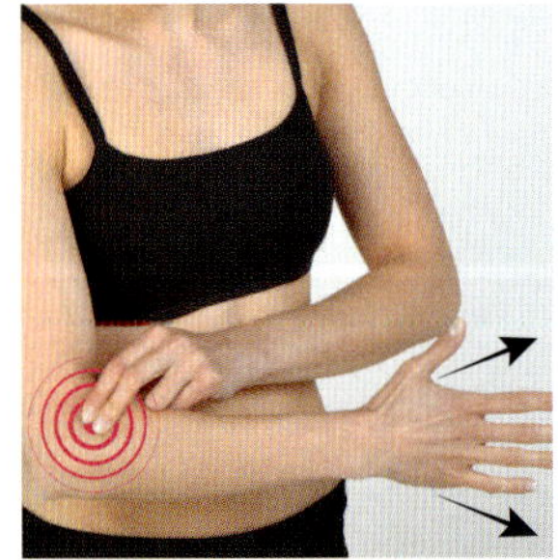

Die Tapeanlage → So funktioniert's

1: **Legen Sie den Unterarm auf der Unterlage ab, sodass die Handfläche nach unten zeigt. Der Ellenbogen ist leicht gebeugt. Kleben Sie den Anker des Fächertapes auf den äußeren Bereich des Ellenbogens. Das Tape sollte zu den Fingern hin ausgerichtet sein.**

2: **Strecken Sie den Ellenbogen und beugen Sie das Handgelenk. Kleben Sie den Zügel des Tapes mit leichtem Zug über den Unterarm und über das Handgelenk zum Handrücken.**

3: **Beugen Sie die Finger leicht an. Die 4 Fächerzügel werden nun einzeln mit leichtem Zug über die Fingerrückseite zum Nagel hin angelegt. Die Tapeenden sollten ohne Zug angelegt werden. Das Tape wird angerieben und fixiert.**

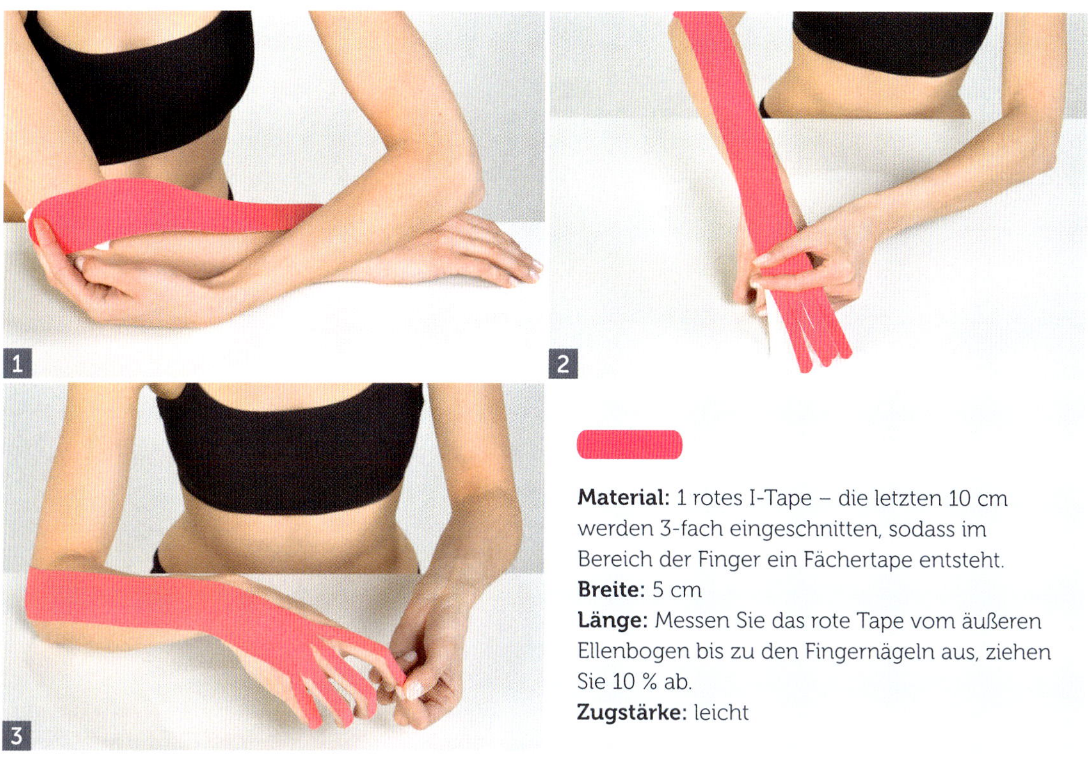

Material: 1 rotes I-Tape – die letzten 10 cm werden 3-fach eingeschnitten, sodass im Bereich der Finger ein Fächertape entsteht.
Breite: 5 cm
Länge: Messen Sie das rote Tape vom äußeren Ellenbogen bis zu den Fingernägeln aus, ziehen Sie 10 % ab.
Zugstärke: leicht

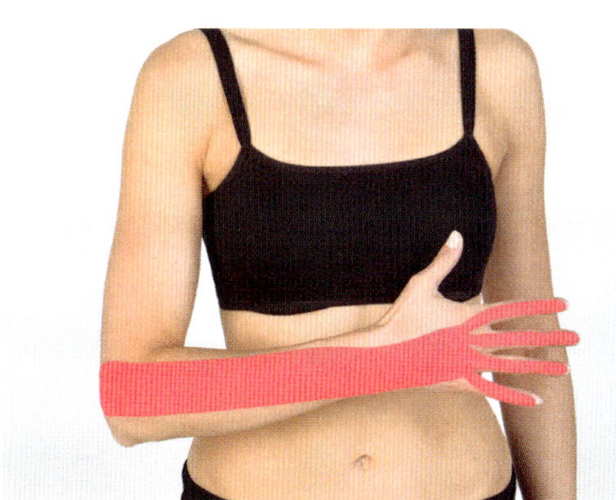

Aktive/vorbeugende Übung
Stellen Sie sich aufrecht hin und beugen Sie den Ellenbogen, sodass Sie den Unterarm locker vor dem Körper halten. Beugen Sie leicht das Handgelenk und strecken Sie kräftig die Finger. Diese Bewegung sollte mehrfach wiederholt werden.

Hinweis › **Überbelastungen der Fingerstrecker können zu einer Reizung am äußeren Ellenbogen führen (Mausarm).**

Handgelenk

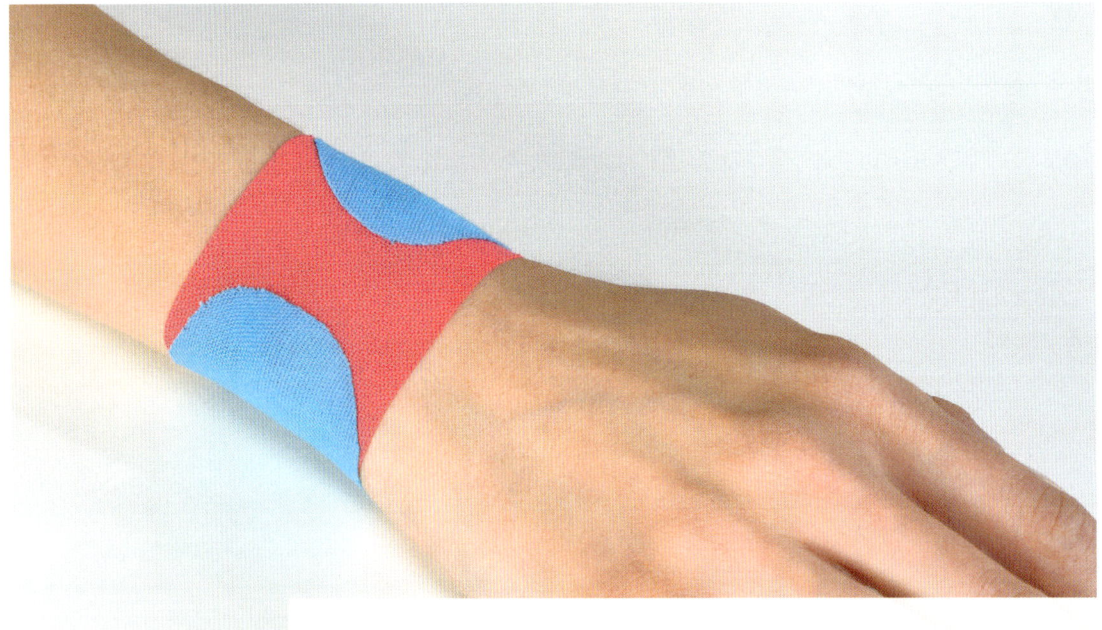

Schmerzen im Bereich des Handgelenks

Schmerzen im Bereich des Handgelenks haben häufig ihre Ursache in einer Überbelastung des Gelenks oder der umgebenden Bandstrukturen. Ein direkter Sturz auf die Hand (Abstützen) oder eine Krafteinwirkung, bei der das Handgelenk stark abgeknickt wird, sind häufig die Auslöser für die Überbelastung der Strukturen und die Schmerzen.

Die Tapeanlage → So funktioniert's

Schmerzort

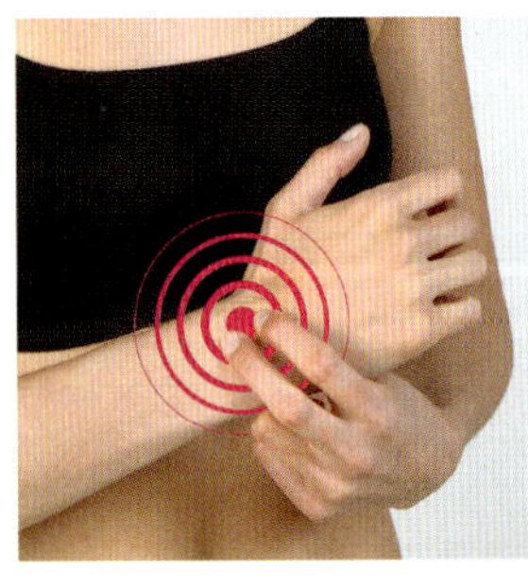

1: **Legen Sie den Unterarm auf der Unterlage ab, sodass die Handfläche nach unten zeigt. Ziehen Sie die Hand leicht hoch. Kleben Sie den zentralen Anker des roten I-Tapes auf die Rückseite des Handgelenks, direkt oberhalb der Beugefalte.**

2: **Kleben Sie die Zügel des Tapes mit starkem Zug jeweils nach innen und außen über die schmerzhaften Strukturen. Lassen Sie die Tapeenden ohne Zug auf der Unterseite des Handgelenks auslaufen (kleines Bild). Das Tape wird angerieben und fixiert.**

3: **Mit gleicher Technik kleben Sie nun ein zweites, blaues I-Tape auf die Unterseite des Handgelenks und lassen die Zügel zur Rückseite des Handgelenks auslaufen. Das Tape wird angerieben und fixiert.**

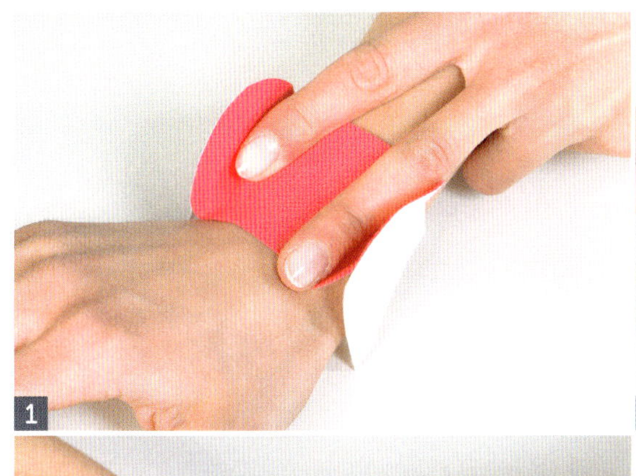

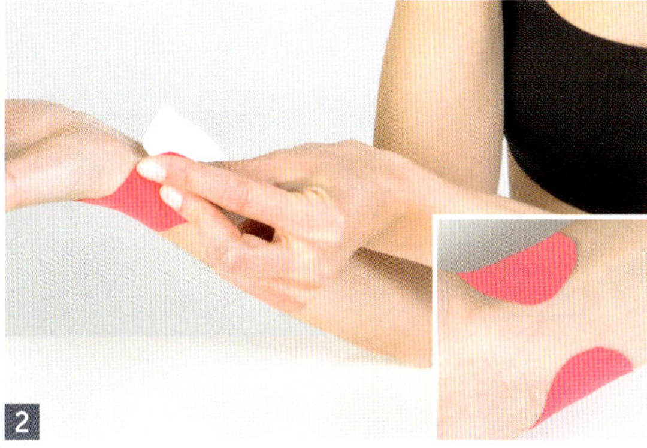

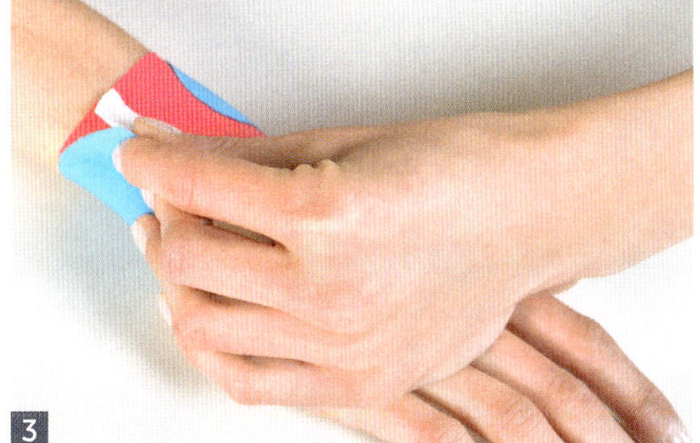

Material: 1 rotes I-Tape, 1 blaues I-Tape
Breite: jeweils 5 cm
Länge: Messen Sie die Tapes vom Innen- zum Außenknöchel des Handgelenks hin aus.
Zugstärke: stark

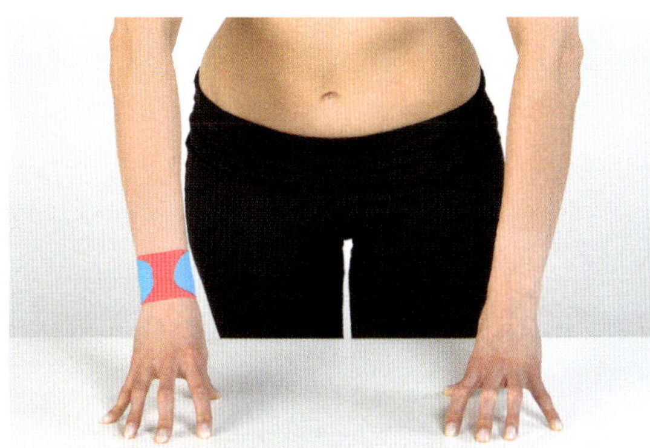

Aktive/vorbeugende Übung
Stellen Sie sich aufrecht hin und legen Sie die Hände auf einem Tisch ab. Ziehen Sie das Handgelenk leicht zurück und beugen Sie die Finger leicht an (als möchten Sie einen Ball festhalten). Mit dieser Hand-Finger-Stellung drücken Sie leicht auf den Tisch. Stabilisieren Sie das Handgelenk und die Fingergelenke. Halten Sie diese Stellung mindestens 5 Sekunden lang.

Hinweis › **Bei Tennisspielern kann es zu Schmerzen im Handgelenk kommen, wenn das Gelenk beim Schlag nicht gut genug stabilisiert wird.**

Fingergelenke

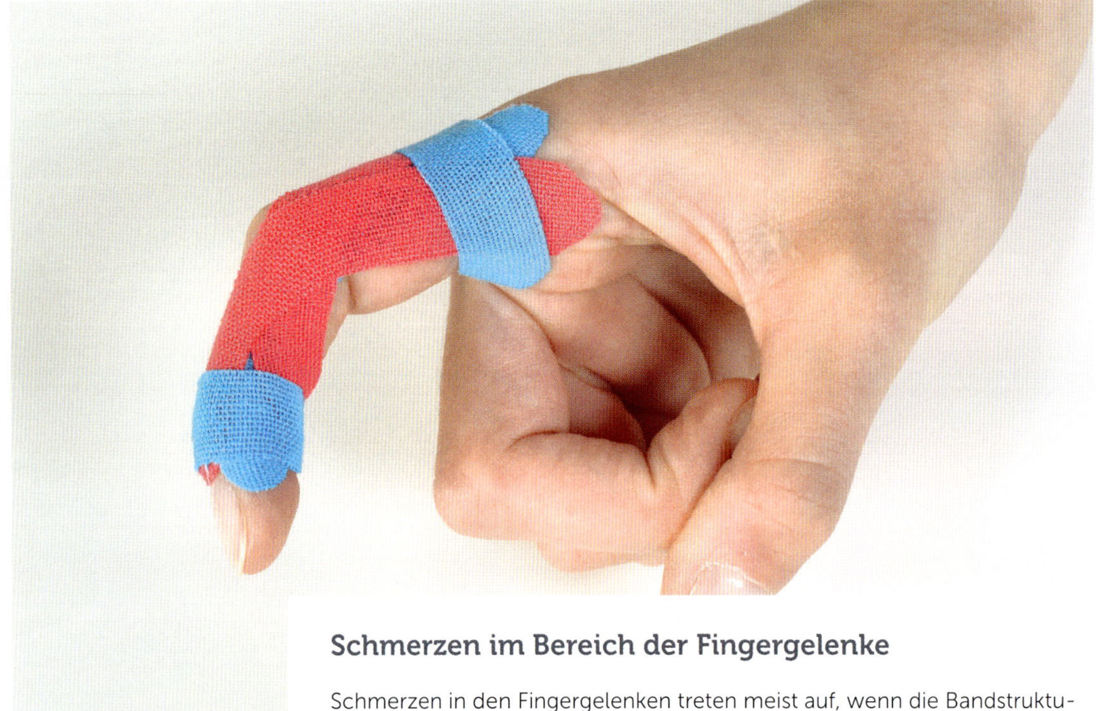

Schmerzen im Bereich der Fingergelenke

Schmerzen in den Fingergelenken treten meist auf, wenn die Bandstrukturen der Gelenke überdehnt werden. Dies kann infolge eines Sturzes oder einer anderen Krafteinwirkung auf den Finger erfolgen (z. B. durch Aufprall eines Balls auf die Fingerspitze).

Schmerzhafte Bewegung

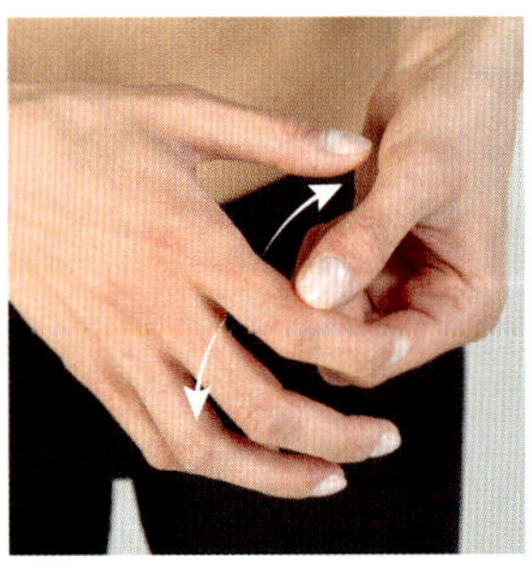

Die Tapeanlage → So funktioniert's

1: **Beugen Sie den Finger leicht an. Kleben Sie den zentralen Anker des I-Tapes auf die verletzte Struktur und kleben Sie die Zügel des Tapes mit starkem Zug jeweils nach oben und unten über den Finger. Lassen Sie die Tapeenden ohne Zug auslaufen. Das Tape wird angerieben und fixiert.**

2: **Beugen Sie den Finger, sodass er schmerzfrei ist. Mit gleicher Technik kleben Sie nun ein rotes I-Tape leicht diagonal über die verletzte Struktur. Das Tape wird angerieben und fixiert.**

3: **Ein weiteres rotes Tape wird mit gleicher Technik (das zweite Tape kreuzend) angelegt. Das Tape wird angerieben und fixiert. Zur Fixation der Tapeanlage werden zwei kleine Tapes um den Finger angelegt (kleines Bild) und ebenfalls angerieben.**

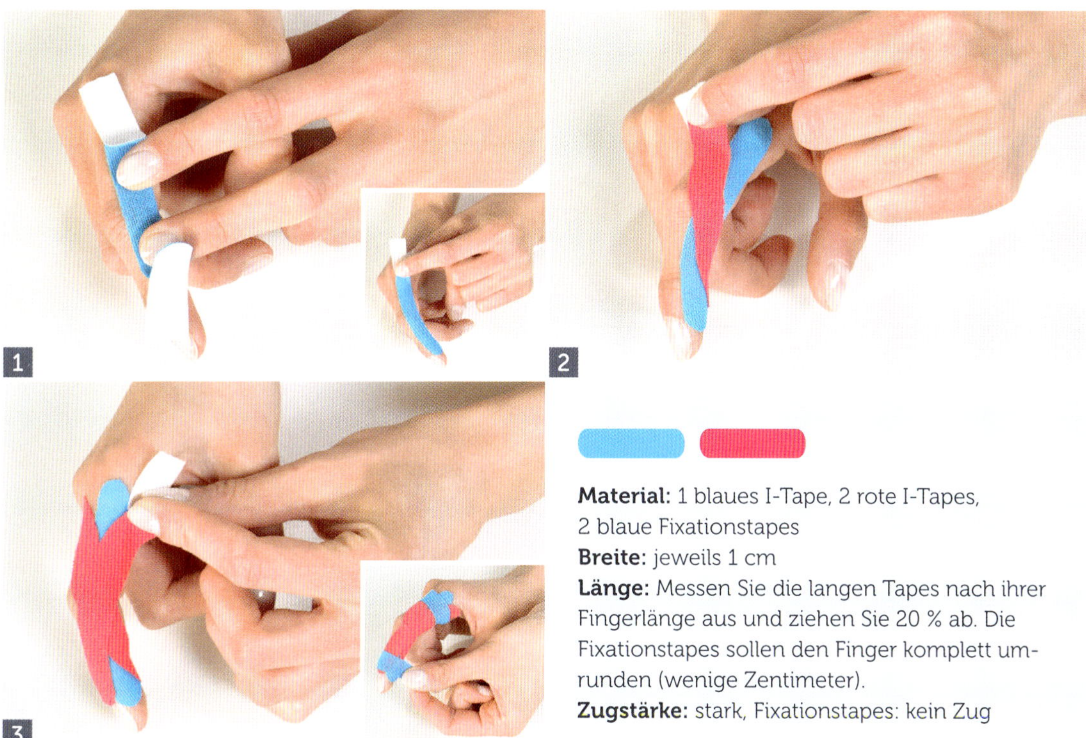

Material: 1 blaues I-Tape, 2 rote I-Tapes, 2 blaue Fixationstapes
Breite: jeweils 1 cm
Länge: Messen Sie die langen Tapes nach ihrer Fingerlänge aus und ziehen Sie 20 % ab. Die Fixationstapes sollen den Finger komplett umrunden (wenige Zentimeter).
Zugstärke: stark, Fixationstapes: kein Zug

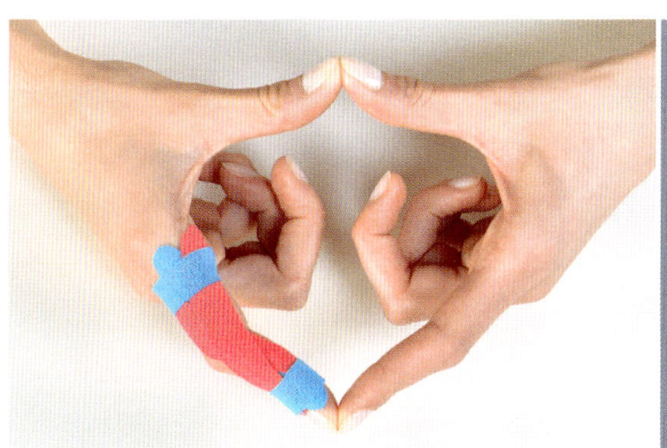

Aktive/vorbeugende Übung
Beugen Sie die betroffenen Finger leicht an (als möchten Sie einen Ball festhalten). Mit dieser Fingerstellung drücken Sie nun die Finger gegeneinander. Halten Sie diese Stellung mindestens 5 Sekunden und stabilisieren Sie die Fingergelenke.

Hinweis › **Verletzungen der Finger sind sehr schmerzhaft. Sportliche Aktivitäten sollten nicht zu früh wieder aufgenommen werden!**

Daumengrundgelenk

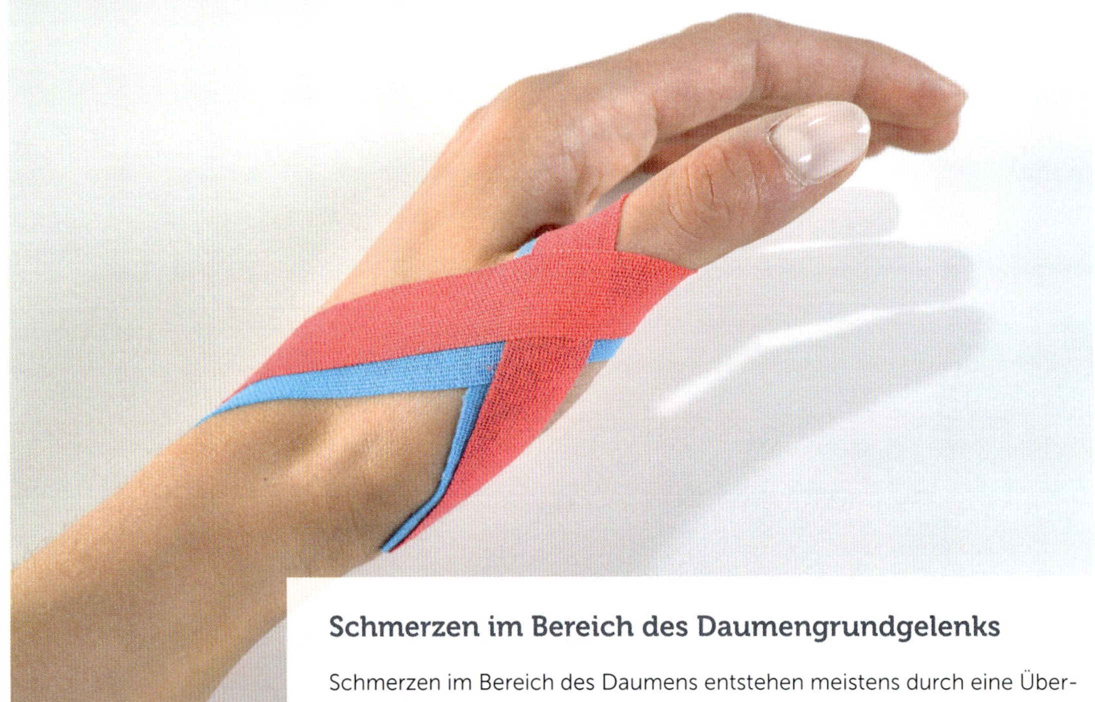

Schmerzen im Bereich des Daumengrundgelenks

Schmerzen im Bereich des Daumens entstehen meistens durch eine Überdehnung der Bandstrukturen der Gelenke. Dies kann infolge eines Sturzes auf den Daumen oder einer äußeren Krafteinwirkung auf den Finger erfolgen, z. B. beim Skifahren durch die Schlaufe des Stocks (Skidaumen, s. S. 186) oder durch den Aufprall eines Balls auf die Daumenspitze.

Schmerzort bei Bewegung

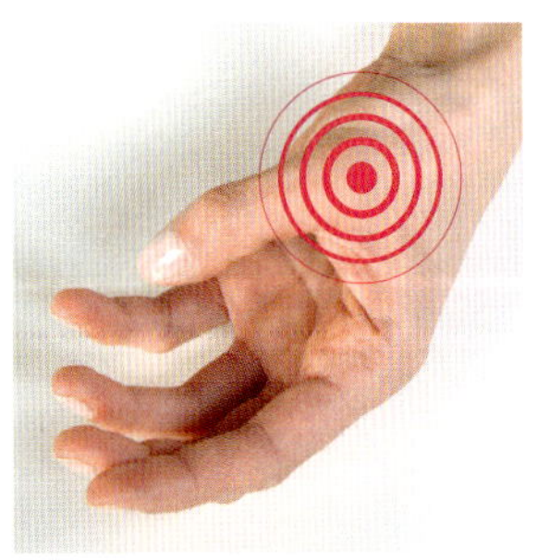

Die Tapeanlage → So funktioniert's

1: Legen Sie den Unterarm auf die Unterlage, sodass der Daumen nach oben zeigt. Spreizen Sie den Daumen etwas ab. Kleben Sie den Anker des I-Tapes innen auf den Daumenballen. Das Tape verläuft mit leichtem Zug über das betroffene Gelenk zur Schwimmhautfalte zwischen Daumen und Zeigefinger.

2: Kleben Sie das Tape mit leichtem Zug weiter um den Daumen, sodass sich das Tape über dem betroffenem Gelenk kreuzt. Das Tapeende läuft zum Handgelenk ohne Zug aus. Das Tape wird angerieben und fixiert.

3: Zur Stabilisierung wird ein weiteres rotes Tape mit gleicher Technik angelegt. Das Tape wird angerieben und fixiert.

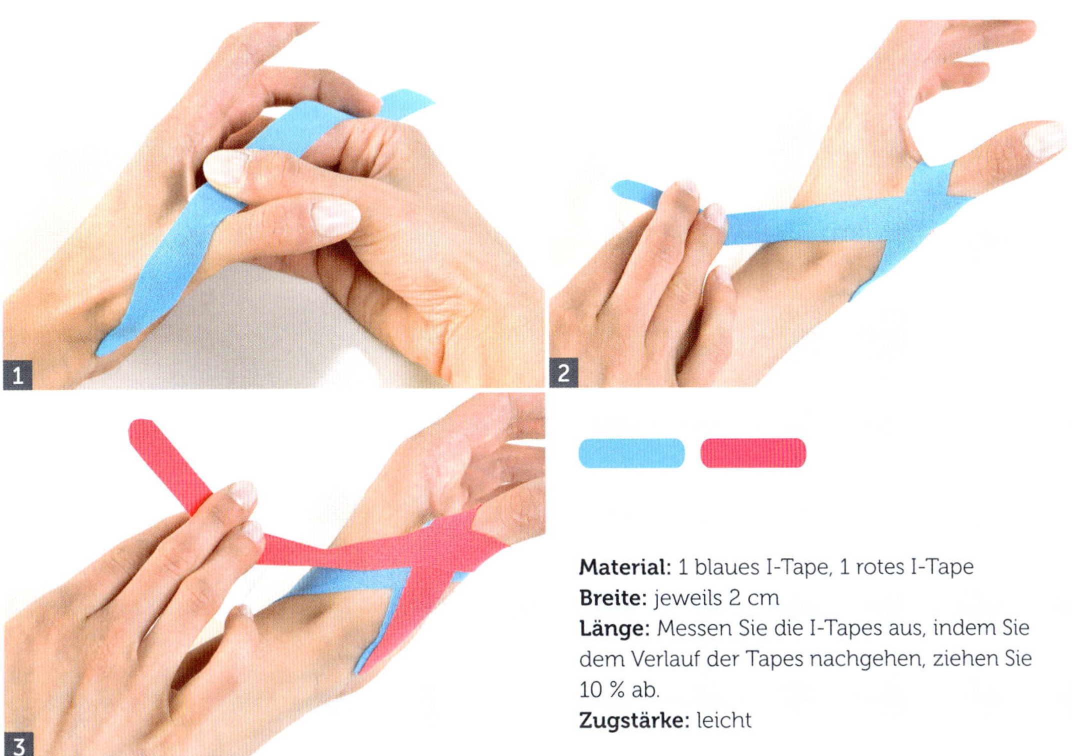

Material: 1 blaues I-Tape, 1 rotes I-Tape
Breite: jeweils 2 cm
Länge: Messen Sie die I-Tapes aus, indem Sie dem Verlauf der Tapes nachgehen, ziehen Sie 10 % ab.
Zugstärke: leicht

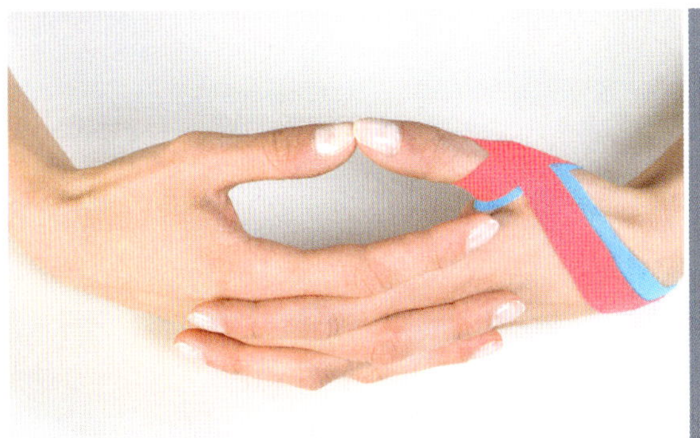

Aktive/vorbeugende Übung
Legen Sie Ihre Hände und Unterarme auf einer Unterlage ab. Falten Sie die Hände und drücken Sie die Daumen leicht gegeneinander. Halten Sie diese Stellung mindestens 5 Sekunden lang und stabilisieren Sie die Daumengelenke.

Hinweis › **Bei einer äußeren Krafteinwirkung auf den Daumen, die mit starken Schmerzen einhergeht, sollte ein Arzt aufgesucht werden, um einen Knochenbruch auszuschließen.**

Daumensattelgelenk

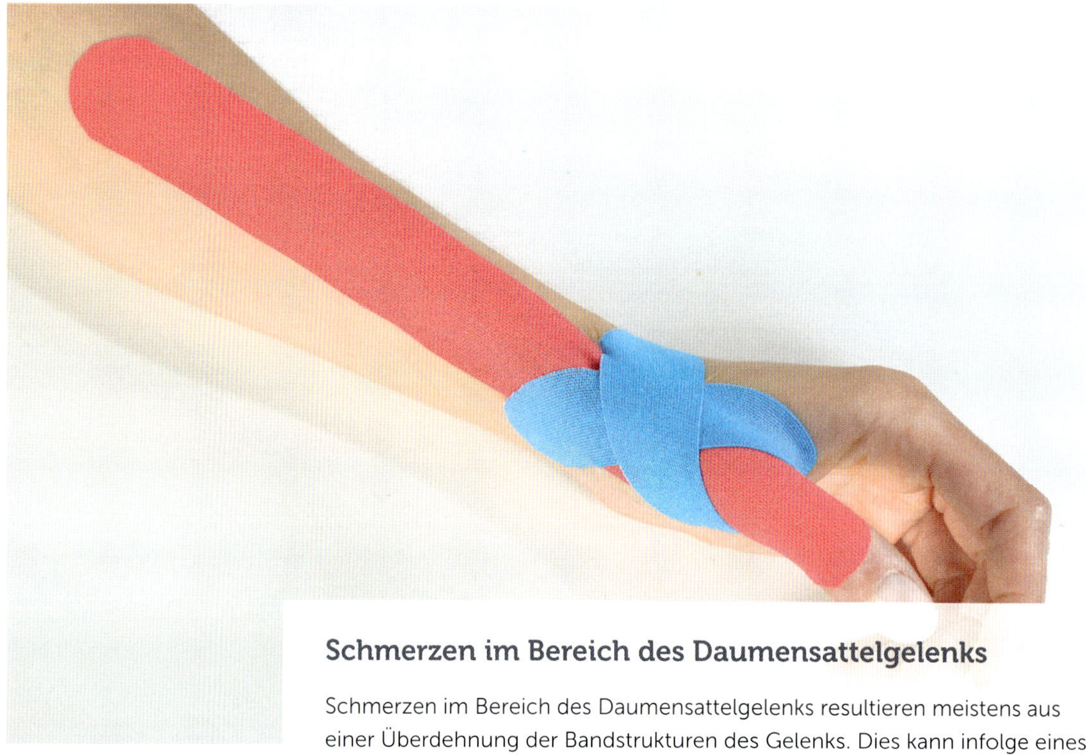

Schmerzen im Bereich des Daumensattelgelenks

Schmerzen im Bereich des Daumensattelgelenks resultieren meistens aus einer Überdehnung der Bandstrukturen des Gelenks. Dies kann infolge eines Sturzes auf den Daumen oder durch eine äußere Krafteinwirkung auf den Finger erfolgen, z. B. durch Aufprall eines Balls auf die Daumenspitze. Ebenso kann eine Arthrose des Gelenks diese Schmerzen verursachen.

Die Tapeanlage → So funktioniert's

Schmerzort bei Bewegung

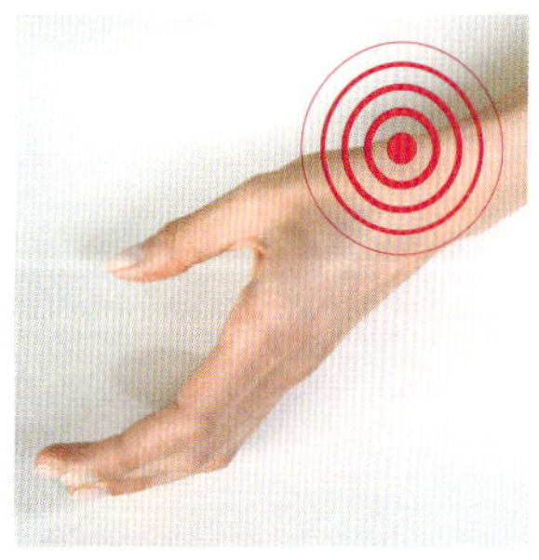

1: **Legen Sie den Unterarm auf die Unterlage, sodass der Daumen nach oben zeigt. Beugen Sie leicht das Handgelenk und spreizen Sie den Daumen etwas ab. Kleben Sie den Anker des I-Tapes auf die seitliche Außenfläche des Daumens. Richten Sie das Tape zum Unterarm hin aus.**

2: **Halten Sie die Gelenkstellung bei und kleben Sie das Ende des Tapes mit mittlerem Zug auf die Innenseite des Unterarms, sodass ein Spalt zwischen dem Tape und der Haut entsteht.**

3: **Ziehen Sie den Daumen zur Hand und bewegen Sie das Handgelenk zurück, das Tape legt sich an. Das Tape wird angerieben und fixiert. Zusätzlich kann ein blaues I-Tape unter Zug um das Sattelgelenk angelegt werden (kleines Bild). Das Tape wird ebenfalls angerieben und fixiert.**

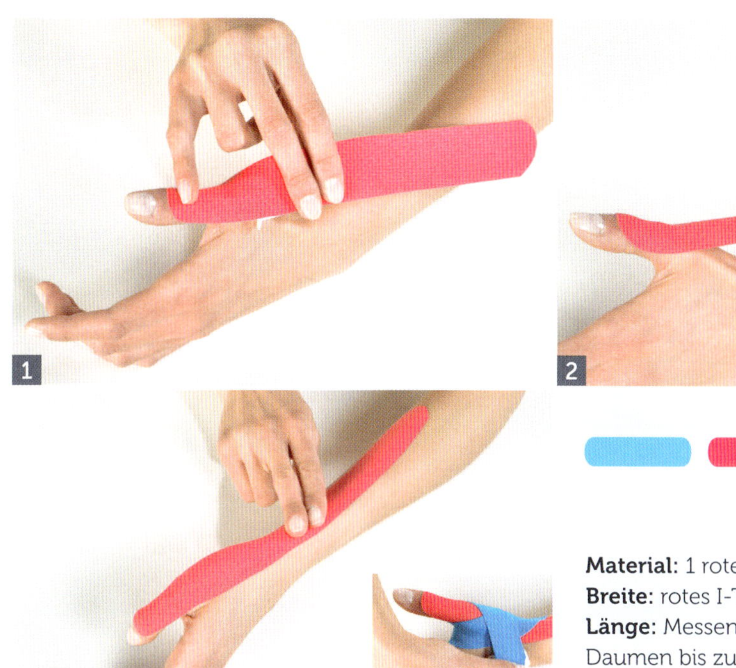

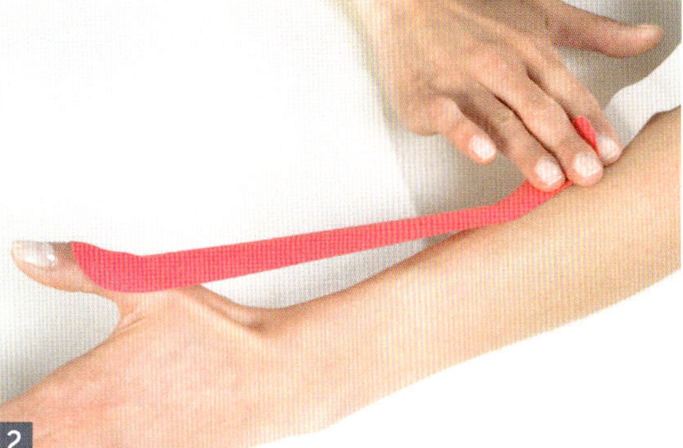

Material: 1 rotes I-Tape, evtl. 1 blaues I-Tape
Breite: rotes I-Tape: 3 cm; blaues I-Tape: 3 cm
Länge: Messen Sie das rote I-Tape vom Daumen bis zur Mitte des Unterarms, ziehen Sie 20 % ab, blaues I-Tape ca. 20 cm.
Zugstärke: mittel

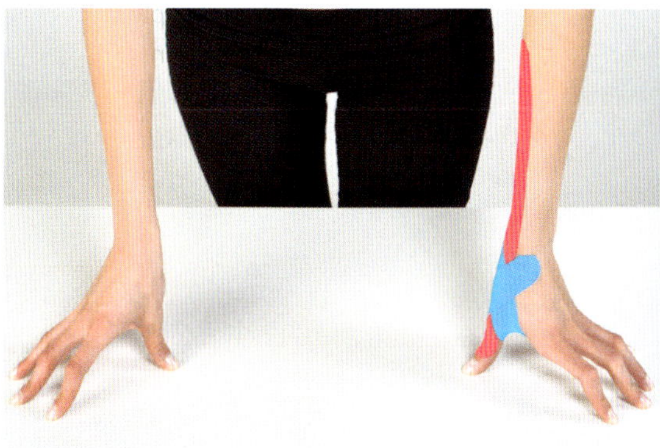

Aktive/vorbeugende Übung
Stellen Sie sich aufrecht hin und legen Sie die Hände locker auf einem Tisch ab. Beugen Sie die Finger leicht an (als möchten Sie einen Ball festhalten). Mit dieser Fingerstellung drücken Sie nun die Finger auf den Tisch. Halten Sie diese Stellung mindestens 5 Sekunden lang und stabilisieren Sie die Daumengelenke.

Hinweis › Verletzungen der Finger sind sehr schmerzhaft. Sportliche Aktivitäten sollten nicht zu früh begonnen werden! Bei einer äußeren Krafteinwirkung und starken Schmerzen sollte ein Arzt aufgesucht werden, um einen Knochenbruch auszuschließen!

Schwellung im Bereich des Unterarms

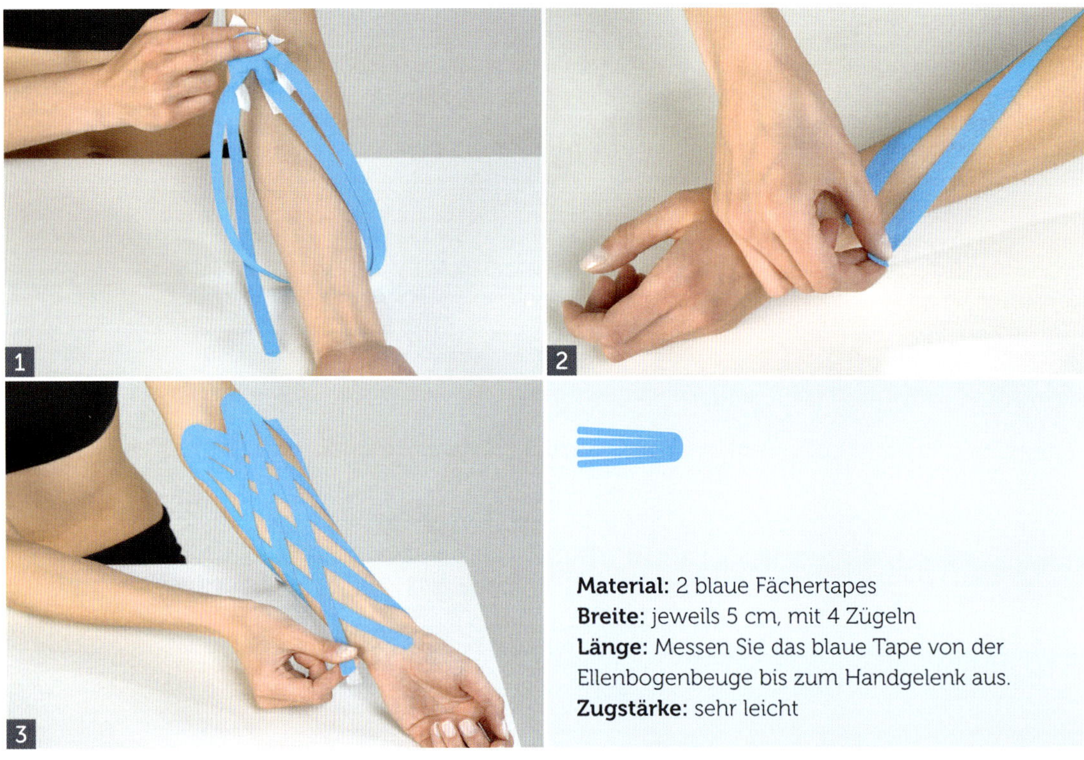

Material: 2 blaue Fächertapes
Breite: jeweils 5 cm, mit 4 Zügeln
Länge: Messen Sie das blaue Tape von der Ellenbogenbeuge bis zum Handgelenk aus.
Zugstärke: sehr leicht

Schwellungen im Bereich des Unterarms

Schwellungen im Unterarm treten besonders nach Knochenbrüchen (Sturz auf den gestreckten Arm) oder nach Muskelverletzungen auf. Bei einer Schwellung wird die vorhandene Flüssigkeit im Gewebe nicht schnell genug abtransportiert. Durch das Tape wird das Lymphsystem unterstützt, sodass vorhandene Flüssigkeit schneller abtransportiert und vom Körper wieder aufgenommen wird.

Hinweis › **Eine Schwellung des Unterarms kann besonders den Medianusnerv irritieren, was zum Einschlafen/Kribbeln des Mittelfingers und der angrenzenden Finger führen kann.**

Die Tapeanlage → So funktioniert's

1: Legen Sie den Unterarm auf einer Unterlage ab, sodass die Handfläche nach oben zeigt. Strecken Sie den Arm und drehen Sie den Unterarm leicht nach außen. Kleben Sie den Anker des Fächertapes auf die Innenseite der Ellenbeuge.

2: Kleben Sie die 4 Zügel des Tapes in gleichmäßigen Abständen unter sehr leichtem Zug spiralig auf das geschwollene Areal des Unterarms. Die Tapeenden sollen ohne Zug auslaufen. Das Tape wird angerieben und fixiert.

3: Kleben Sie ein zweites Tape mit gleicher Technik. Der Anker wird auf die Außenseite der Ellenbeuge angelegt. Die Tapezügel laufen ebenfalls spiralig über das geschwollene Areal und überkreuzen die Zügel des ersten Tapes. Die Tapeenden sollen ohne Zug auslaufen. Das Tape wird angerieben und fixiert.

PRAXIS – KAPITEL 3

Tapeanlagen bei Schmerzen im Kopf-Hals-Bereich

Kiefergelenk

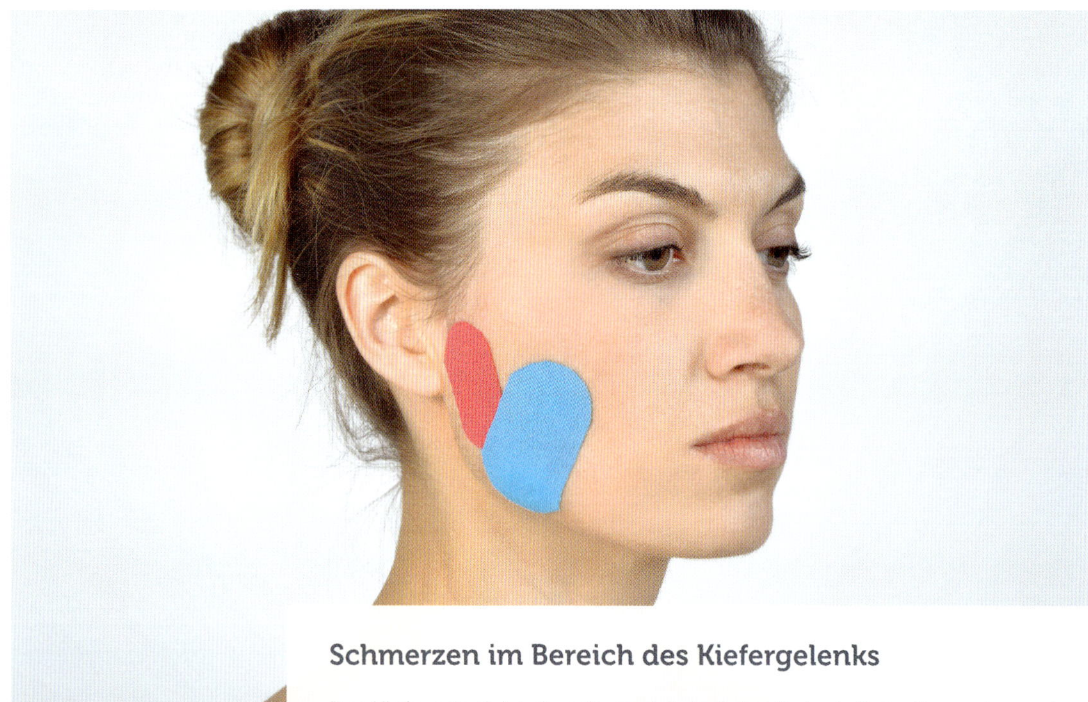

Schmerzen im Bereich des Kiefergelenks

Das Kiefergelenk ist ein sehr stark belastetes Gelenk. Beim Kauen kommt es zu hohen Drücken im Gelenk. Haben Sie eine zu hohe Zahnfüllung oder kommt es aus anderen Gründen dazu, dass die Zähne nicht optimal aufeinanderliegen (kein gleichmäßiger Biss), so kann es zu Fehlbelastungen des Gelenks kommen.

Psychische Anspannungen und Stress können ebenso zu einer erhöhten Aktivität der Kiefermuskulatur und zur Überbelastung des Gelenks führen.

Schmerzhafte Bewegung

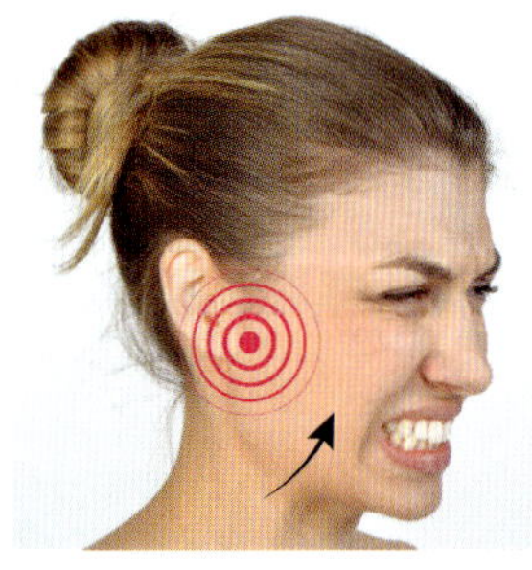

Die Tapeanlage → So funktioniert's

1: Setzen Sie sich aufrecht hin und schauen Sie geradeaus. Kleben Sie den zentralen Anker des roten I-Tapes vor und leicht unterhalb des Gehörgangs. Die Zügel sollten nach oben und unten ausgerichtet sein.

2: Kleben Sie die Zügel des Tapes mit starkem Zug nach oben und unten. Die Tapeenden sollten ohne Zug angelegt werden. Das Tape wird angerieben und fixiert.

3: Zusätzlich kann ein entspannendes blaues Tape über dem Kiefermuskel angelegt werden (s. S. 82), das ebenfalls angerieben und fixiert wird.

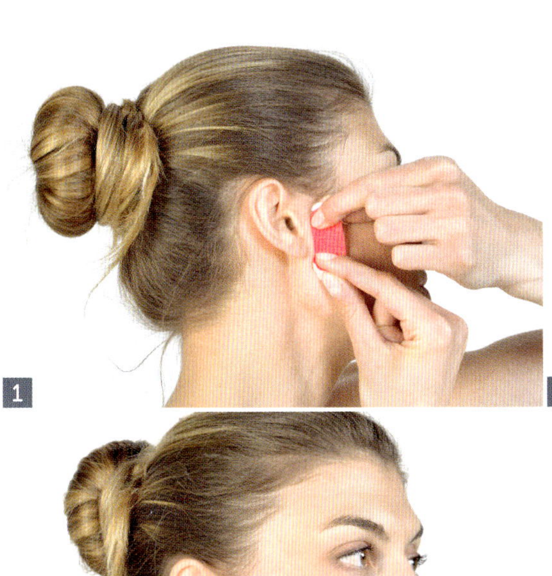

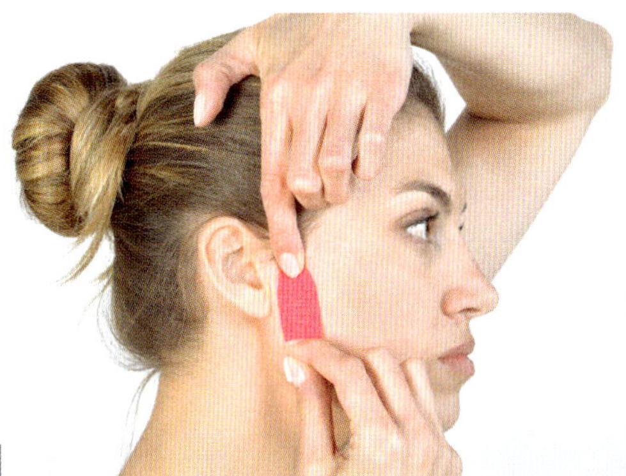

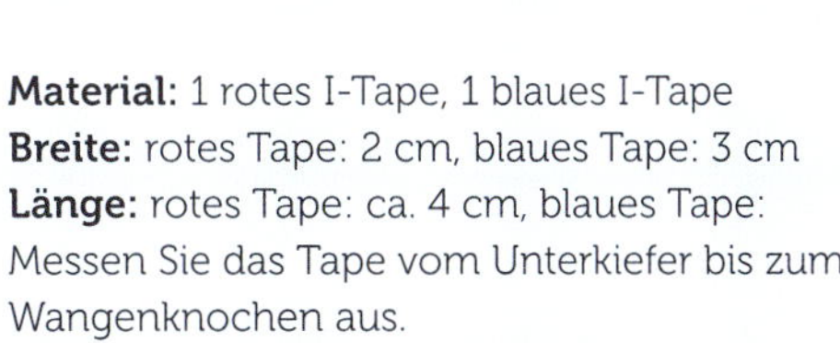

Material: 1 rotes I-Tape, 1 blaues I-Tape
Breite: rotes Tape: 2 cm, blaues Tape: 3 cm
Länge: rotes Tape: ca. 4 cm, blaues Tape: Messen Sie das Tape vom Unterkiefer bis zum Wangenknochen aus.
Zugstärke: Rot: stark, Blau: leicht

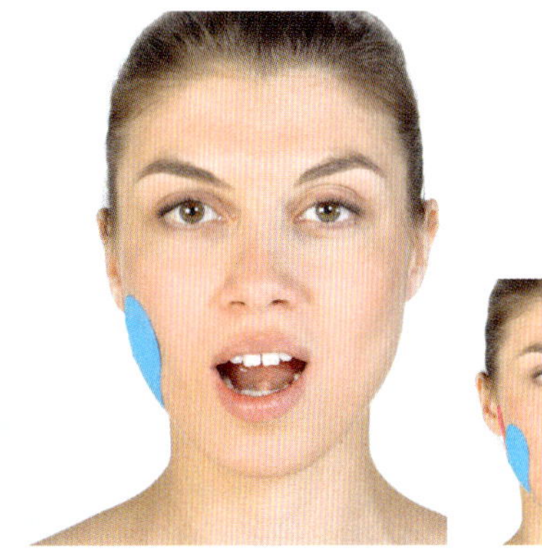

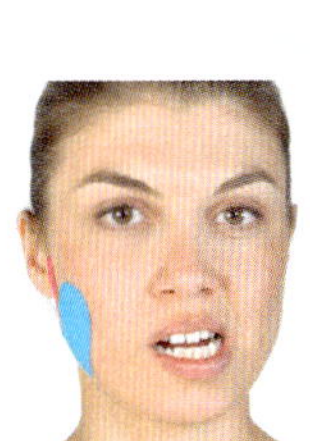

Aktive/vorbeugende Übung
Stellen Sie sich aufrecht hin. Öffnen und schließen Sie langsam den Mund im schmerzfreien Bereich. Bei leicht geöffnetem Mund führen Sie leichte seitliche Bewegungen des Unterkiefers aus.

Hinweis › **Bei Störungen im Bereich des Kiefergelenks kann es bei der Mundöffnung zu einem Knacken kommen. Diese Bewegung und das Geräusch sollten nicht provoziert werden!**

Kiefermuskulatur/Zähneknirschen

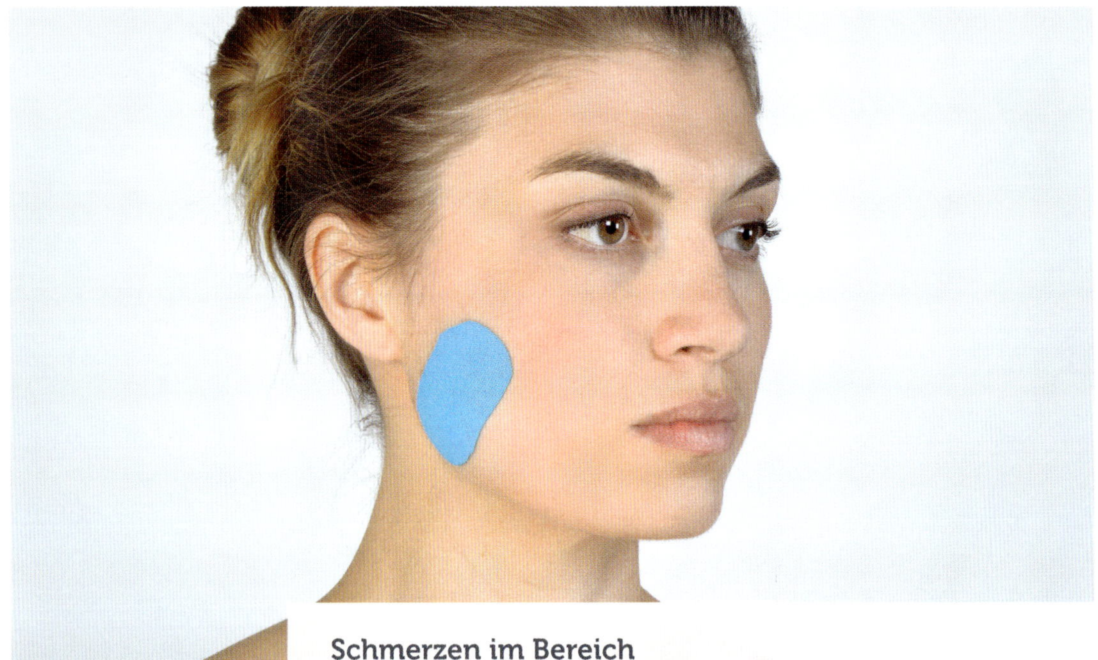

Schmerzen im Bereich der Kiefermuskulatur/Zähneknirschen

Ist man im Stress oder psychisch angespannt („Beiß Dich durch!"), kann es zu Verspannungen der Kiefermuskulatur kommen. Diese überhöhte Aktivität der Muskulatur setzt sich ggf. bis in die Nacht fort, sodass auch hier die Zähne noch fest aufeinandergebissen werden und es zum Knirschen kommt.

Ebenso führt eine krumme Körperhaltung dazu, dass die vordere Halsmuskulatur überdehnt wird und die Kiefermuskulatur vermehrt eingesetzt wird, um den Mund geschlossen zu halten.

Schmerzhafte Bewegung

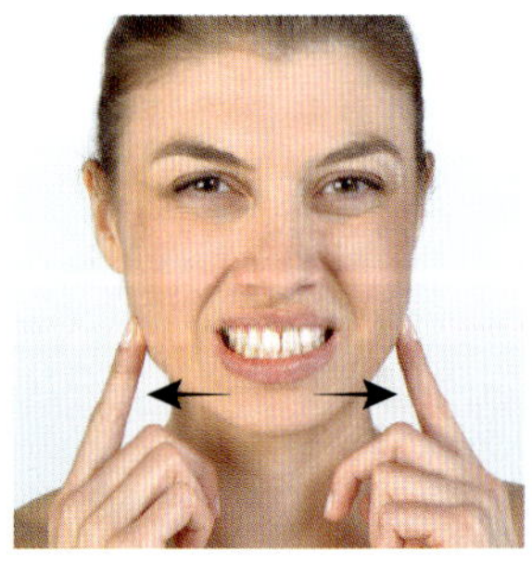

Die Tapeanlage → So funktioniert's

1: **Setzen Sie sich aufrecht hin und schauen Sie geradeaus. Kleben Sie den Anker des I-Tapes weit hinten auf den Unterkiefer. Der Zügel sollte nach oben und leicht vorne ausgerichtet sein.**
2: **Öffnen Sie weit den Mund. Kleben Sie die Zügel des Tapes mit leichtem Zug nach oben/vorne zum Wangenknochen. Das Tapeende sollte ohne Zug angelegt werden.**
3: **Das Tape wird angerieben und fixiert.**

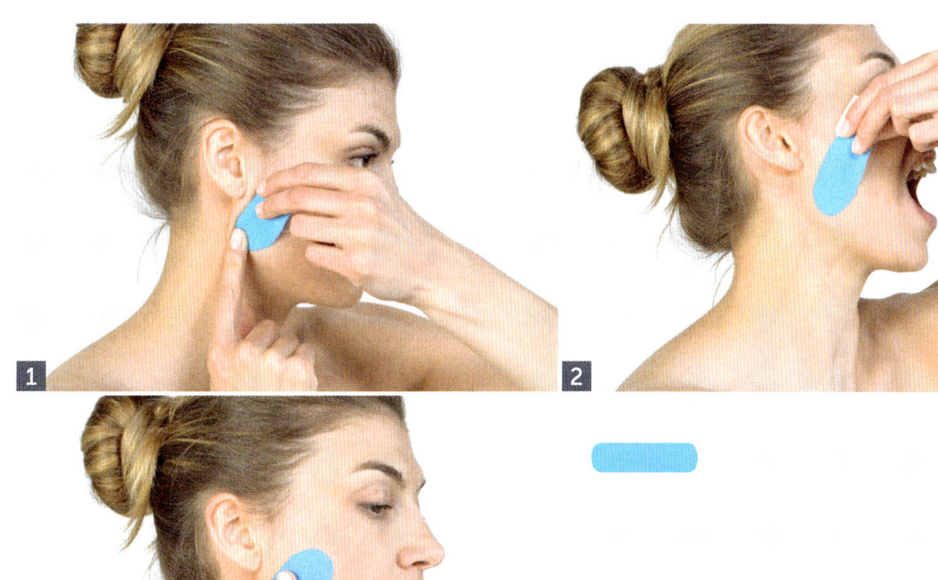

3

Material: 1 blaues I-Tape
Breite: 3 cm
Länge: Messen Sie das Tape vom Unterkiefer bis zum Wangenknochen aus.
Zugstärke: leicht

Aktive/vorbeugende Übung
Stellen oder setzen Sie sich aufrecht hin. Öffnen und schließen Sie langsam den Mund im schmerzfreien Bereich. Bei leicht geöffnetem Mund üben Sie mit den Handflächen leichten Druck gegen den Unterkiefer nach oben aus. Die vordere Halsmuskulatur wird aktiviert. Halten Sie diese Stellung mindestens 5 Sekunden lang.

Hinweis › **Eine Überbelastung dieser Muskulatur kann zu Verspannungen der Nackenmuskulatur und zu Kopfschmerzen führen!**

Schluckbeschwerden/ vordere Halsmuskulatur

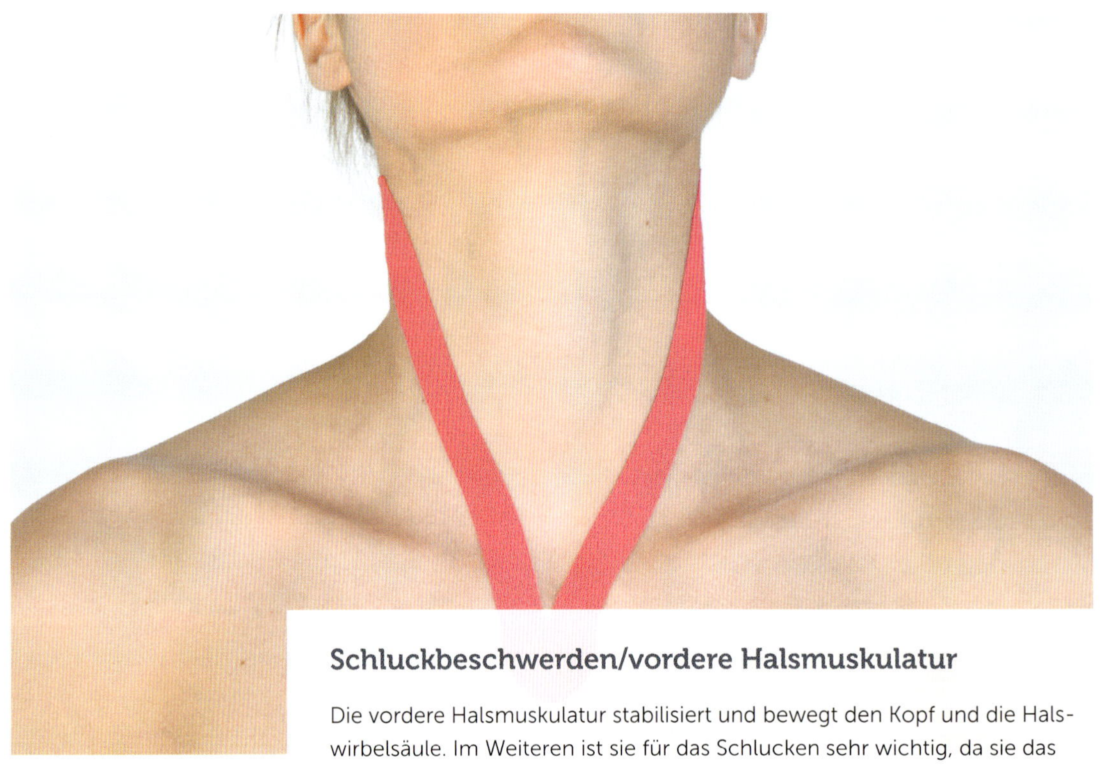

Schluckbeschwerden/vordere Halsmuskulatur

Die vordere Halsmuskulatur stabilisiert und bewegt den Kopf und die Halswirbelsäule. Im Weiteren ist sie für das Schlucken sehr wichtig, da sie das Zungenbein führt. Verletzungen der vorderen Halsmuskulatur können zu Schluckstörungen führen. Operationen am Hals (Schilddrüse, Bandscheibe usw.) führen häufig zu Verletzungen der Muskulatur. Aber auch ein leichtes Schleudertrauma (Fahrrad- oder Autounfall) kann zu einer Schädigung dieser Strukturen führen.

Schmerzhafte Bewegung (Schlucken)

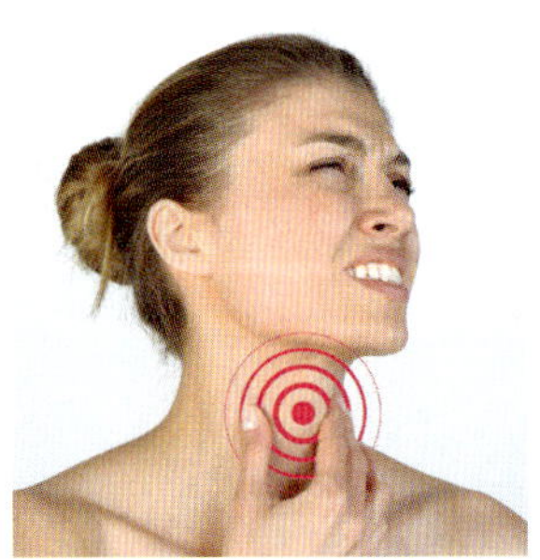

Die Tapeanlage → So funktioniert's

1: Setzen oder stellen Sie sich aufrecht hin. Kleben Sie den Anker des Y-Tapes auf den oberen Anteil des Brustbeins.

2: Nehmen Sie den Kopf in den Nacken und neigen Sie den Kopf leicht nach links. Kleben Sie den rechten Zügel des Tapes mit leichtem Zug nach oben und außen zum seitlichen Hals in Richtung Ohr und lassen sie das Tapeende ohne Zug auslaufen.

3: Nehmen Sie den Kopf in den Nacken und neigen Sie den Kopf leicht nach rechts. Mit der gleichen Technik kleben Sie nun den linken Zügel des Y-Tapes auf die linke Halsseite. Das Tape wird angerieben und fixiert.

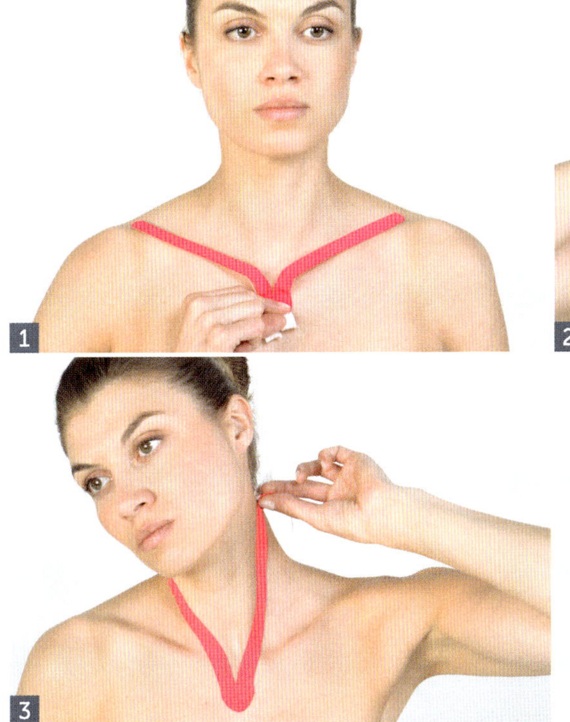

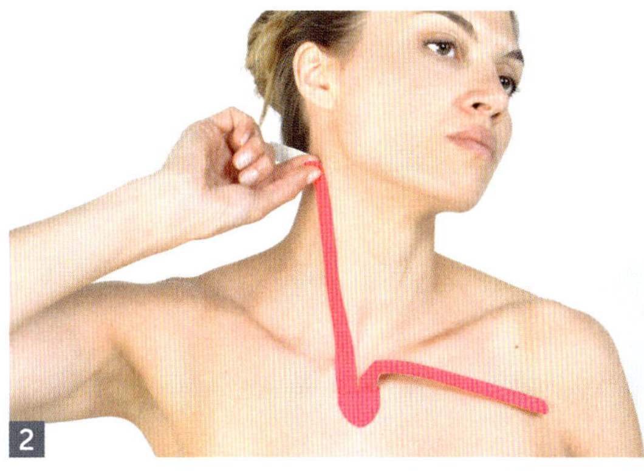

Material: 1 rotes Y-Tape
Breite: 3 cm
Länge: Messen Sie das Tape von der Oberseite des Brustbeins bis zum seitlichen Hals aus.
Zugstärke: leicht

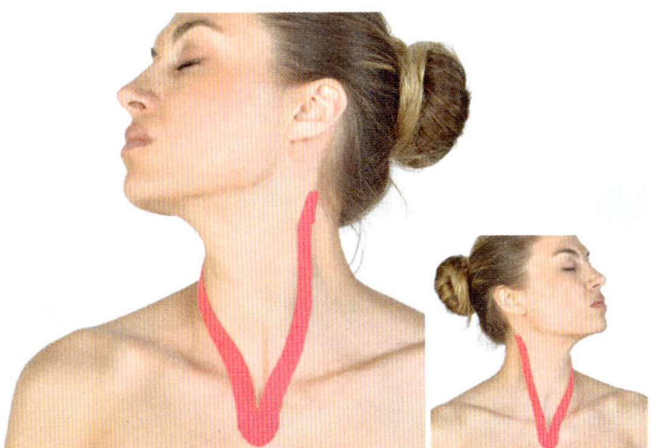

Aktive/vorbeugende Übung
Setzen oder stellen Sie sich aufrecht hin. Führen Sie leichte Bewegungen des Kopfes und des Kiefers durch, sodass die vordere Halsmuskulatur viele Bewegungsimpulse bekommt. Trinken Sie warme Getränke in kleinen Schlucken.

Hinweis › **Störungen in der vorderen Halsmuskulatur können zu einen Kloßgefühl im Hals führen!**

Halswirbelsäule/Nacken

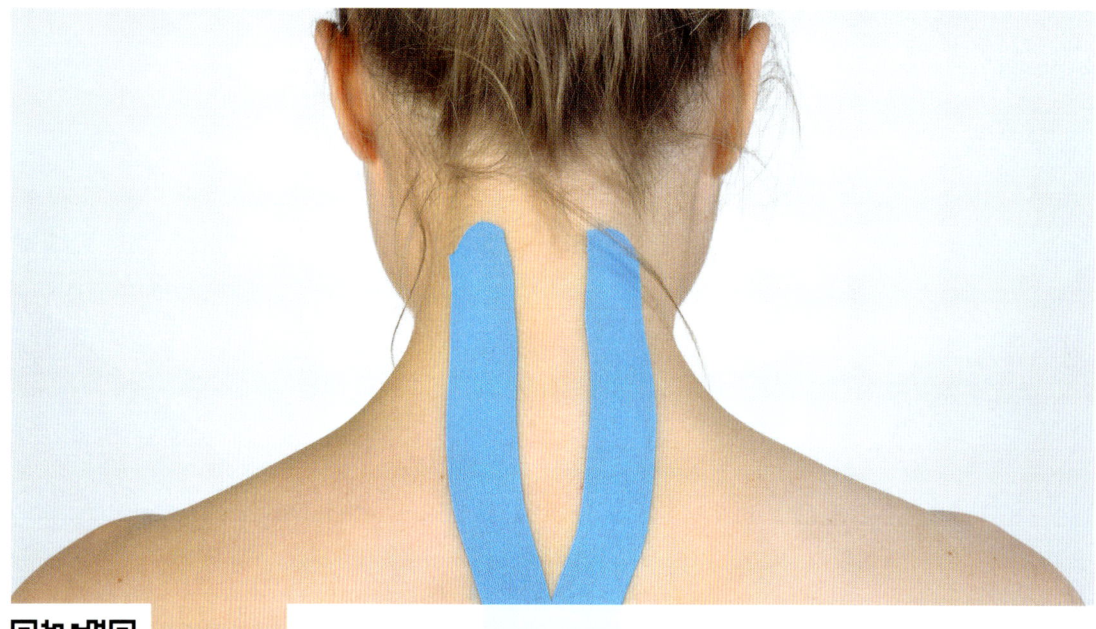

Video
Tapeanlage bei Nackenschmerzen

Schmerzen an der Halswirbelsäule und im Nacken

Schmerzen im Bereich der Halswirbelsäule und der Nackenmuskulatur können entstehen, wenn die Muskulatur verspannt oder überbelastet ist. Verspannungen sind häufig haltungsbedingt, wenn eine krumme Körperhaltung eingenommen und der Kopf in den Nacken gezogen wird. Überkopfarbeiten oder Sportarten, bei denen viel nach oben geschaut wird (Volleyball, Basketball, Badminton usw.), können ebenfalls diese Problematik fördern.

Die Tapeanlage → So funktioniert's

Lassen Sie sich dieses Tape bitte von einem Partner anlegen.

1: Setzen oder stellen Sie sich aufrecht hin. Kleben Sie den Anker des Y-Tapes im Bereich der oberen Brustwirbelsäule direkt auf die Dornfortsätze der Wirbelsäule.

2: Neigen Sie den Kopf nach vorne und drehen Sie den Kopf nach rechts. Fixieren Sie den Anker und kleben Sie den linken Zügel des Tapes mit leichtem Zug über die Nackenmuskulatur zum Haaransatz hin. Das Tapeende sollte ohne Zug angelegt werden. Die Haare am Hinterkopf sollten nicht überklebt werden.

3: Neigen Sie den Kopf nach vorne und drehen Sie den Kopf nach links. Fixieren Sie den Anker und kleben Sie den rechten Zügel des Tapes mit leichtem Zug über die Nackenmuskulatur zum Haaransatz hin. Das Tapeende sollte ohne Zug angelegt werden. Das Tape wird angerieben und fixiert.

Schmerzhafte Bewegung

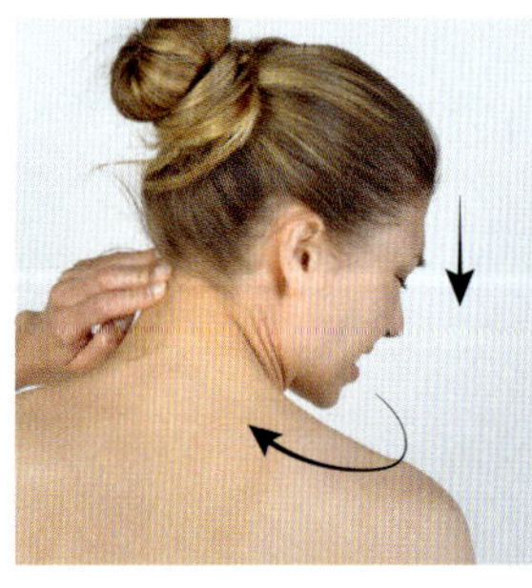

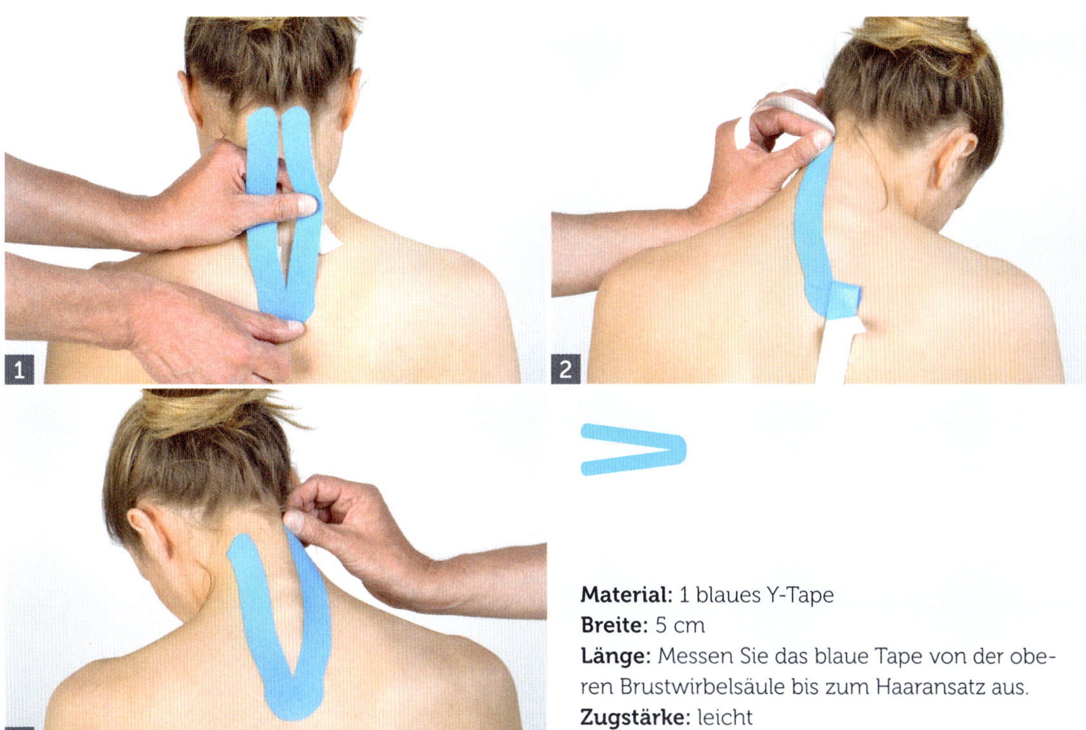

Material: 1 blaues Y-Tape
Breite: 5 cm
Länge: Messen Sie das blaue Tape von der oberen Brustwirbelsäule bis zum Haaransatz aus.
Zugstärke: leicht

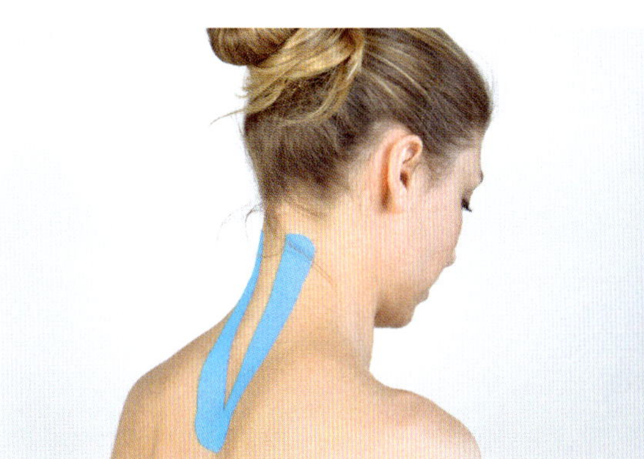

Aktive/vorbeugende Übung
Setzen Sie sich aufrecht hin und strecken Sie Ihren Nacken. Dann machen Sie ein leichtes Doppelkinn und neigen den Kopf leicht nach vorne. Führen Sie diese Bewegung mehrfach nacheinander durch.

Hinweis › **Verspannungen und Überbelastungen dieser Muskulatur können zu Kopfschmerzen und Schwindel führen.**

Kopfschmerzen

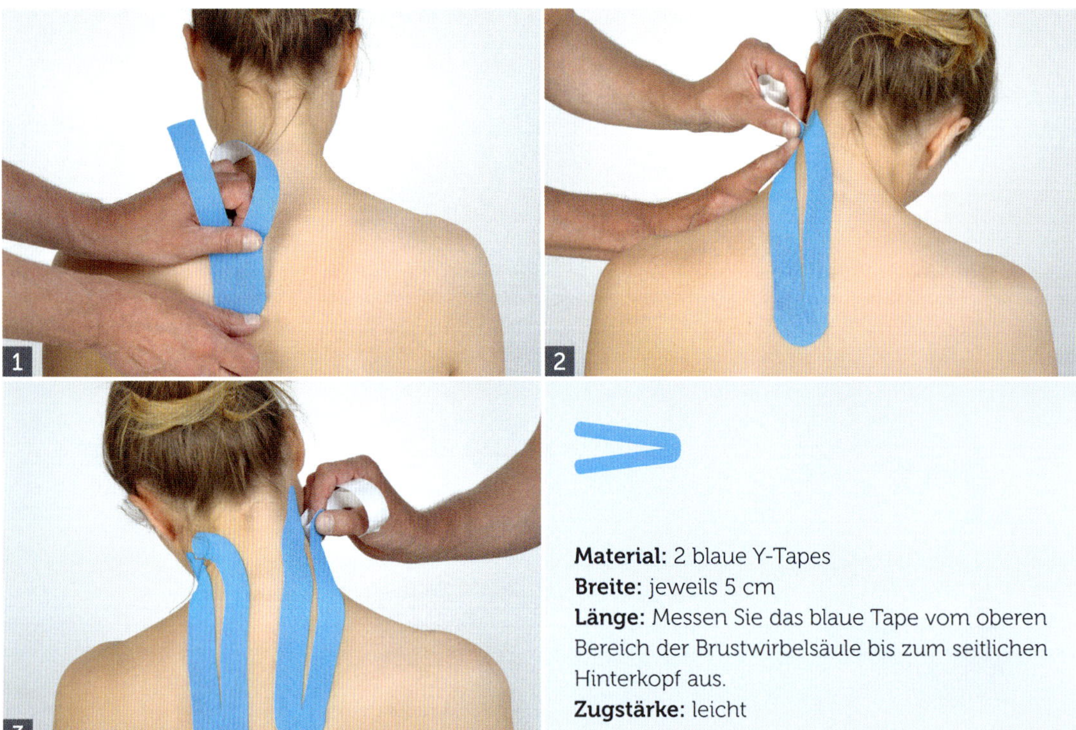

Material: 2 blaue Y-Tapes
Breite: jeweils 5 cm
Länge: Messen Sie das blaue Tape vom oberen Bereich der Brustwirbelsäule bis zum seitlichen Hinterkopf aus.
Zugstärke: leicht

Kopfschmerzen

Kopfschmerzen haben häufig ihre Ursache im Bereich der Schultergürtel- und Nackenmuskulatur (Verspannungskopfschmerz). Dadurch können Adern und Nerven gedrückt werden, die verschiedene Bereiche des Kopfes versorgen. Kälte, Stress und psychische Belastungen können diese Ursachen noch verstärken.

Die Tapeanlage → So funktioniert's

Lassen Sie sich dieses Tape bitte von einem Partner anlegen.

1: Setzen oder stellen Sie sich aufrecht hin. Kleben Sie den Anker des ersten Y-Tapes im Bereich der oberen Brustwirbelsäule seitlich der Dornfortsätze auf den Rücken (hier links).

2: Neigen Sie den Kopf nach vorne und drehen Sie den Kopf nach rechts. Fixieren Sie den Anker und kleben Sie den inneren (hier: rechten) Zügel des Tapes mit leichtem Zug entlang der Wirbelsäule bis zum mittleren Nacken, dann macht das Tape einen Bogen und zieht in Richtung Ohr. Der äußere Zügel wird mit gleicher Technik seitlich des ersten Zügels angelegt. Das Tapeende sollte jeweils ohne Zug angelegt werden. Das Tape wird angerieben und fixiert.

3: Das zweite Y-Tape wird (hier rechts) mit der gleichen Technik wie links angelegt. Hierzu neigen Sie den Kopf nach vorne und drehen Sie den Kopf nach links. Das Tape wird angerieben und fixiert.

Video
Tapeanlage bei Kopfschmerzen

Migräne

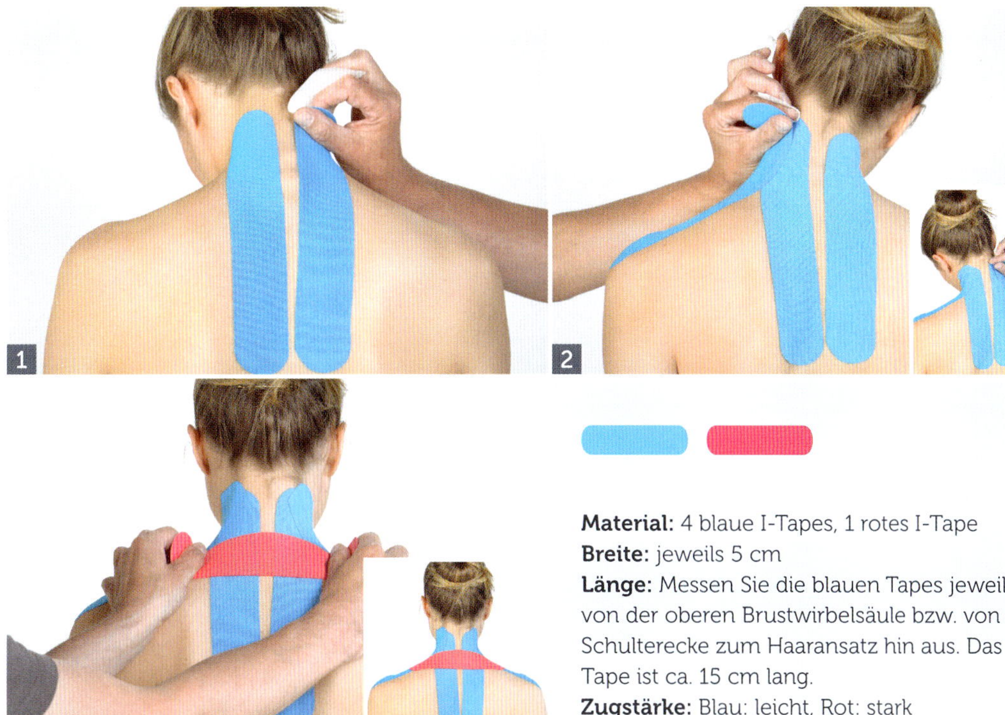

Material: 4 blaue I-Tapes, 1 rotes I-Tape
Breite: jeweils 5 cm
Länge: Messen Sie die blauen Tapes jeweils von der oberen Brustwirbelsäule bzw. von der Schulterecke zum Haaransatz hin aus. Das rote Tape ist ca. 15 cm lang.
Zugstärke: Blau: leicht, Rot: stark

Migräne

Ein Migräneanfall geht in der Regel mit deutlichen Kopfschmerzen und Verspannungen im Schulter-Nacken-Bereich einher. Mit dem Tape ist die Migräne mit Sicherheit nicht zu beheben oder ursächlich zu behandeln, das Tape kann aber die Symptome im Schulter-, Nacken- und Kopfbereich lindern!

Die Tapeanlage → So funktioniert's

Lassen Sie sich dieses Tape bitte von einem Partner anlegen.

1: Setzen oder stellen Sie sich aufrecht hin. Kleben Sie den Anker des I-Tapes im Bereich der oberen Brustwirbelsäule rechts der Dornfortsätze auf den Rücken. Neigen Sie den Kopf nach vorne und drehen Sie den Kopf nach links. Fixieren Sie den Anker und kleben Sie den Zügel des Tapes mit leichtem Zug entlang der Wirbelsäule bis zum Haaransatz. (Im Bild wurde bereits ein zweites I-Tape mit der gleichen Technik links der Wirbelsäule mit entsprechend zur Gegenseite geneigtem Kopf angelegt.) Das Tapeende sollte jeweils ohne Zug angelegt werden.

2: Neigen Sie den Kopf nach rechts. Kleben Sie den Anker des I-Tapes auf die linke Schulterhöhe und kleben Sie das Tape mit leichtem Zug über die Schulterhöhe zum Haaransatz hin. Ein zweites I-Tape wird mit der gleichen Technik auf der rechten Schulter angelegt, entsprechend neigen und drehen Sie den Kopf zur Gegenseite (kleines Bild).

3: Kleben Sie den mittleren Anteil des roten I-Tapes mit starkem Zug nach beiden Seiten im Bereich des Übergangs von Halswirbelsäule/Brustwirbelsäule horizontal auf den Rücken/Nacken. Das Tapeende sollte jeweils ohne Zug angelegt werden. Alle Tapes werden jeweils angerieben und fixiert.

Schnupfen/Nasennebenhöhlenentzündung

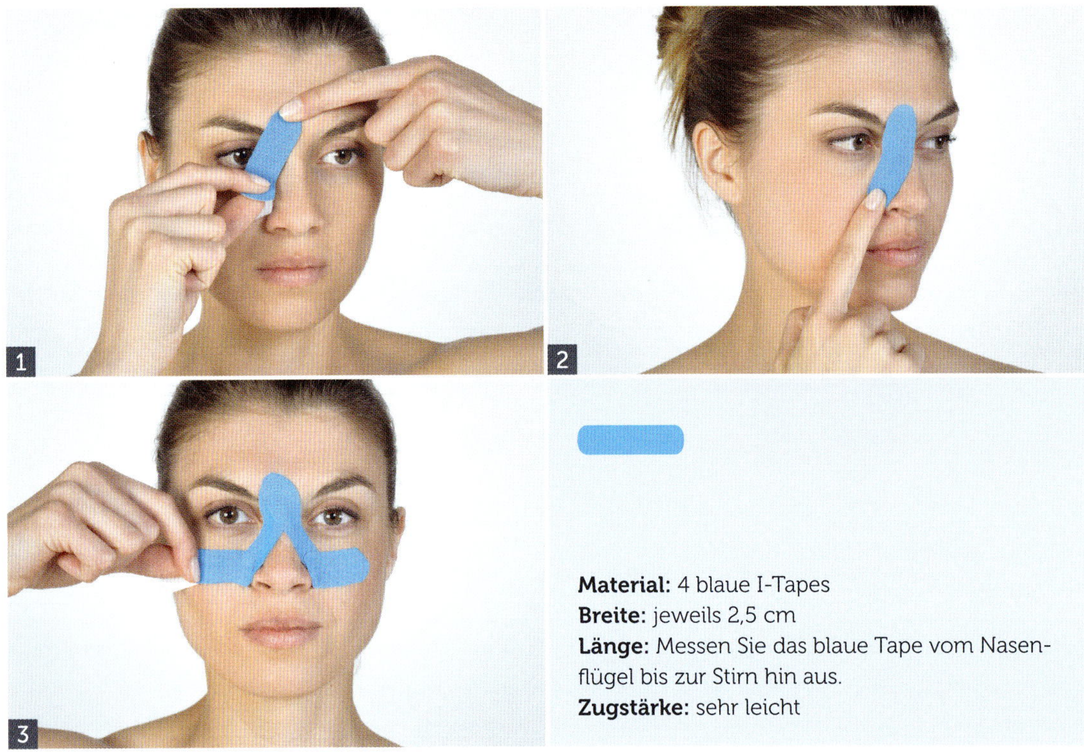

Material: 4 blaue I-Tapes
Breite: jeweils 2,5 cm
Länge: Messen Sie das blaue Tape vom Nasenflügel bis zur Stirn hin aus.
Zugstärke: sehr leicht

Schnupfen/ Nasennebenhöhlenentzündung

Aus einem Schnupfen kann leicht eine Nasennebenhöhlenentzündung werden, wenn die Schleimhäute geschwollen und somit die Abflusswege der Nase nicht frei sind. Virale oder bakterielle Entzündungen breiten sich aus.

Die Tapeanlage → So funktioniert's

1: Kleben Sie den Anker des I-Tapes seitlich versetzt auf die Nasenwurzel.

2: Fixieren Sie den Anker und kleben Sie den Zügel mit leichtem Zug über den Nasenflügel. Kleben Sie ein zweites Tape mit gleicher Technik auf die andere Seite. Das Tape wird angerieben und fixiert.

3: Zusätzlich können zwei weitere Tapes angelegt werden. Kleben Sie den Anker an den Nasenflügel, fixieren Sie den Anker und ziehen Sie das Tape mit leichtem Zug nach außen. Kleben Sie ein zweites Tape mit gleicher Technik auf die andere Seite. Das Tapeende sollte jeweils ohne Zug angelegt werden. Das Tape wird angerieben und fixiert.

Schnarchen

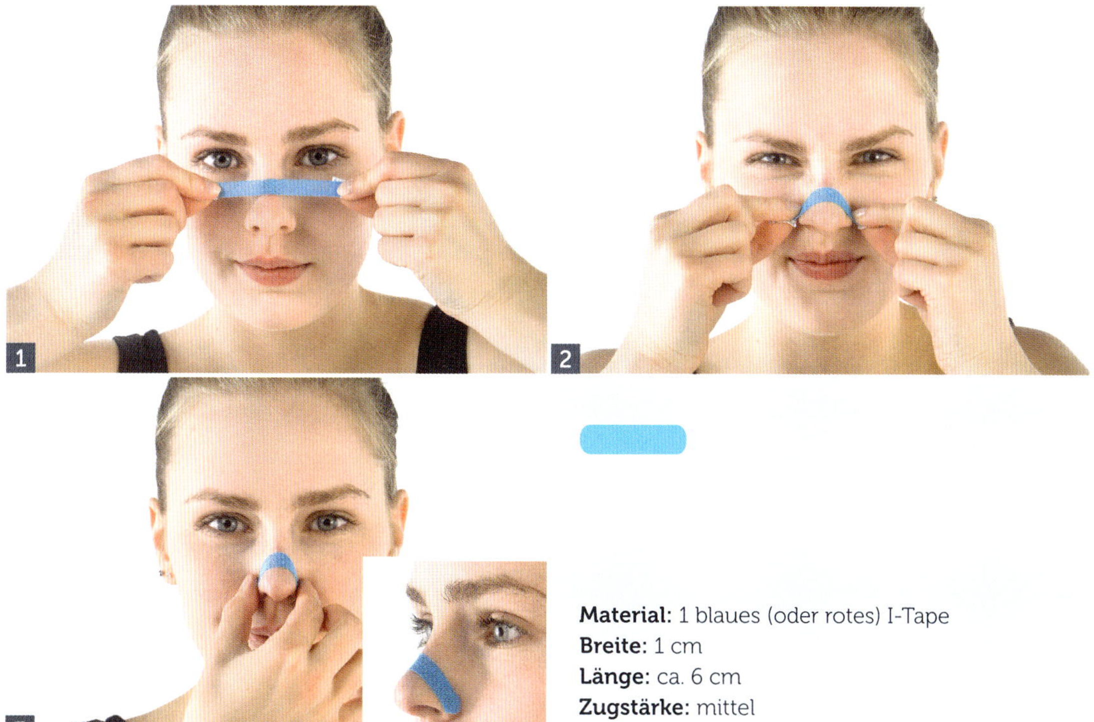

Material: 1 blaues (oder rotes) I-Tape
Breite: 1 cm
Länge: ca. 6 cm
Zugstärke: mittel

Schnarchen

Schnarchen ist lästig und kann die Nachtruhe mehrerer Beteiligten stören. Bekommt man im Schlaf nicht genug Luft durch die Nase, atmet man automatisch durch den Mund. Gerade in Rückenlage kommt dann das Gaumensegel mehr in Schwingung, man schnarcht. Durch das Tape werden die Nasenflügel geweitet, sodass der Luftstrom durch die Nase verbessert wird. Somit wird weniger durch den Mund geatmet, der Luftstrom um das Gaumensegel verringert sich. Der Schlaf wird ruhiger und leiser – der Partner wird es danken.

Die Tapeanlage → So funktioniert's

1: **Schneiden Sie ca. 6 cm langes Stück Tape von der Rolle. Schneiden Sie nun einen ca. 1 cm breiten Streifen in Längsrichtung des Tapes ab (in Querrichtung ist das Tape nicht dehnbar). Reißen Sie das Papier in der Mitte ein und kleben Sie sich die Mitte des Tapes auf die Mitte des Nasenbeins.**

2: **Weiten Sie etwas die Nasenflügel und kleben Sie die beiden Tapezügel mit mittlerem Zug über ihre beiden Nasenflügen. Das Tapeende (ca. 0,5 cm) sollte ohne Zug angelegt werden.**

3: **Das Tape wird angerieben und fixiert.**

PRAXIS – KAPITEL 4

Tapeanlagen bei Schmerzen am Rücken und Bauch

Brustwirbelsäule/Rückenmuskulatur

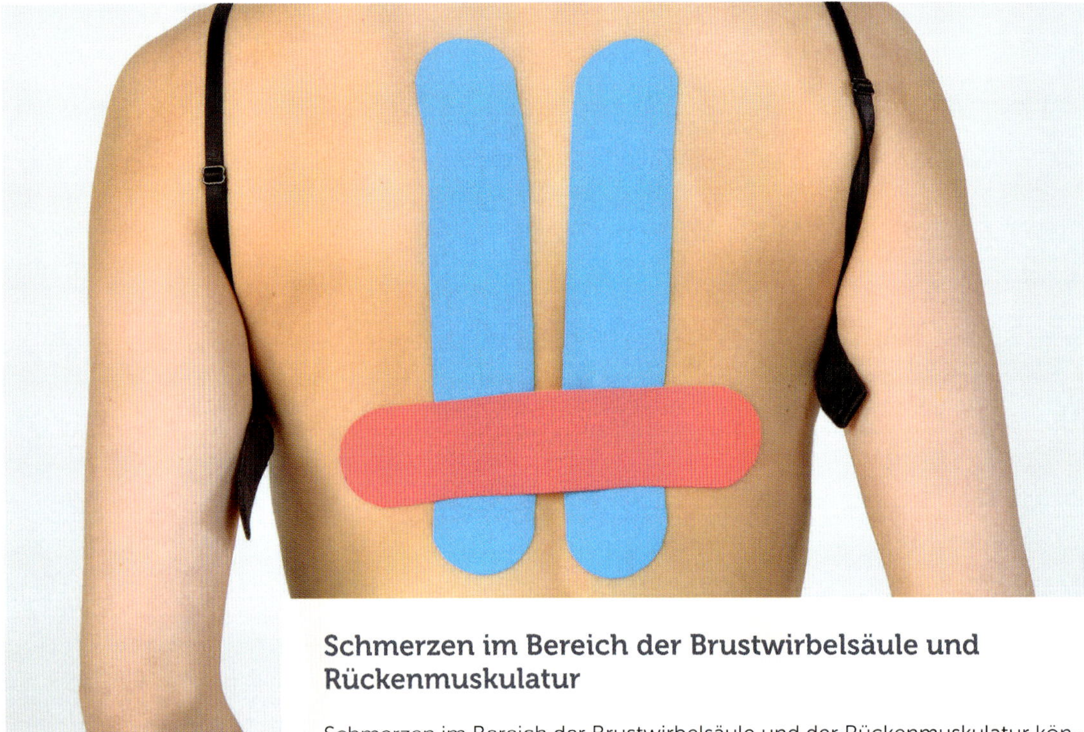

Schmerzen im Bereich der Brustwirbelsäule und Rückenmuskulatur

Schmerzen im Bereich der Brustwirbelsäule und der Rückenmuskulatur können entstehen, wenn die Bandstrukturen überdehnt werden und die Rückenmuskulatur überlastet wird. Verspannungen treten häufig haltungsbedingt auf (krumme Körperhaltung) oder nach starken körperlichen Belastungen.

Die Tapeanlage → So funktioniert's

Lassen Sie sich dieses Tape bitte von einem Partner anlegen.

1: **Setzen Sie sich aufrecht hin. Kleben Sie den Anker des I-Tapes unterhalb der schmerzhaften Region neben die Wirbelsäule auf den Rückenstrecker.**

2: **Neigen Sie den Rumpf nach vorne und neigen Sie sich nach rechts. Fixieren Sie den Anker und kleben Sie den Zügel des Tapes mit leichtem Zug über die Rückenstrecker der linken Seite, parallel zur Wirbelsäule, nach oben. Die schmerzhafte Region sollte komplett überklebt werden. Das Tapeende sollte ohne Zug angelegt werden.**

3: **Neigen Sie den Rumpf nach vorne und neigen Sie sich nach links. Ein zweites Tape wird mit gleicher Technik auf der rechten Seite der Wirbelsäule angelegt. Bei punktuellen Schmerzen kann zusätzlich ein rotes queres Tape angelegt werden. Hierzu wird der mittlere Anteil des Tapes unter starkem Zug quer über den Schmerzpunkt angelegt (kleines Bild), die Tapeenden laufen ohne Zug seitlich aus. Alle Tapes werden jeweils angerieben und fixiert.**

Schmerzhafte Bewegung

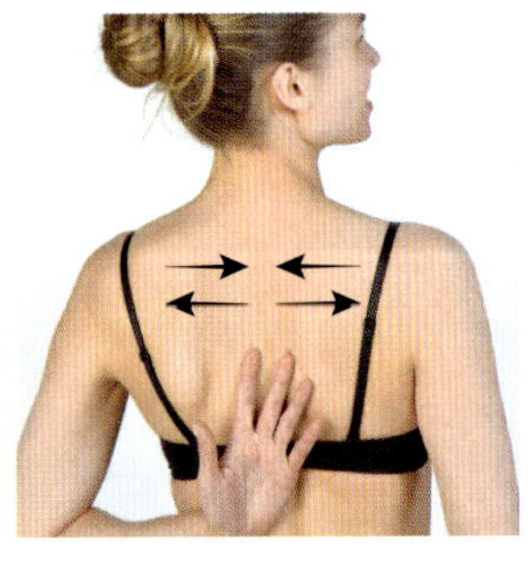

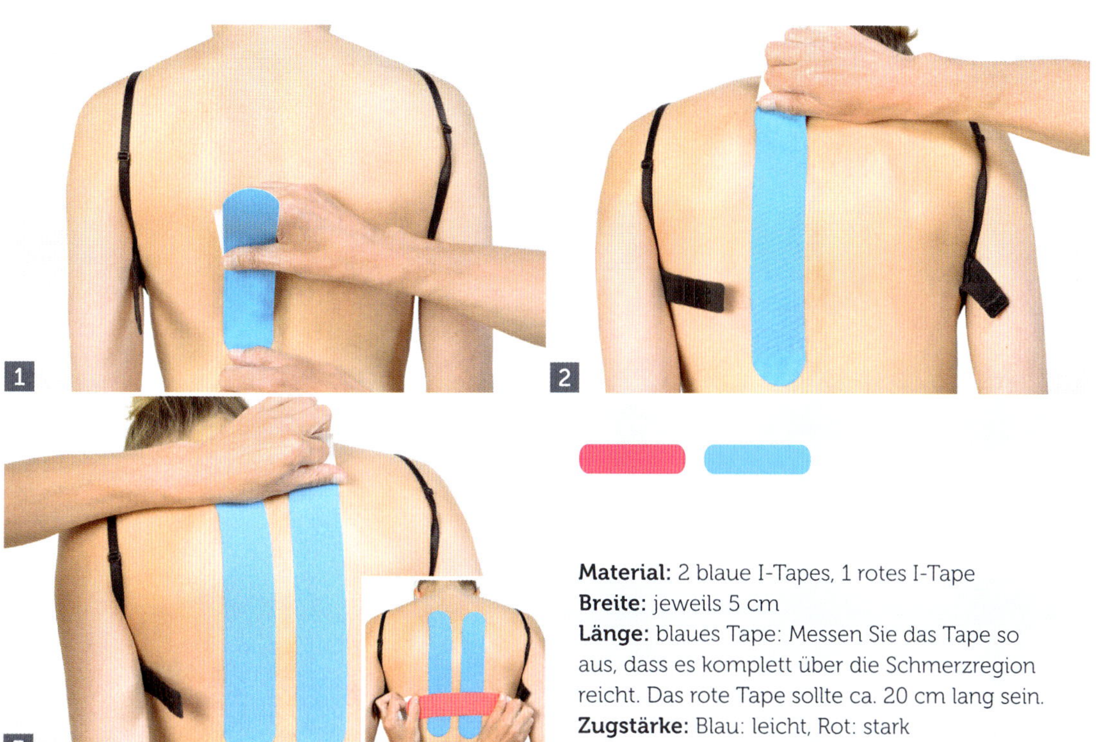

Material: 2 blaue I-Tapes, 1 rotes I-Tape
Breite: jeweils 5 cm
Länge: blaues Tape: Messen Sie das Tape so aus, dass es komplett über die Schmerzregion reicht. Das rote Tape sollte ca. 20 cm lang sein.
Zugstärke: Blau: leicht, Rot: stark

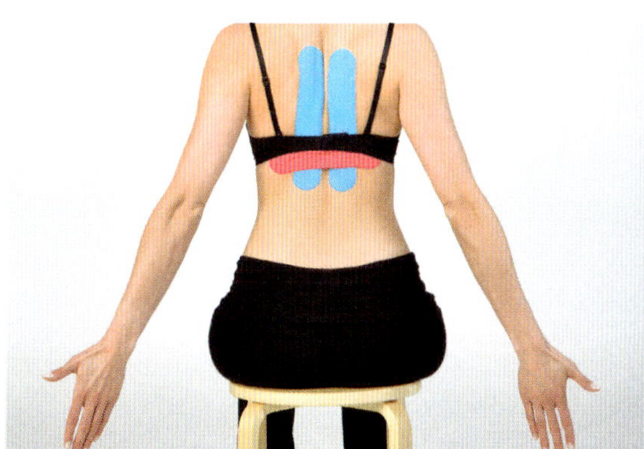

Aktive/vorbeugende Übung
Setzen Sie sich aufrecht hin, strecken Sie die Arme und Hände seitlich am Körper und drehen Sie den Ober- und Unterarm weit nach außen. Entspannen Sie sich wieder und wiederholen Sie diese Bewegung mindestens 5-mal.

Hinweis › **Walking oder Schwimmen ist bei Schmerzen im Bereich der Brustwirbelsäule besonders zu empfehlen, da Sie sich bei diesen Sportarten aufrichten und die Wirbelsäule gleichmäßig bewegen und strecken.**

Rippen /Atmen

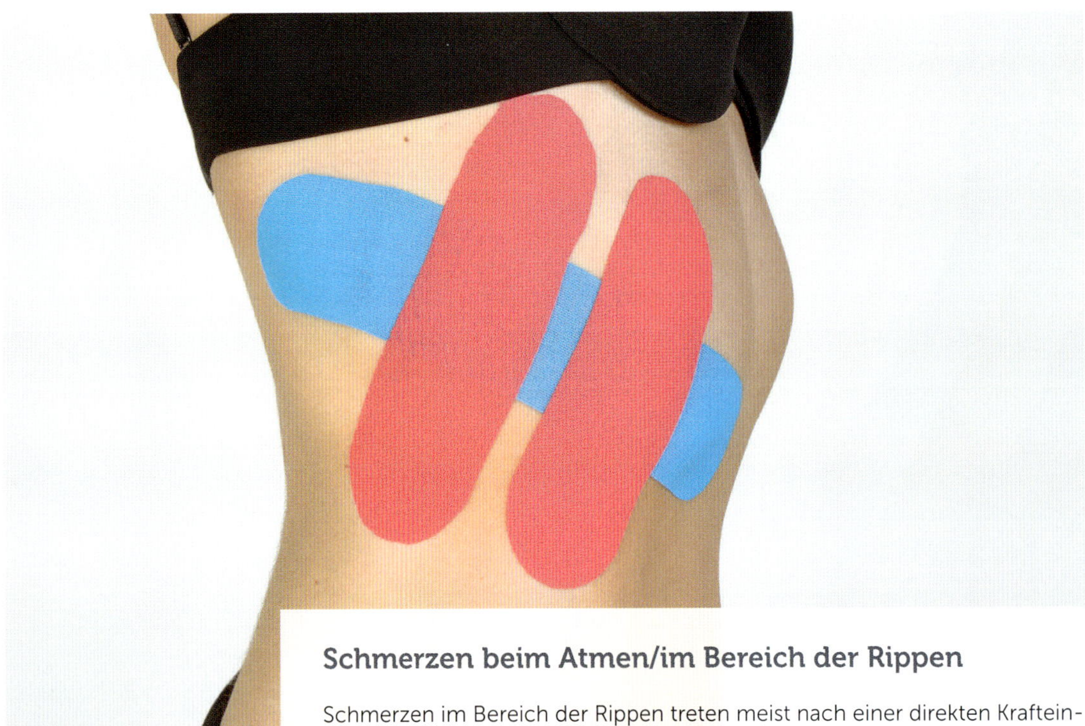

Schmerzen beim Atmen/im Bereich der Rippen

Schmerzen im Bereich der Rippen treten meist nach einer direkten Krafteinwirkung auf den Brustkorb auf. Das kann ein Sturz auf Glatteis, im Haushalt, ein Fahrradunfall oder durch einen Sturz beim Sport geschehen. Da sich die Rippen bei jedem Atemzug bewegen, sind Verletzungen der Rippen sehr schmerzhaft und oft langwierig. In der Regel sind die Knochen gestaucht und die Muskulatur ist gezerrt. Da eine Ruhigstellung nicht möglich ist, sollte durch das Tape eine Beruhigung und reaktive Schmerzlinderung erfolgen.

Schmerzhafte Bewegung (Atmen)

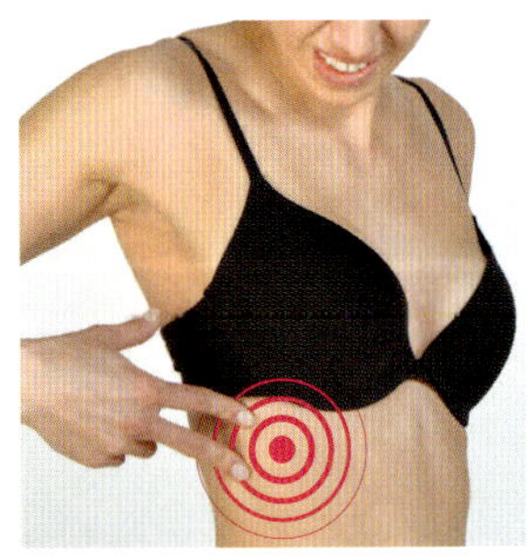

Die Tapeanlage → So funktioniert's

1: Stellen Sie sich aufrecht hin und neigen Sie sich zur Gegenseite. Atmen Sie tief ein. Kleben Sie die Mitte des blauen I-Tapes unter starkem Zug nach beiden Seiten im Rippenverlauf auf die schmerzhafte Region. Die Tapeenden sollten ohne Zug angelegt werden. Das Tape wird angerieben und fixiert.

2: Bleiben Sie in dieser Position. Kleben Sie das rote I-Tape mit der gleichen Technik quer zum ersten Tape vor die schmerzhafte Region. Die Tapeenden sollten ohne Zug angelegt werden. Das Tape wird angerieben und fixiert.

3: Bleiben Sie in dieser Position. Kleben Sie das zweite rote I-Tape mit der gleichen Technik hinter die schmerzhafte Region. Die Tapeenden sollten ohne Zug angelegt werden. Das Tape wird angerieben und fixiert.

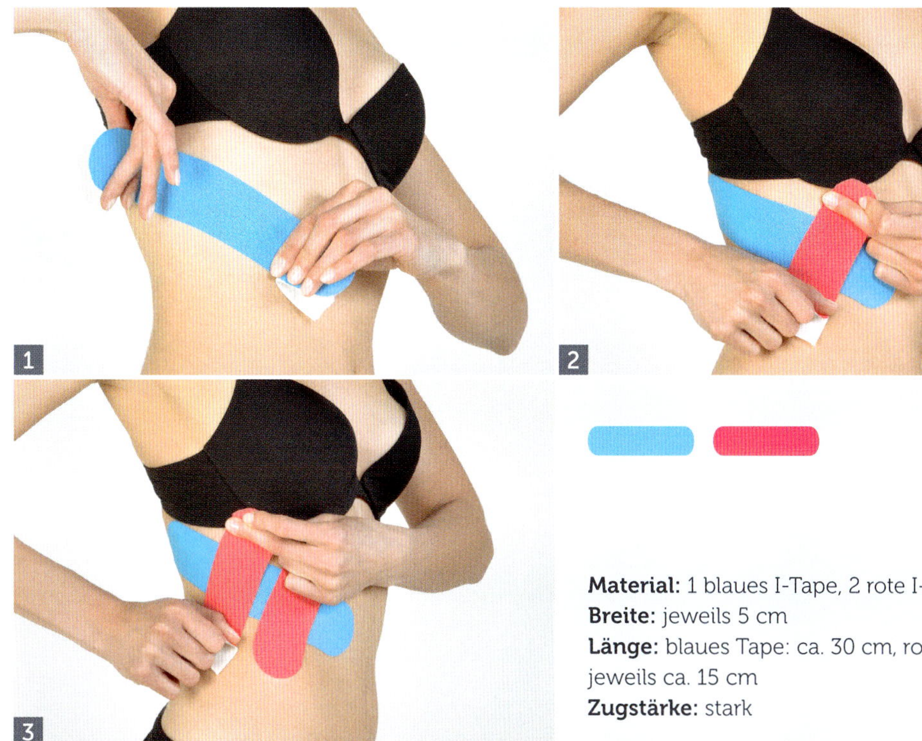

Material: 1 blaues I-Tape, 2 rote I-Tapes
Breite: jeweils 5 cm
Länge: blaues Tape: ca. 30 cm, rotes Tape: jeweils ca. 15 cm
Zugstärke: stark

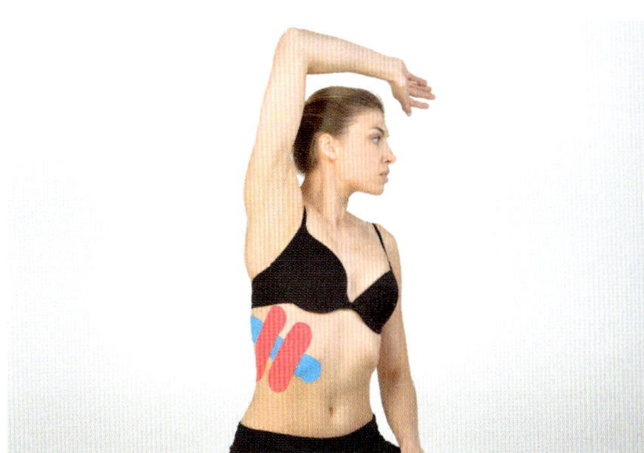

Aktive/vorbeugende Übung
Setzen Sie sich aufrecht hin, strecken Sie den Arm der betroffenen Seite nach oben über den Kopf und neigen Sie sich zur Gegenseite. Atmen Sie mehrere Atemzüge lang tief ein und aus.

Hinweis › Vermeiden Sie eine Schonhaltung oder längere Inaktivität, da die Lunge gut belüftet werden sollte, um Lungenerkrankungen (Lungenentzündung usw.) vorzubeugen.

Blockiertes Rippengelenk

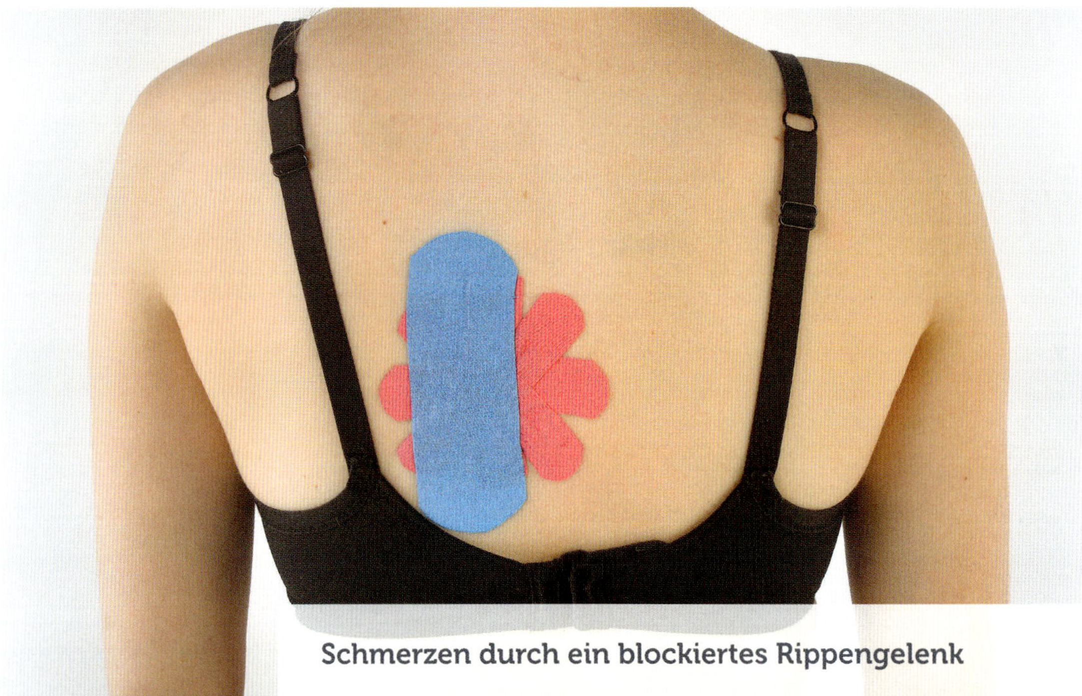

Schmerzen durch ein blockiertes Rippengelenk

Alle Rippen sind über Gelenke mit den Wirbeln der Wirbelsäule verbunden. Bei der Einatmung heben sich die Rippen, bei der Ausatmung senken sie sich. Ebenso findet in den Rippenwirbelgelenken Bewegung statt, wenn man eine Seitneigung oder Streckung der Wirbelsäule durchführt. Schmerzen im Bereich dieser Gelenke können entstehen, wenn ein Gelenk blockiert. So kann eine lang andauernde monotone Haltung, z. B. das Schlafen im Zug in Seitneigung, dazu führen, dass eine Rippe „blockiert". Das kann sehr schmerzhaft sein und die Atmung beeinträchtigen!

Die Tapeanlage → So funktioniert's

Lassen Sie sich dieses Tape bitte von einem Partner anlegen.

Schmerzhafte Bewegung

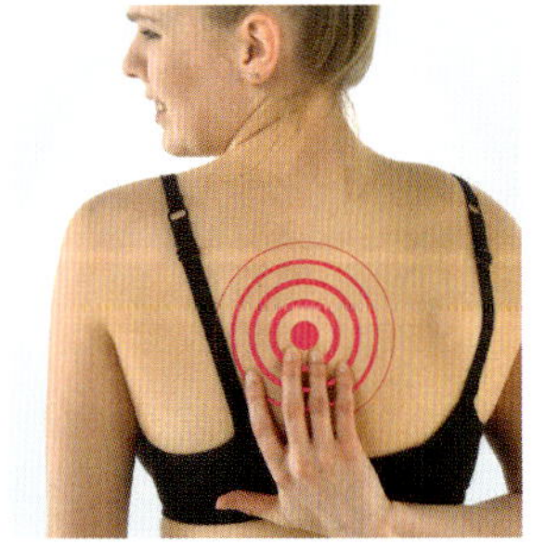

1: Neigen Sie den Oberkörper leicht nach vorne. Kleben Sie den mittleren Anteil des ersten roten I-Tapes mit mittlerem Zug (50 %) direkt auf das schmerzhafte Gelenk. Die Tapeenden sollen ohne Zug auslaufen.

2: Kleben Sie das zweite rote I-Tape mit der gleichen Technik im 90°-Winkel zum ersten Tape über das Gelenk, es entsteht ein Kreuz. Das dritte und vierte Tape wird identisch im 45°-Winkel zu den ersten Tapes angelegt, es entsteht ein Stern mit starkem „Liftingeffekt".

3: Sollte die Muskulatur um das betroffene Gelenk sehr schmerzhaft verspannt sein, kann ein spannungssenkendes Muskeltape angelegt werden. In gleicher Ausgangsstellung wird der Anker des blauen I-Tapes unterhalb der Schmerzregion angelegt und das Tape mit wenig Zug parallel der Wirbelsäule nach oben hin angelegt.

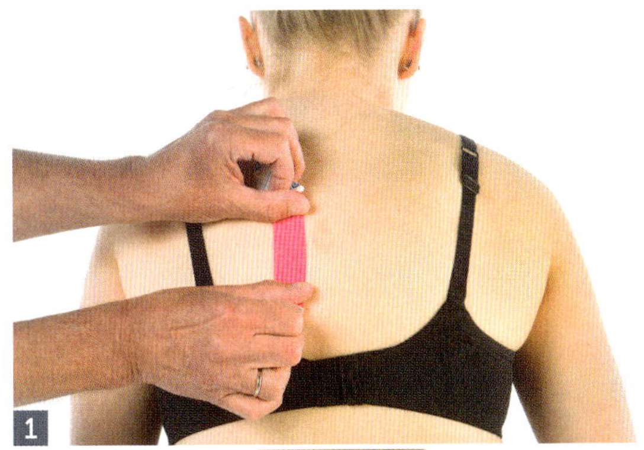

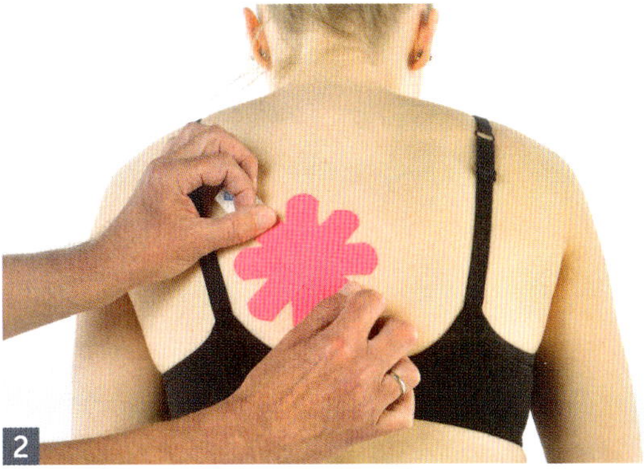

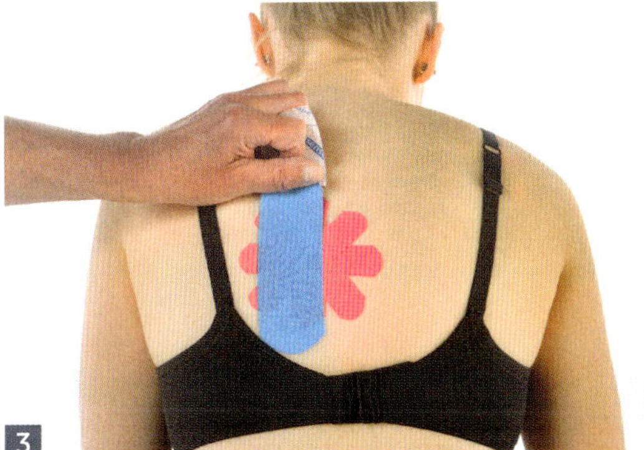

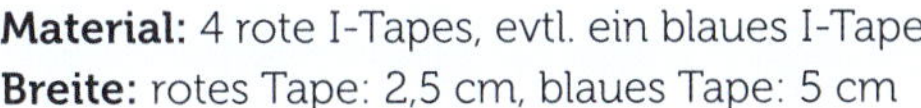

Material: 4 rote I-Tapes, evtl. ein blaues I-Tape
Breite: rotes Tape: 2,5 cm, blaues Tape: 5 cm
Länge: rote Tapes: ca. 10 cm,
blaues Tape: ca. 25 cm
Zugstärke: Rot: mittel, Blau: leicht

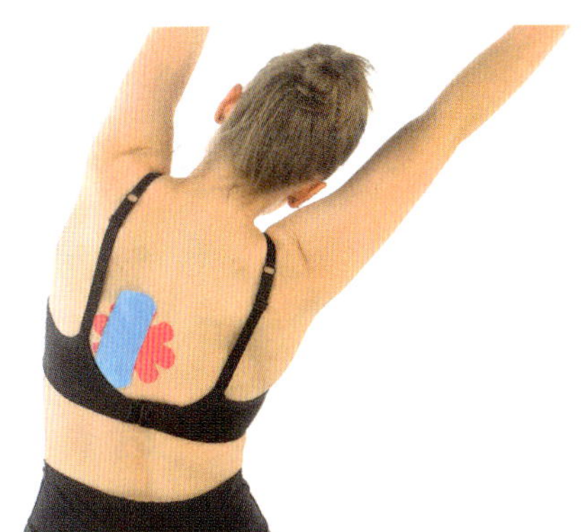

Aktive/vorbeugende Übung
Setzen Sie sich aufrecht hin und heben Sie die Arme. Machen Sie eine Seitneigung zu Gegenseite der Schmerzregion, so weit, wie es für Sie möglich ist. Führen Sie in dieser Stellung 3 tiefe Atemzüge durch.

Hinweis › **Schmerzen im Bereich der Rippengelenke beeinträchtigen die Atmung, sodass die Lunge schlechter belüftet wird.**

Lendenwirbelsäule

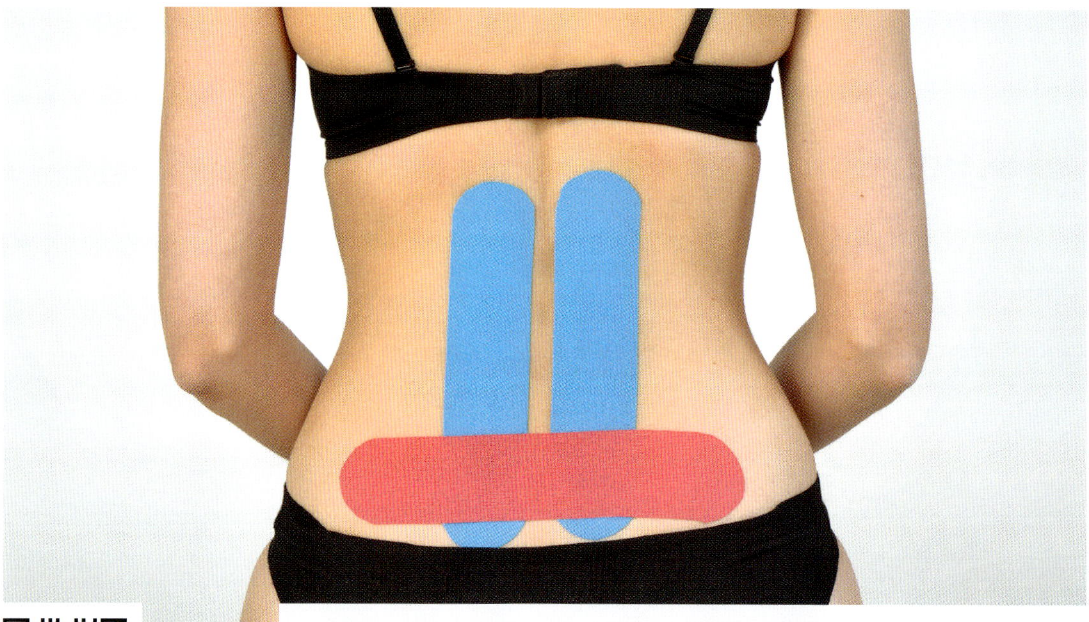

Video
Tapeanlage bei Schmerzen im Bereich der LWS

Schmerzen im Bereich der Lendenwirbelsäule

Besonders beim Sitzen wird die Lendenwirbelsäule stark belastet, da im Sitz meist die krumme Körperhaltung eingenommen wird. Bänder und Bandscheiben werden belastet. Die Rückenmuskulatur versucht, dem entgegenzuwirken und verspannt sich. Schmerzen im Bereich der Lendenwirbelsäule und der Rückenmuskulatur können natürlich auch nach starken körperlichen Belastungen entstehen.

Die Tapeanlage → So funktioniert's

Lassen Sie sich dieses Tape bitte von einem Partner anlegen.

1: **Setzen Sie sich aufrecht hin. Kleben Sie den Anker des I-Tapes unterhalb der schmerzhaften Region links neben die Wirbelsäule auf die Rückenmuskulatur.**

2: **Neigen Sie den Rumpf nach vorne und nach rechts. Fixieren Sie den Anker und kleben Sie den Zügel mit leichtem Zug über die Rückenstrecker der linken Seite, parallel zur Wirbelsäule, nach oben. Die schmerzhafte Region sollt komplett überklebt werden. Das Tapeende bleibt ohne Zug.**

3: **Neigen Sie den Rumpf nach vorne und nach links. Ein zweites Tape wird mit gleicher Technik auf der rechten Seite der Wirbelsäule angelegt. Bei starken punktuellen Schmerzen kann zusätzlich ein rotes queres Tape angelegt werden. Der mittlere Anteil des Tapes wird mit starkem Zug quer über den Schmerzpunkt angelegt (kleines Bild), die Tapeenden laufen seitlich ohne Zug aus. Alle Tapes werden jeweils angerieben und fixiert.**

Schmerzhafte Bewegung

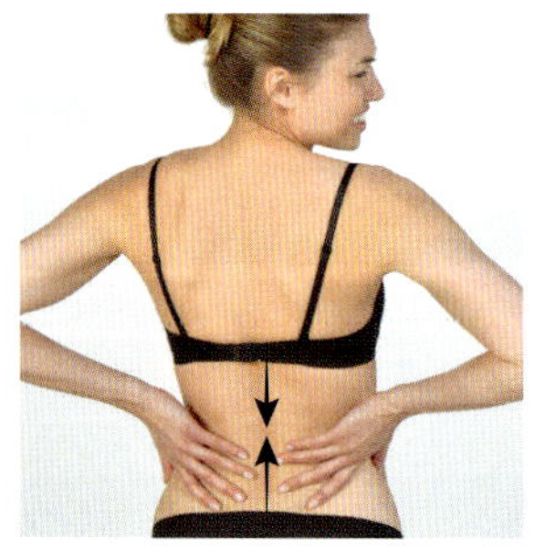

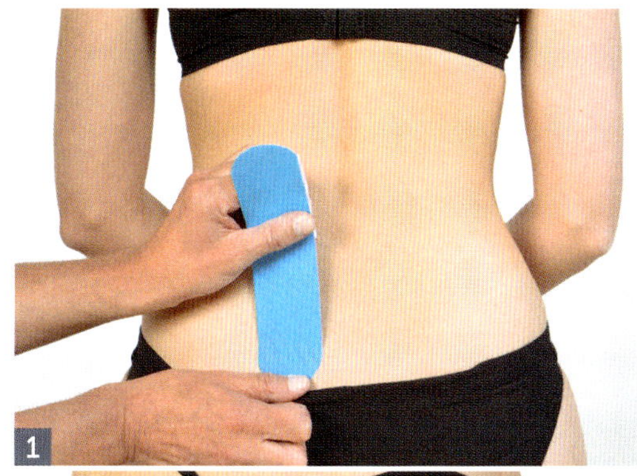

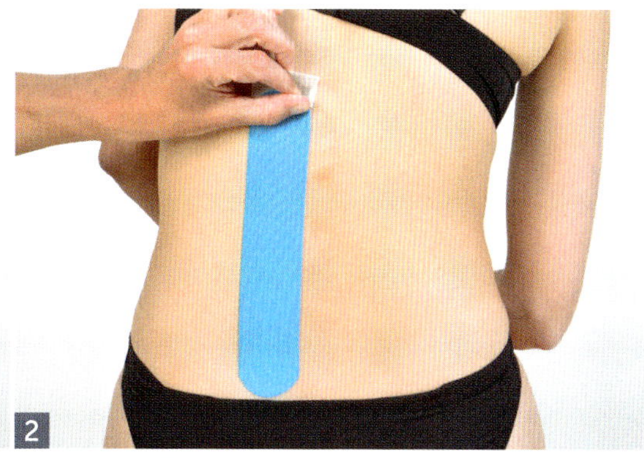

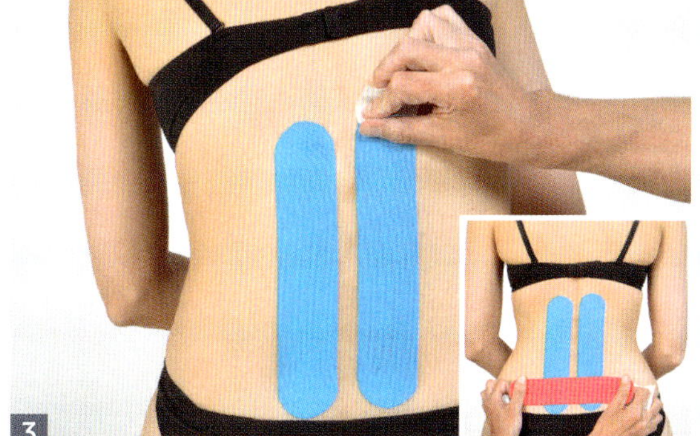

Material: 2 blaue I-Tapes, 1 rotes I-Tape
Breite: jeweils 5 cm
Länge: blaues Tape: Messen Sie das Tape so aus, dass es komplett über die Schmerzregion reicht. Das rote Tape sollte ca. 20 cm lang sein.
Zugstärke: Blau: leicht, Rot: stark

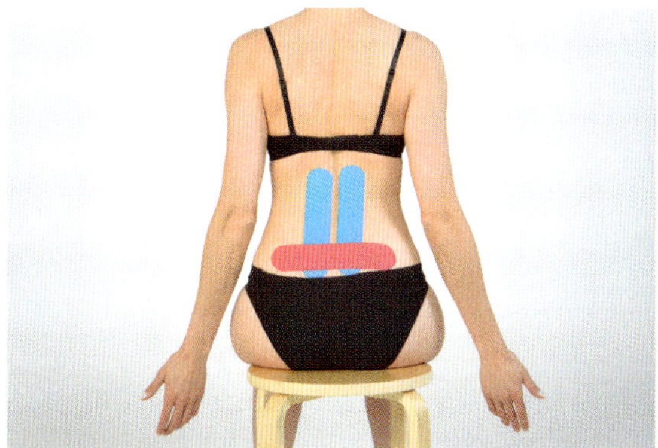

Aktive/vorbeugende Übung
Setzen Sie sich aufrecht hin, strecken Sie die Arme seitlich am Körper und drehen Sie den Oberarm und Unterarm weit nach außen. Bewegen Sie das Becken mehrfach vor und zurück (Rollen über die Sitzbeinhöcker).

Hinweis › **Bei ausstrahlenden Schmerzen, Taubheitsgefühl oder Lähmungen sollte ein Arzt aufgesucht werden, um einen Bandscheibenvorfall auszuschließen!**

Kreuzdarmbeingelenke

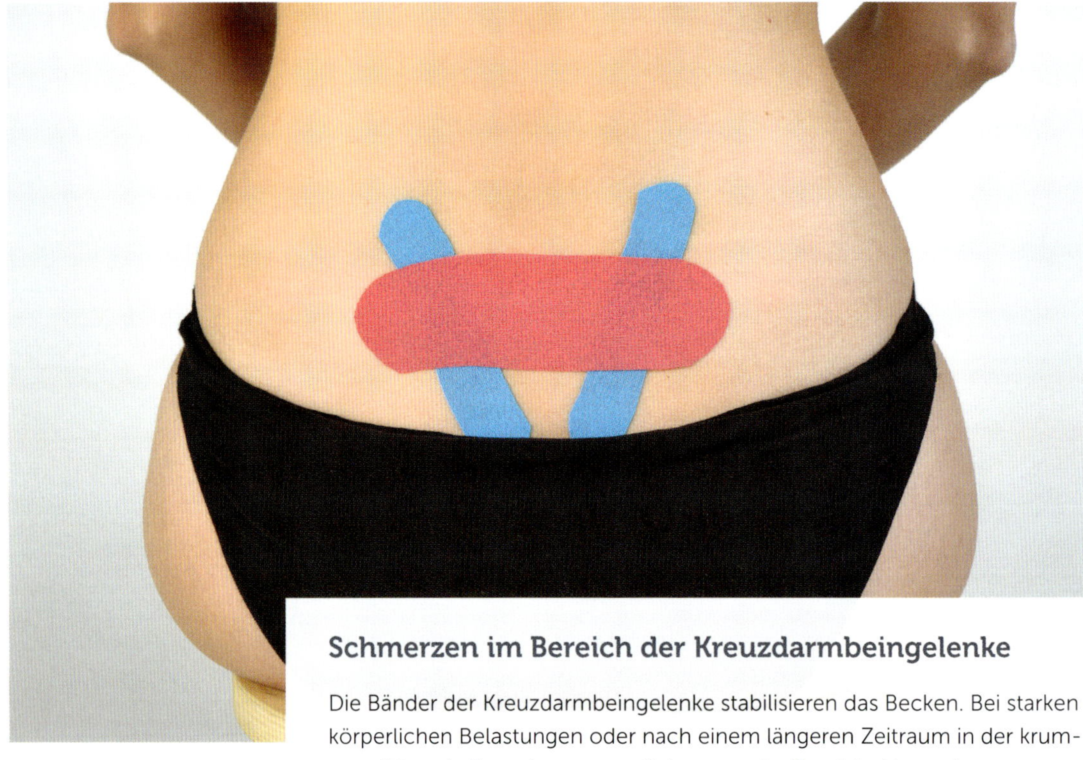

Schmerzen im Bereich der Kreuzdarmbeingelenke

Die Bänder der Kreuzdarmbeingelenke stabilisieren das Becken. Bei starken körperlichen Belastungen oder nach einem längeren Zeitraum in der krummen Körperhaltung kann es zu Reizungen der Bandstrukturen kommen. Ebenso können ein Sturz auf das Gesäß oder hormonelle Veränderungen (Schwangerschaft) zu einer Verletzung oder Lockerung der Bänder führen, was mit Schmerzen einhergehen kann.

Die Tapeanlage → So funktioniert's

Lassen Sie sich dieses Tape bitte von einem Partner anlegen.

Schmerzort bei Bewegung

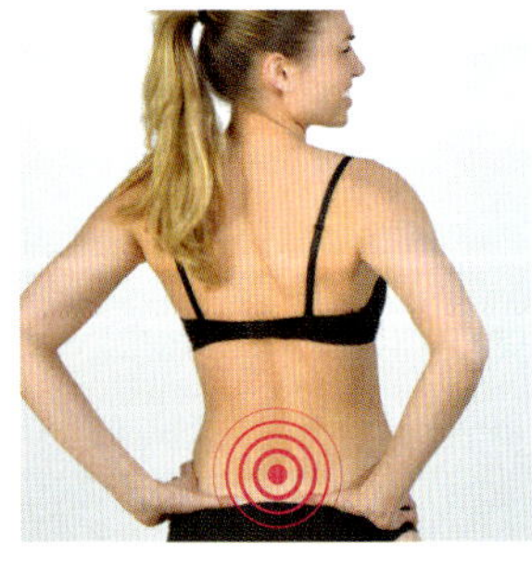

1: Setzen Sie sich auf einen Stuhl oder Hocker und beugen Sie sich leicht nach vorne. Der mittlere Anteil des I-Tapes wird mit mittlerem Zug nach beiden Seiten direkt über dem schmerzhaften Gelenk angelegt. Die Tapeenden sollten ohne Zug nach oben und unten angelegt werden. Das Tape wird angerieben und fixiert.

2: Ein zweites Tape wird mit der gleichen Technik auf der anderen Seite angelegt. Das Tape wird angerieben und fixiert.

3: Zusätzlich wird ein quer verlaufendes rotes Tape angelegt. Hierzu wird der mittlere Anteil des Tapes unter starkem Zug nach beiden Seiten quer über die Schmerzareale angelegt und die Tapeenden lässt man ohne Zug seitlich auslaufen. Das Tape wird angerieben und fixiert.

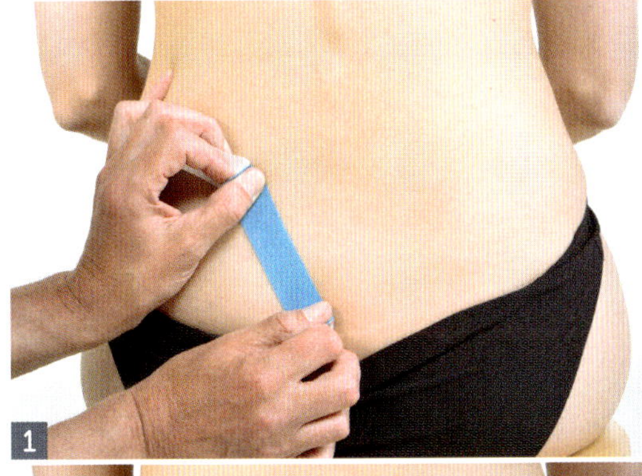

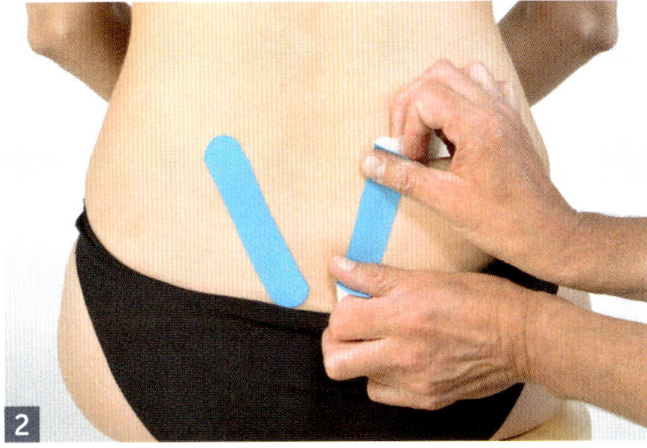

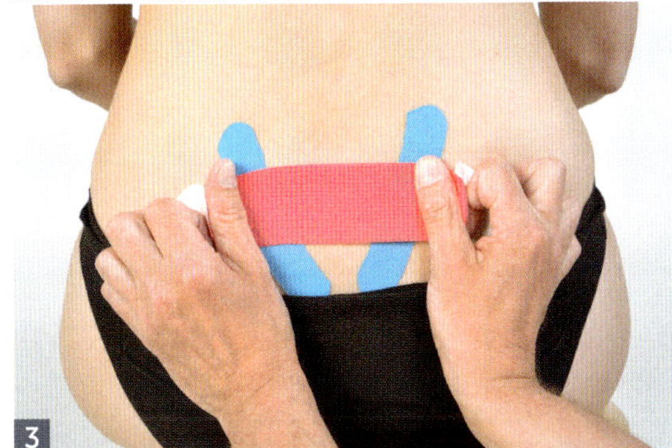

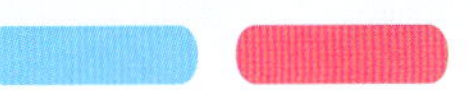

Material: 2 blaue I-Tapes, 1 rotes I-Tape
Breite: blaues Tape: jeweils 2,5 cm
rotes Tape: 5 cm
Länge: blaues Tape: jeweils ca. 10 cm,
rotes Tape: ca. 20 cm
Zugstärke: Blau: mittel, Rot: stark

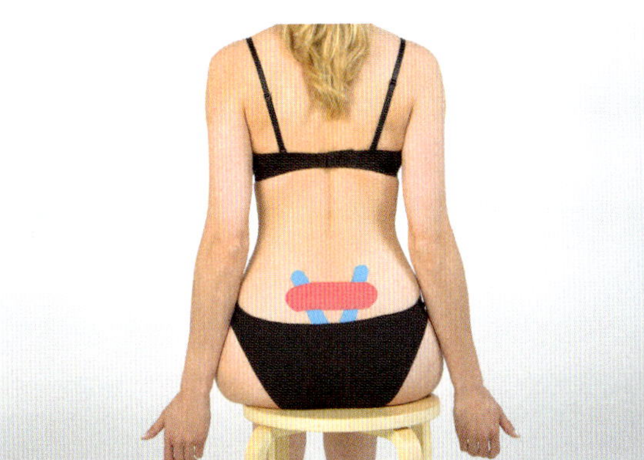

Aktive/vorbeugende Übung
Setzen Sie sich aufrecht hin, strecken Sie die Arme seitlich am Körper und drehen Sie den Ober- und Unterarm weit nach außen. In aufrechter Körperhaltung ist die Scherbelastung in den Kreuzdarmbeingelenken geringer.

Hinweis › **Ein Sturz auf das gestreckte Bein, der sogenannte „Tritt ins Leere", kann zu einer starken Reizung der Bänder des Kreuzdarmbeingelenks führen.**

Kreuzdarmbeingelenke (Akutphase)

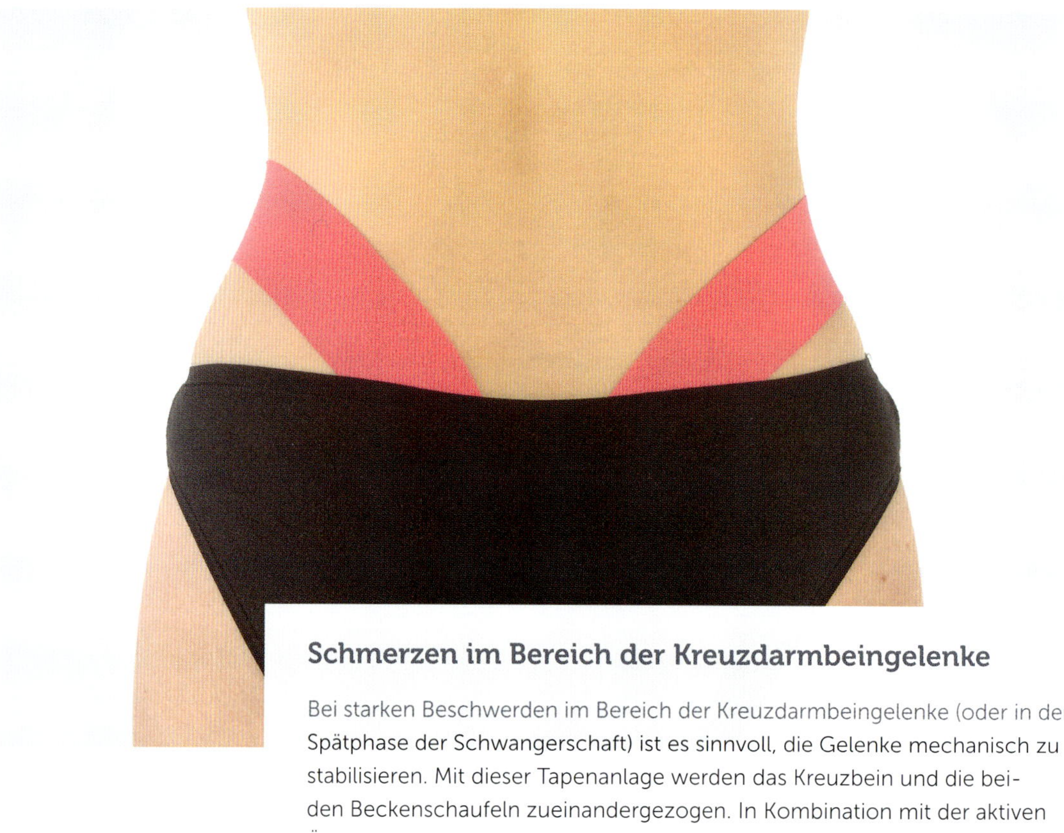

Schmerzen im Bereich der Kreuzdarmbeingelenke

Bei starken Beschwerden im Bereich der Kreuzdarmbeingelenke (oder in der Spätphase der Schwangerschaft) ist es sinnvoll, die Gelenke mechanisch zu stabilisieren. Mit dieser Tapenanlage werden das Kreuzbein und die beiden Beckenschaufeln zueinandergezogen. In Kombination mit der aktiven Übung kann sich das Gelenk wieder ausrichten und bleibt stabil in seiner Position.

Die Tapeanlage → So funktioniert's

Lassen Sie sich dieses Tape bitte von einem Partner anlegen.

Schmerzort bei Bewegung

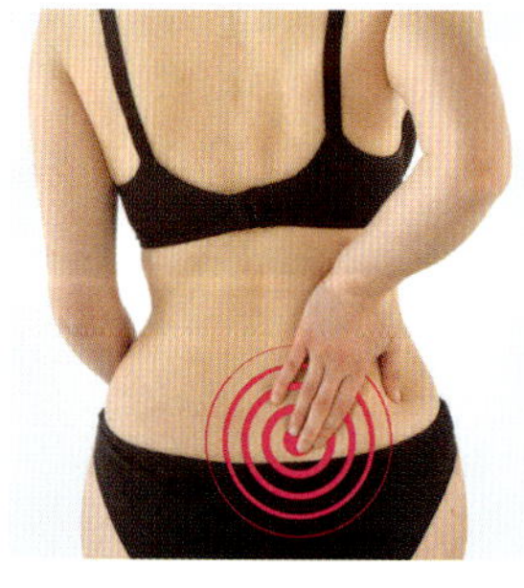

1: Setzen Sie sich auf einen Stuhl oder Hocker. Der Anker des ersten roten I-Tapes wird tief auf dem Kreuzbein angelegt. Die Ausrichtung des Tapes ist nach oben/außen.
2: Der Zügel des I-Tapes wird mit starkem Zug über den Beckenkamm nach außen/vorne angelegt. Vor dem Beckenkamm wird das Tape mit leichtem Zug bis unterhalb des Bauchnabels angelegt (kleines Bild). Das Tapeende soll ohne Zug angelegt werden. Das Tape wird angerieben und fixiert.
3: Ein zweites Tape wird mit der gleichen Technik auf der anderen Seite angelegt. Das Tape wird angerieben und fixiert.

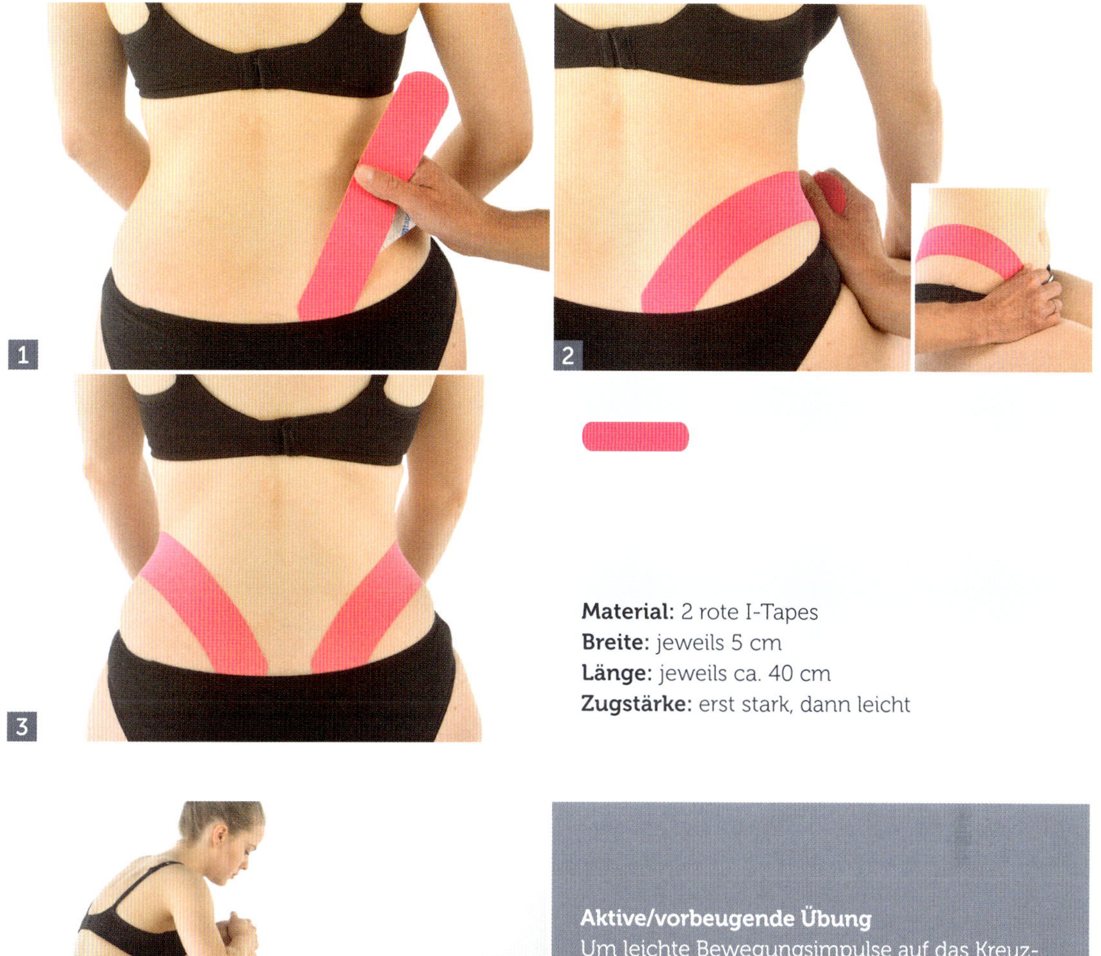

Material: 2 rote I-Tapes
Breite: jeweils 5 cm
Länge: jeweils ca. 40 cm
Zugstärke: erst stark, dann leicht

Aktive/vorbeugende Übung
Um leichte Bewegungsimpulse auf das Kreuzdarmbeingelenk auszuüben, beugen Sie das Bein der betroffenen Seite weit an und den Oberkörper weit nach vorne. Danach strecken Sie dasselbe Bein weit nach hinten und neigen sich mit dem Oberkörper weit nach hinten. Wiederholen Sie diese Übung 3-mal.

Hinweis › **Eine traumatische Überstreckung des Beins nach hinten kann zu einer starken Reizung der Bänder des Kreuzdarmbeingelenks führen.**

Bauchmuskulatur

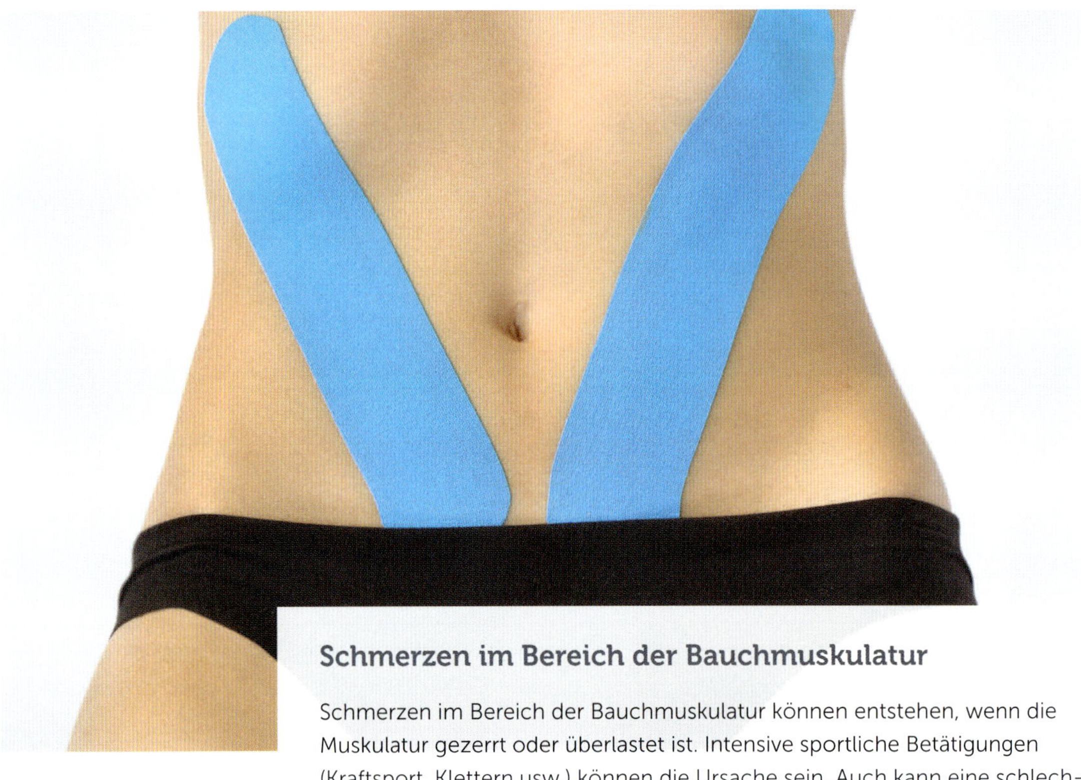

Schmerzen im Bereich der Bauchmuskulatur

Schmerzen im Bereich der Bauchmuskulatur können entstehen, wenn die Muskulatur gezerrt oder überlastet ist. Intensive sportliche Betätigungen (Kraftsport, Klettern usw.) können die Ursache sein. Auch kann eine schlechte Körperhaltung zur Verkürzung der Bauchmuskulatur führen, die dann unter Extrembelastungen (z. B. Sprung beim Volleyball) nicht mehr dehnfähig genug ist und eventuell gezerrt wird.

Die Tapeanlage → So funktioniert's

Lassen Sie sich dieses Tape bitte von einem Partner anlegen.

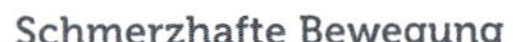

Schmerzhafte Bewegung

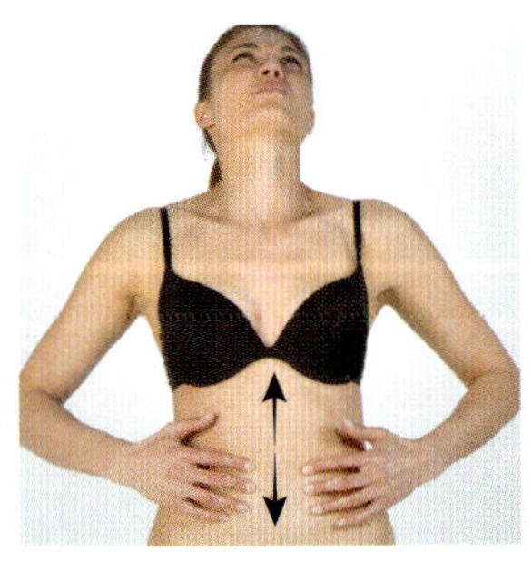

1: **Legen Sie sich flach hin oder setzen Sie sich aufrecht hin. Kleben Sie den Anker des I-Tapes seitlich der Körpermitte auf den Unterbauch.**
2: **Bleiben Sie gestreckt und kleben Sie den Zügel des Tapes mit leichtem Zug gerade nach oben bis zu den Rippen. Das Tapeende sollte ohne Zug angelegt werden. Legen Sie mit der gleichen Technik ein zweites Tape auf der anderen Seite an (kleines Bild). Das Tape wird angerieben und fixiert.**
3: **Sollte der Schmerz seitlicher sein, so legen Sie die beiden Tapes mit der gleichen Technik, aber in schrägem Verlauf zu den seitlichen Rippen hin an. Die Tapeenden sollten ohne Zug angelegt werden. Das Tape wird angerieben und fixiert.**

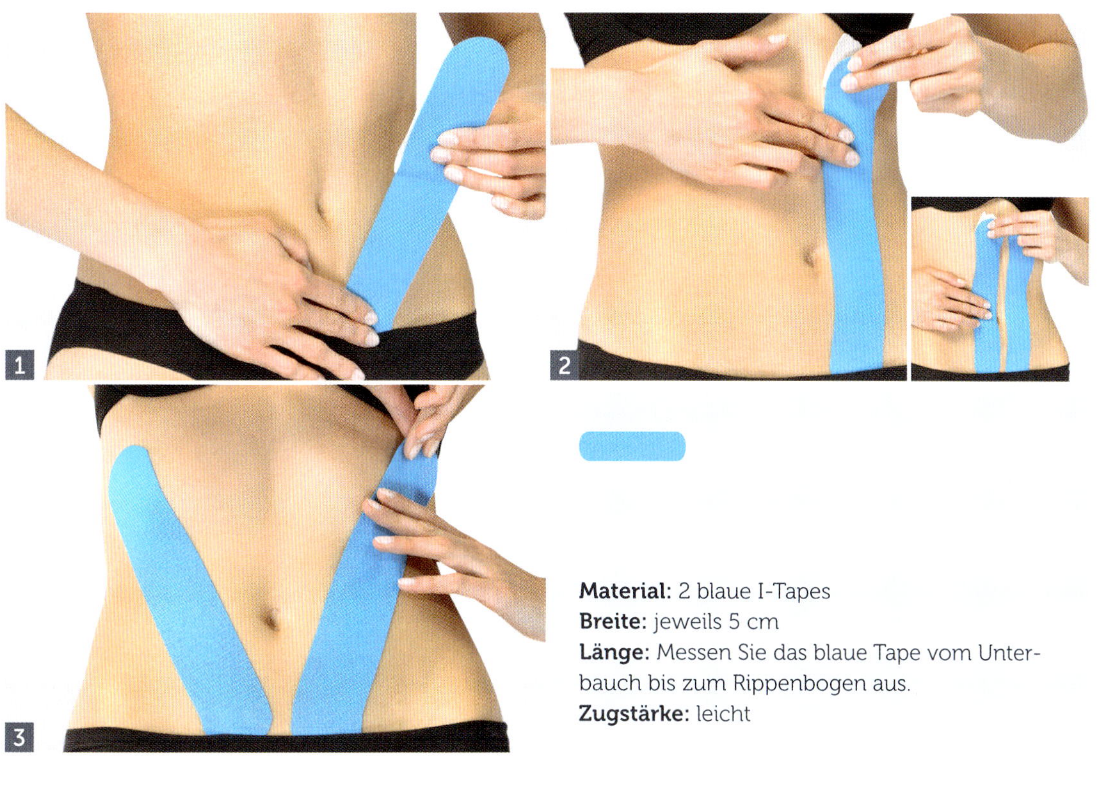

Material: 2 blaue I-Tapes
Breite: jeweils 5 cm
Länge: Messen Sie das blaue Tape vom Unterbauch bis zum Rippenbogen aus.
Zugstärke: leicht

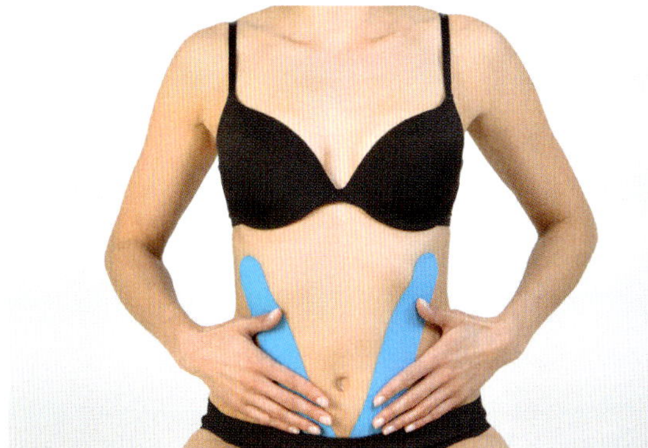

Aktive/vorbeugende Übung
Setzen Sie sich aufrecht hin, atmen Sie tief in den Bauch. Bei der Einatmung sollte sich die Bauchdecke nach vorne wölben, die Bauchmuskulatur wird gedehnt. Atmen Sie in dieser Ausgangsstellung mehrmals tief ein und wieder aus.

Hinweis › **Verspannungen der Bauchmuskulatur können zu Verstopfungen führen. Das Tape sollte nicht über den Bauchnabel geklebt werden!**

Haltungsschwäche

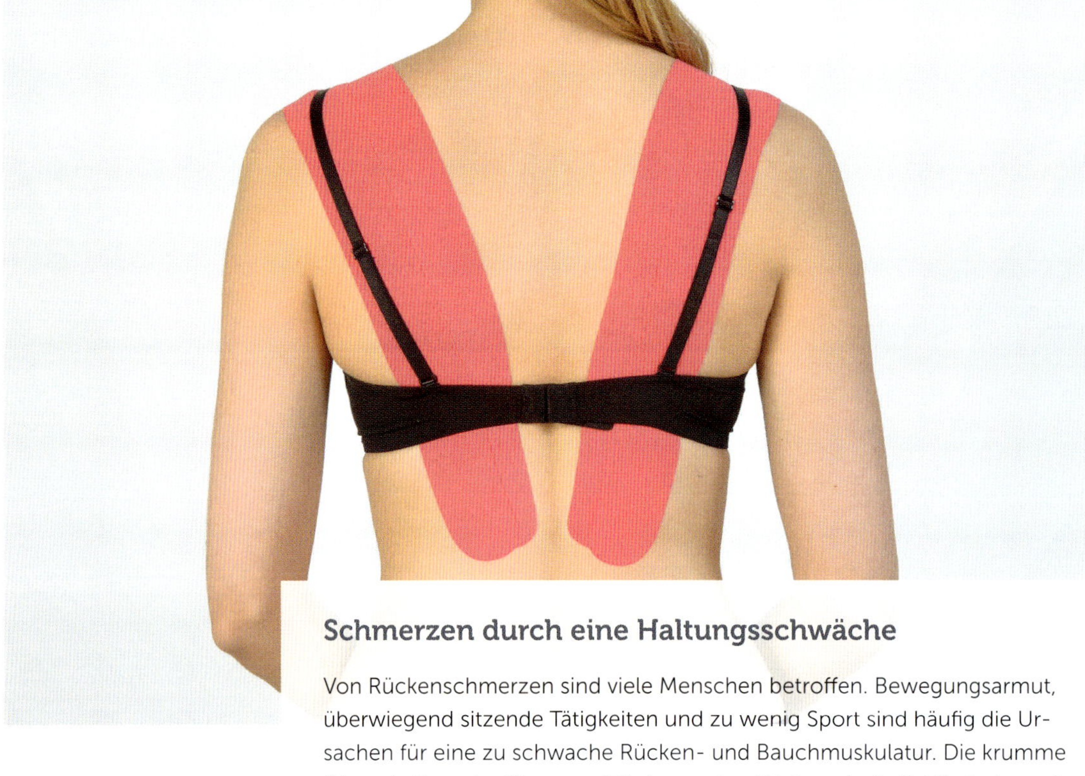

Schmerzen durch eine Haltungsschwäche

Von Rückenschmerzen sind viele Menschen betroffen. Bewegungsarmut, überwiegend sitzende Tätigkeiten und zu wenig Sport sind häufig die Ursachen für eine zu schwache Rücken- und Bauchmuskulatur. Die krumme Körperhaltung im Sitzen und Stehen unterstützt noch die Fehlbelastung der Wirbelsäule und der Bandscheiben. Die Haltungsschwäche führt zu einer Überbelastung der zu schwachen Muskulatur und kann über einen längeren Zeitraum zu einer Bandscheibenvorwölbung oder einem -vorfall führen.

Die Tapeanlage → So funktioniert's

Lassen Sie sich das Tape bitte von einem Partner anlegen.

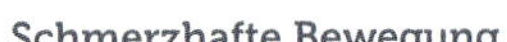

Schmerzhafte Bewegung

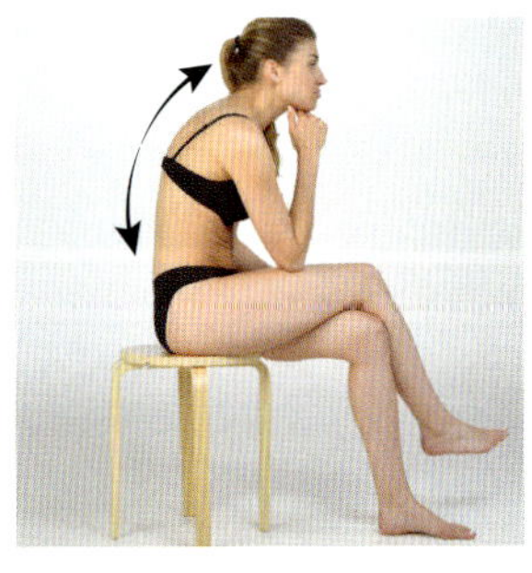

1: **Setzen Sie sich aufrecht auf einen Stuhl. Kleben Sie den Anker des ersten I-Tapes schulternah unterhalb des Schlüsselbeins.**
2: **Kleben Sie den Zügel des Tapes mit mittlerem Zug nach oben über die Schulter, dann seitlich der Brustwirbelsäule bis zu den unteren Rippen. Das Tapeende sollte ohne Zug angelegt werden. Legen Sie mit der gleichen Technik ein zweites Tape auf der anderen Seite an (kleines Bild). Beide Tapes werden angerieben und fixiert.**
3: **Zur Unterstützung wird ein zweites Tape auf jeder Seite angelegt. Die I-Tapes werden leicht nach außen versetzt angebracht. Die Tapeenden sollten ohne Zug angelegt werden. Die Tapes werden angerieben und fixiert.**

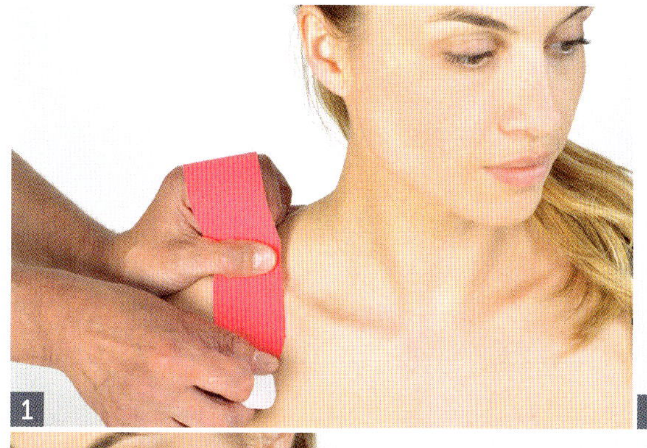

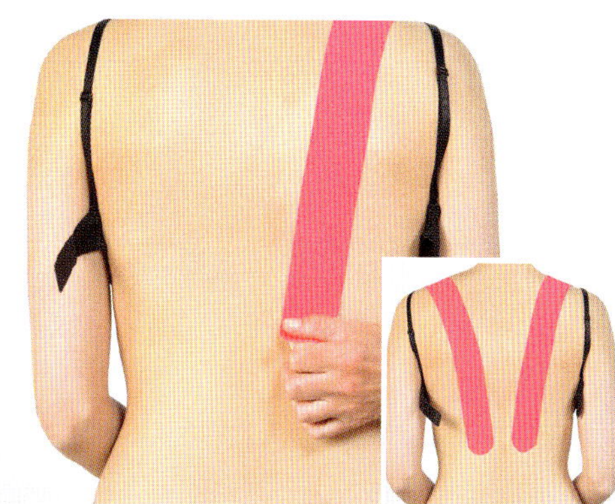

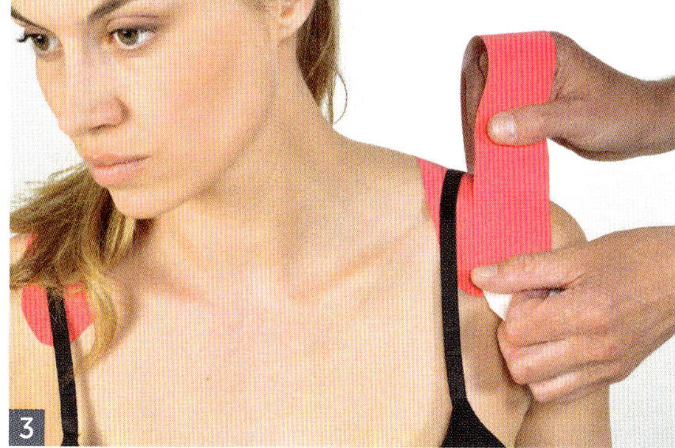

Material: 4 rote I-Tapes
Breite: jeweils 5 cm
Länge: jeweils ca. 40 cm
Zugstärke: mittel

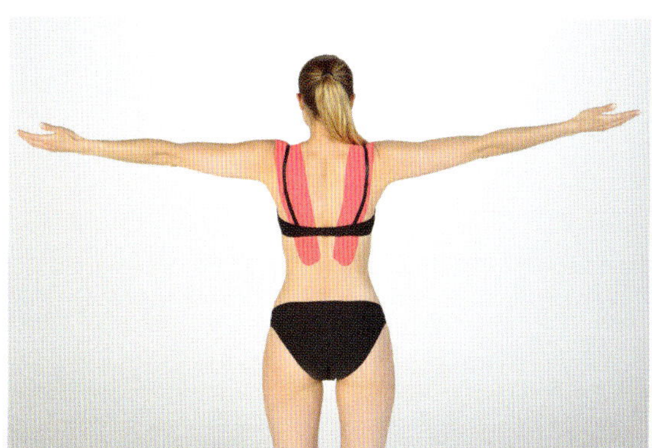

Aktive/vorbeugende Übung
Stellen Sie sich aufrecht hin. Heben Sie die Armen nach vorne und spreizen Sie nun die Arme nach außen/hinten weit ab. Dabei strecken Sie die gesamte Wirbelsäule! Führen Sie diese Bewegung mindestens 5-mal durch.

Hinweis › Regelmäßiger Sport, aber auch Spaziergänge fördern die aufrechte Körperhaltung. Achten Sie besonders beim Sitzen darauf, dass Sie sich immer wieder einmal strecken oder die aufrechte Sitzhaltung einnehmen!

Ischialgie

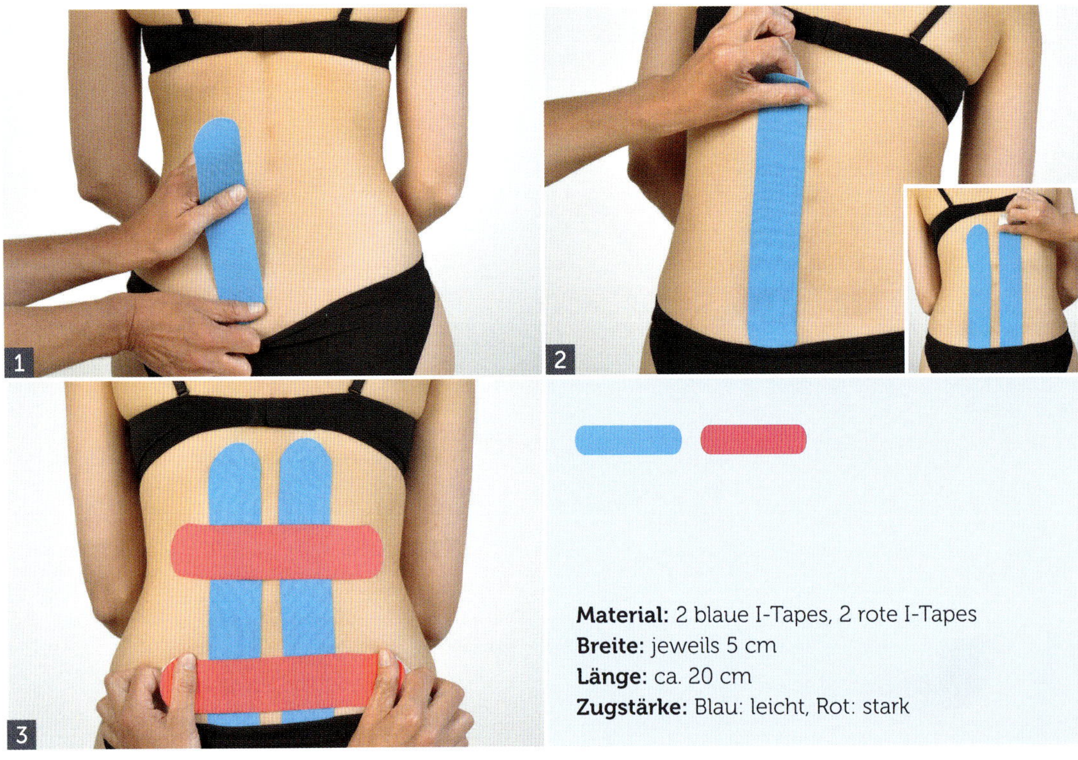

Material: 2 blaue I-Tapes, 2 rote I-Tapes
Breite: jeweils 5 cm
Länge: ca. 20 cm
Zugstärke: Blau: leicht, Rot: stark

Ischialgie

Viele kennen den „Hexenschuss", der meist durch eine „falsche" Bewegung oder Drehung ausgelöst wird. Der Ischiasnerv kann hier irritiert werden, was zu Rückenschmerzen, einem Steifheitsgefühl und evtl. leichten Ausstrahlungen in den Po oder ins Bein führen kann. Die Rückenmuskulatur ist verspannt und man fühlt sich im Rücken instabil.

Die Tapeanlage → So funktioniert's

Lassen Sie sich dieses Tape bitte von einem Partner anlegen.

1: Setzen oder stellen Sie sich aufrecht hin. Kleben Sie den Anker des I-Tapes unterhalb der schmerzhaften Region links neben die Wirbelsäule auf die Rückenmuskulatur oder auf das Kreuzbein (bei sehr tiefen Schmerzen).

2: Beugen Sie den Rumpf etwas nach vorne und neigen Sie sich nach rechts, soweit es die Schmerzen zulassen. Fixieren Sie den Anker und kleben Sie den Zügel des Tapes mit leichtem Zug über die Rückenstrecker, parallel zur Wirbelsäule auf der linken Seite, nach oben. Die schmerzhafte Region sollt komplett überklebt werden. Das Tapeende sollte ohne Zug angelegt werden. Ein zweites Tape wird mit gleicher Technik auf der rechten Seite der Wirbelsäule angelegt (kleines Bild). Das Tapeende sollte ohne Zug angelegt werden. Beide Tapes werden angerieben und fixiert.

3: Neigen Sie den Rumpf leicht nach vorne. Zur Stabilisierung wird zusätzlich ein quer verlaufendes rotes Tape angelegt. Hierzu wird der mittlere Anteil des Tapes unter starkem Zug nach beiden Seiten quer über die obere Lendenwirbelsäule, ein zweites mit gleicher Technik über die untere Lendenwirbelsäule angelegt. Die Tapes werden angerieben und fixiert.

Menstruationsbeschwerden

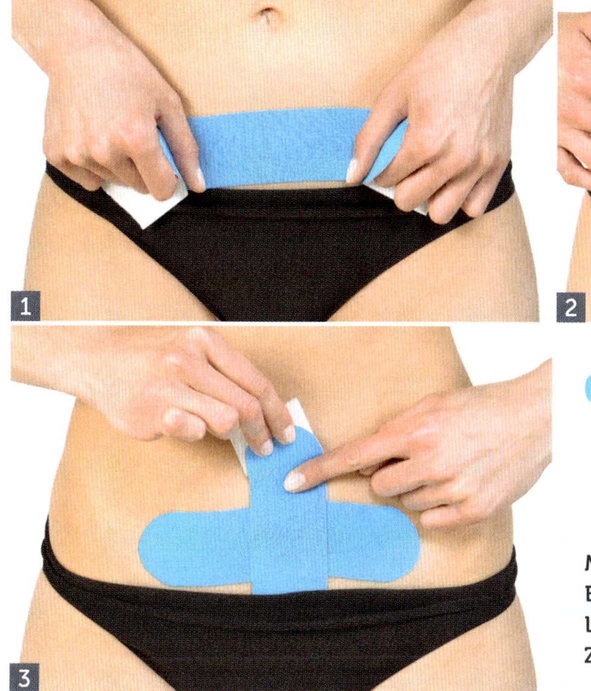

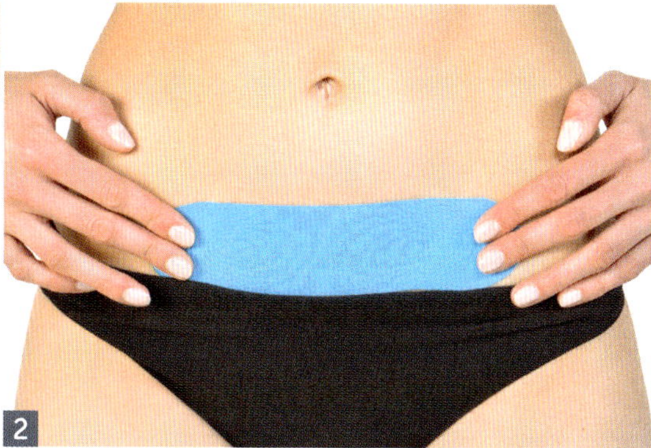

Material: 2 blaue I-Tapes
Breite: jeweils 5 cm
Länge: jeweils ca 15 cm
Zugstärke: mittel

Menstruationsbeschwerden

Menstruationsbeschwerden können mit dieser Tapeanlage gelindert werden. Somit kann möglicherweise auf die Einnahme von schmerzstillenden und krampflösenden Arzneimitteln verzichtet werden.

Die Tapeanlage → So funktioniert's

1: **Setzen oder stellen Sie sich aufrecht hin. Halten Sie das Tape horizontal und kleben Sie die mittleren 2/3 des ersten I-Tapes mit mittlerem Zug nach beiden Seiten auf den Unterbauch.**

2: **Die Tapeenden sollten jeweils ohne Zug nach rechts und links zu den Beckenknochen hin angelegt werden. Das Tape wird angerieben und fixiert.**

3: **Kleben Sie das zweite I-Tape mit der gleichen Technik im rechten Winkel zum ersten Tape auf den Unterbauch. Die Tapes bilden ein Kreuz. Das Tape wird angerieben und fixiert.**

Video
Tapeanlage bei Menstruationsbeschwerden

Schwellung im Bereich des Brustkorbs

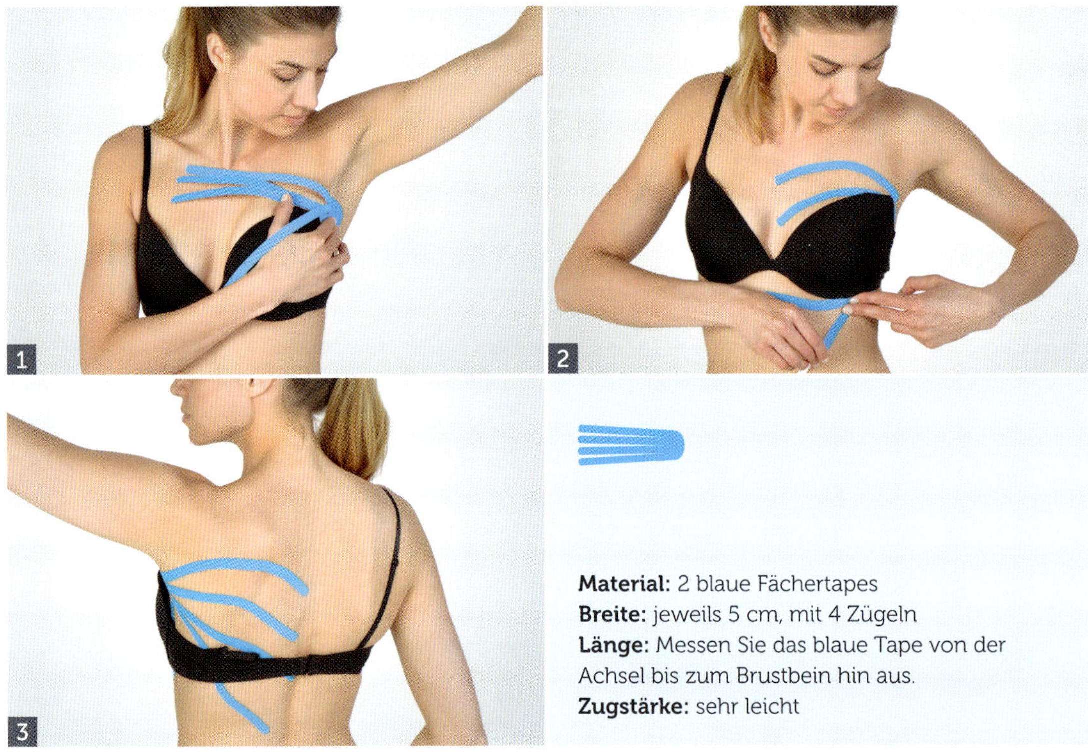

Material: 2 blaue Fächertapes
Breite: jeweils 5 cm, mit 4 Zügeln
Länge: Messen Sie das blaue Tape von der Achsel bis zum Brustbein hin aus.
Zugstärke: sehr leicht

Schwellungen im Bereich des Brustkorbs

Schwellungen im Bereich des Brustkorbs (und auch des Arms) treten auf, wenn eine Verletzung in diesem Bereich vorliegt oder die Lymphknoten geschädigt sind (z. B. nach einer Brustoperation). Bei einer Schwellung wird die vorhandene Flüssigkeit im Gewebe nicht schnell genug abtransportiert.

Durch das Tape wird das Lymphsystem unterstützt, sodass vorhandene Flüssigkeit schneller abtransportiert und vom Körper wieder aufgenommen wird.

Die Tapeanlage → So funktioniert's

1: **Stellen Sie sich aufrecht hin und spreizen Sie den Arm seitlich ab. Kleben Sie den Anker etwas unterhalb der Achselhöhle auf die Innenseite des Brustkorbs.**

2: **Kleben Sie die 4 Zügel des Tapes in gleichmäßigen Abständen unter sehr leichtem Zug über das geschwollene Areal. Die Tapeenden sollen ohne Zug auslaufen. Das Tape wird angerieben, erwärmt und fixiert.**

3: **Bei einer großflächigen Schwellung lassen Sie sich von einem Partner ein zweites Tape mit gleicher Technik auf die Rückseite des Brustkorbs kleben. Der Anker befindet sich leicht unterhalb der Achselhöhle am hinteren Brustkorb. Die Tapezügel laufen ebenfalls über das geschwollene Areal. Die Tapeenden sollen ohne Zug auslaufen. Das Tape wird angerieben und fixiert.**

PRAXIS – KAPITEL 5

Tapeanlagen bei Schmerzen im Hüft-Oberschenkel-Bereich

Gehen/äußere Gesäßmuskulatur

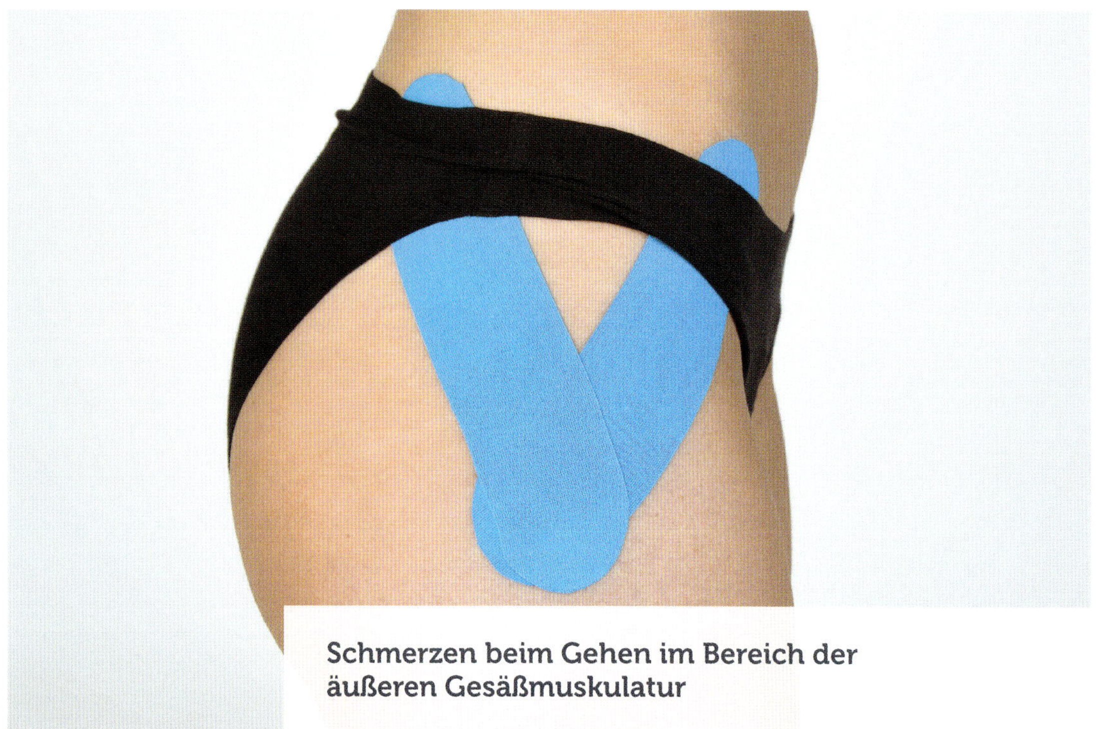

Schmerzen beim Gehen im Bereich der äußeren Gesäßmuskulatur

Beim Gehen und Laufen stabilisiert die äußere Gesäßmuskulatur das Becken und die Hüfte. Nach einer intensiven Belastung kann es zu einer Reizung oder Überforderung dieser Muskulatur kommen. Das tritt häufig auf, wenn ungewohnte Tätigkeiten über einen längeren Zeitraum hinweg durchgeführt werden. Dies kann Bergwandern oder der Beginn einer Joggingphase nach längerer Pause sein. Nicht selten ist die Ansatzsehne am äußeren Hüftknochen mitbetroffen.

Schmerzort bei Belastung

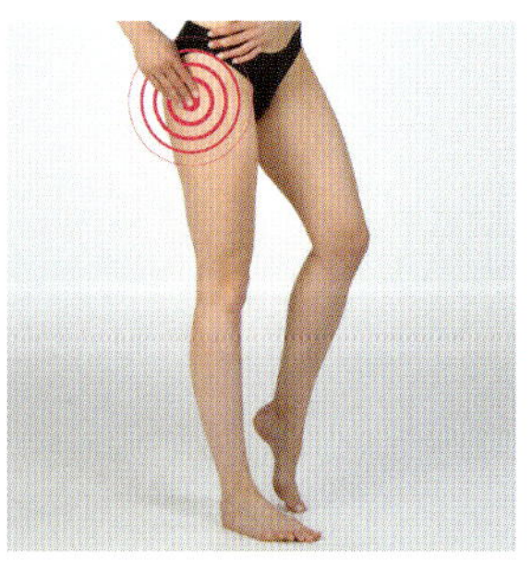

Die Tapeanlage → So funktioniert's

1: Stellen Sie sich aufrecht hin. Kleben Sie den Anker des I-Tapes auf den prominenten Hüftknochen.

2: Strecken Sie das Bein nach hinten und drehen Sie das Bein leicht nach außen. Kleben Sie das Tape mit leichtem Zug zum vorderen Anteil der Beckenschaufel. Das Tapeende sollte ohne Zug angelegt werden. Das Tape wird angerieben und fixiert.

3: Beugen Sie das Bein an und drehen Sie das Bein leicht nach innen. Kleben Sie ein zweites Tape mit der gleichen Technik vom Hüftknochen zum hinteren Anteil der Beckenschaufel. Das Tapeende sollte ohne Zug angelegt werden. Das Tape wird angerieben und fixiert.

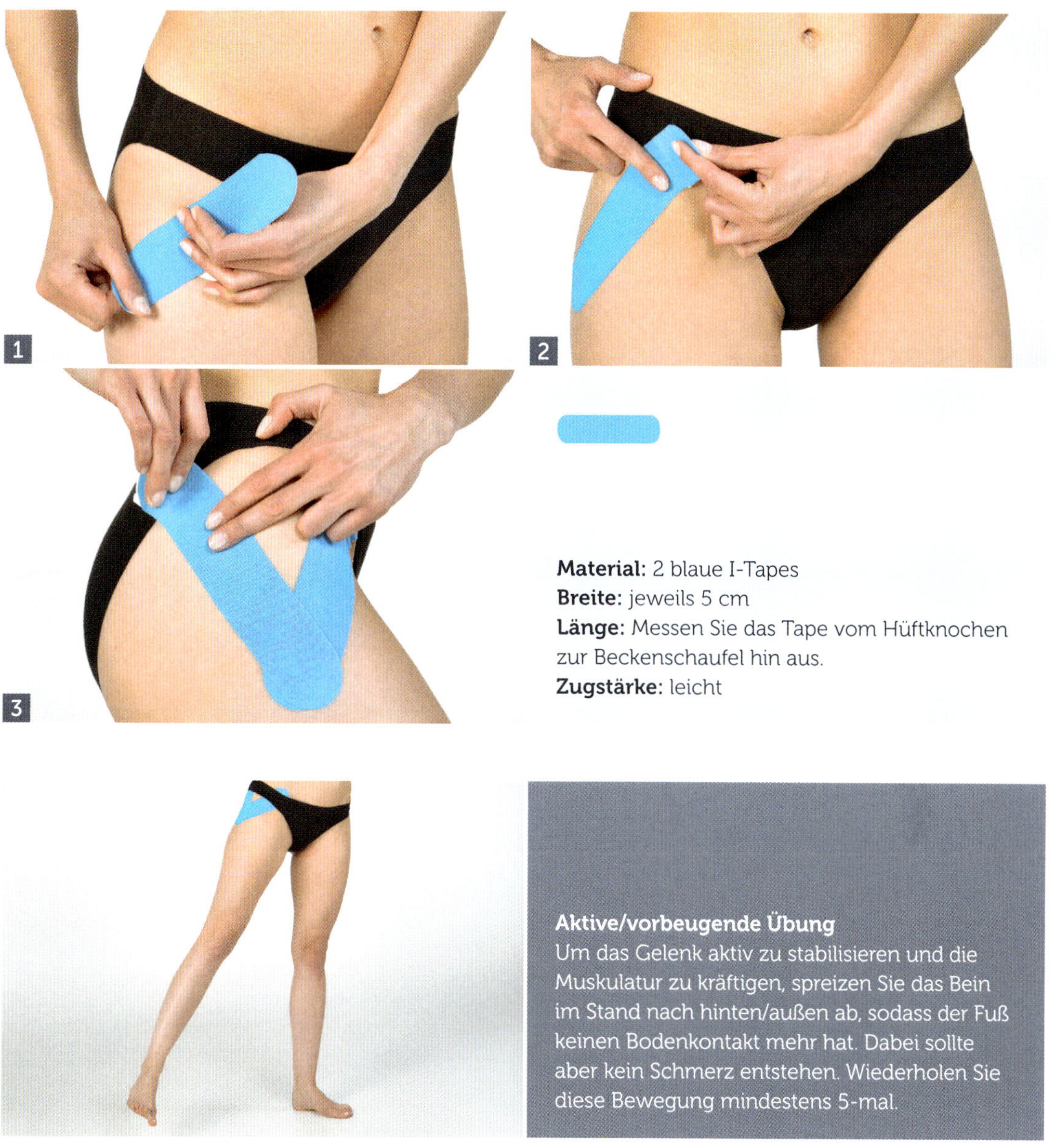

Material: 2 blaue I-Tapes
Breite: jeweils 5 cm
Länge: Messen Sie das Tape vom Hüftknochen zur Beckenschaufel hin aus.
Zugstärke: leicht

Aktive/vorbeugende Übung
Um das Gelenk aktiv zu stabilisieren und die Muskulatur zu kräftigen, spreizen Sie das Bein im Stand nach hinten/außen ab, sodass der Fuß keinen Bodenkontakt mehr hat. Dabei sollte aber kein Schmerz entstehen. Wiederholen Sie diese Bewegung mindestens 5-mal.

Hinweis › Wenn es im Bereich des Hüftknochens zu einer Überwärmung oder einem Pochen kommt, sollte ein Arzt aufgesucht werden, um eine Schleimbeutelentzündung auszuschließen.

Gehen/äußerer Oberschenkel

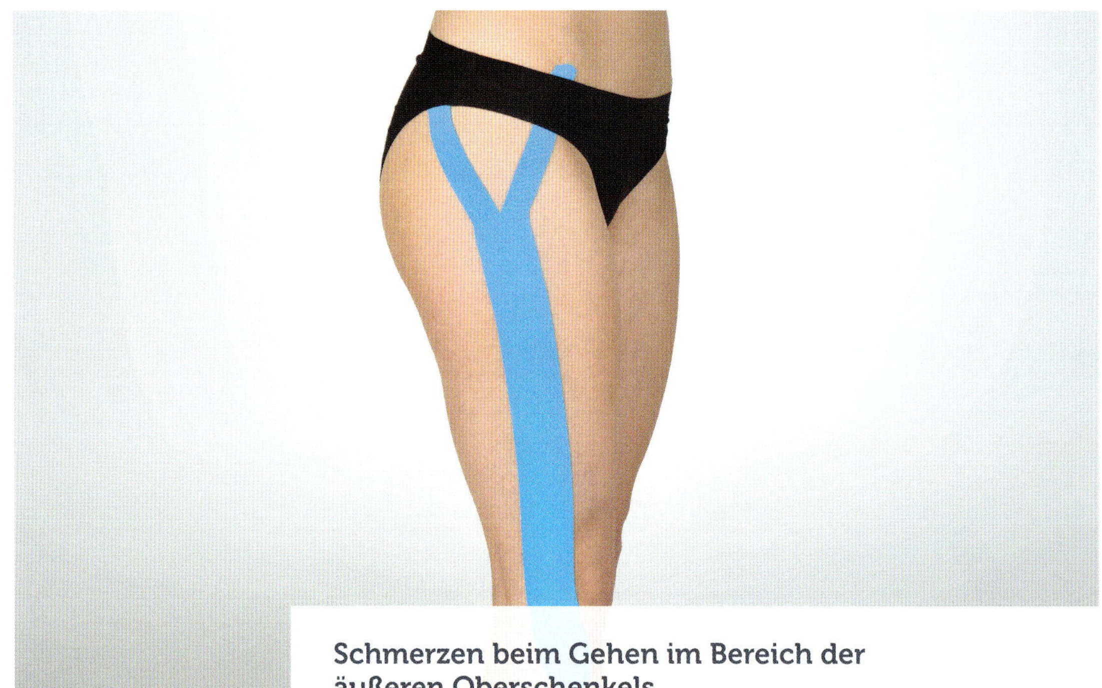

Schmerzen beim Gehen im Bereich der äußeren Oberschenkels

Am äußeren Oberschenkel befindet sich eine große Sehnenplatte, die von zwei Muskeln gespannt wird. Diese Sehnenplatte stabilisiert den Oberschenkel und das Becken. Nach intensiven Belastungen kann es zu einer Reizung oder Überforderung dieser Muskulatur und Sehnenplatte kommen. Das können längere Läufe sein oder sportliche Belastungen, bei denen viele Seitbewegungen durchgeführt werden (Squash, Tennis usw.)

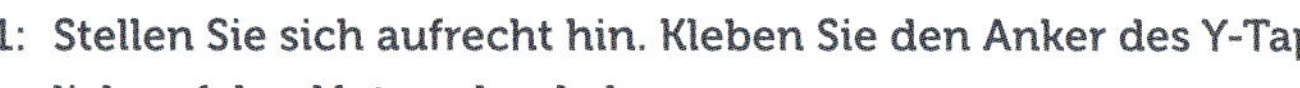

Die Tapeanlage → So funktioniert's

Schmerzort bei Belastung

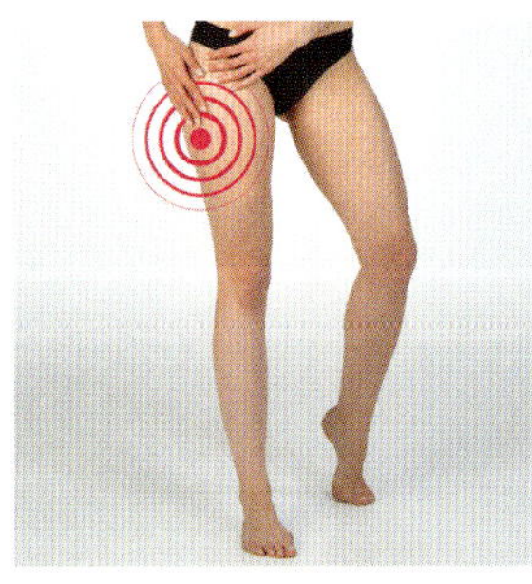

1: **Stellen Sie sich aufrecht hin. Kleben Sie den Anker des Y-Tapes seitlich auf den Unterschenkel.**
2: **Ziehen Sie das Bein nach innen. Kleben Sie das Tape mit leichtem Zug über den äußeren Oberschenkel bis zum Hüftknochen. Hier teilt sich das Tape.**
3: **Beugen Sie das Bein an und drehen Sie das Bein leicht nach innen. Kleben Sie den hinteren Zügel vom Hüftknochen zum hinteren Anteil der Beckenschaufel. Strecken Sie das Bein nach hinten und kleben Sie den vorderen Zügel vom Hüftknochen zum vorderen Anteil der Beckenschaufel (kleines Bild). Das Tapeende sollte ohne Zug angelegt werden. Das Tape wird angerieben und fixiert.**

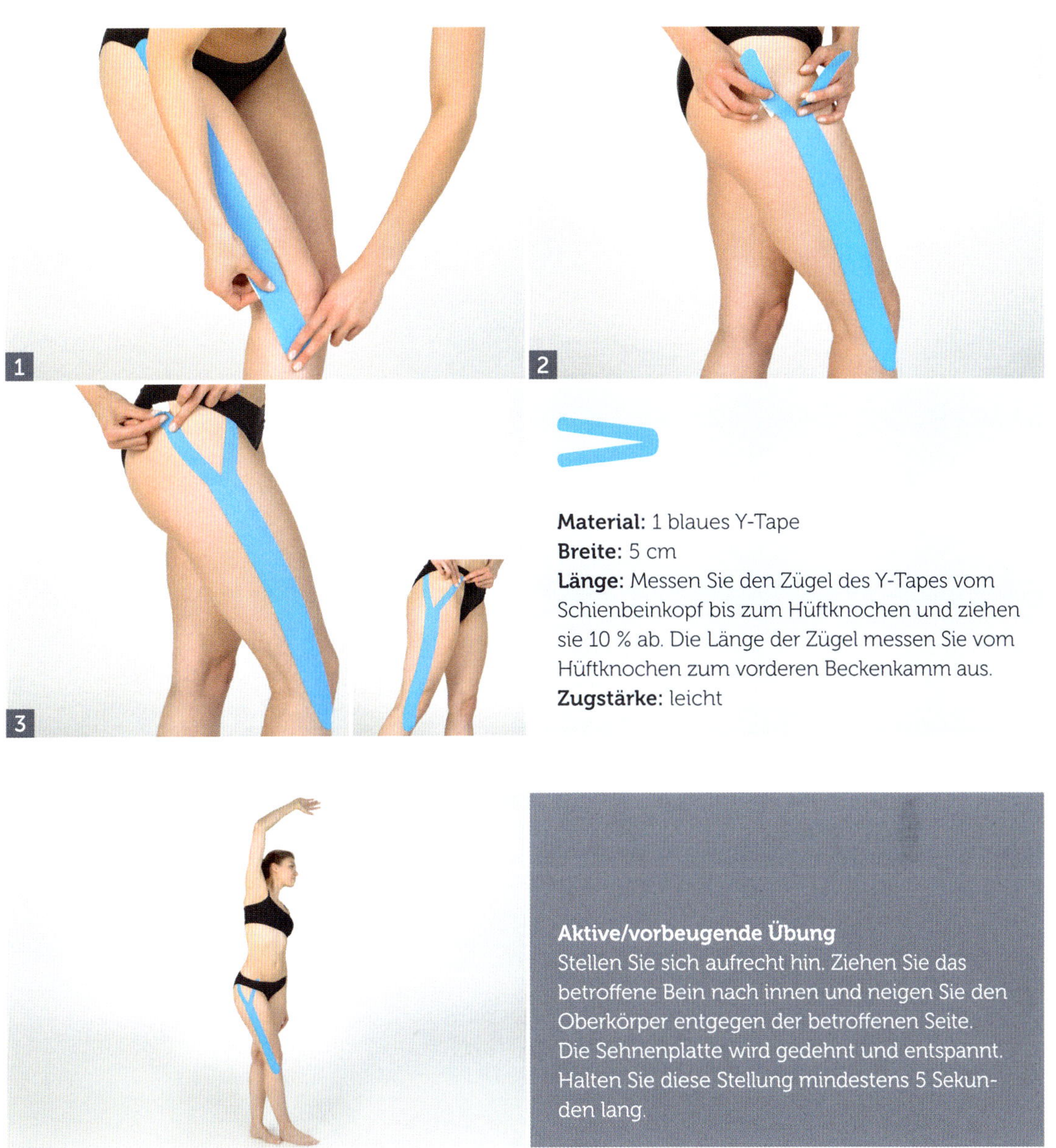

Material: 1 blaues Y-Tape
Breite: 5 cm
Länge: Messen Sie den Zügel des Y-Tapes vom Schienbeinkopf bis zum Hüftknochen und ziehen sie 10 % ab. Die Länge der Zügel messen Sie vom Hüftknochen zum vorderen Beckenkamm aus.
Zugstärke: leicht

Aktive/vorbeugende Übung
Stellen Sie sich aufrecht hin. Ziehen Sie das betroffene Bein nach innen und neigen Sie den Oberkörper entgegen der betroffenen Seite. Die Sehnenplatte wird gedehnt und entspannt. Halten Sie diese Stellung mindestens 5 Sekunden lang.

Hinweis › **Ist die Sehnenplatte sehr verspannt, kann es zu einem „Überspringen" der Sehnenplatte über den Hüftknochen kommen (springende Hüfte).**

Hüftstreckung/ hintere Oberschenkelmuskulatur

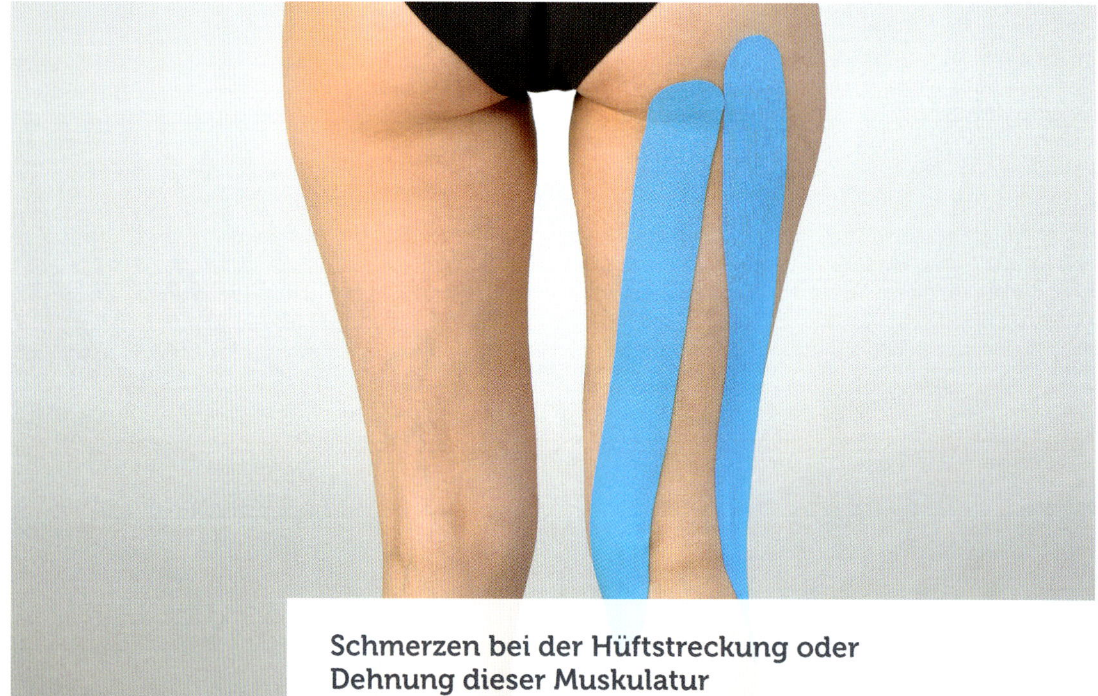

Schmerzen bei der Hüftstreckung oder Dehnung dieser Muskulatur

Die hintere Oberschenkelmuskulatur ist bei vielen Menschen verkürzt. Dies ist oft darauf zurückzuführen, dass mehr und mehr sitzende Tätigkeiten ausgeübt werden. Durch eine krumme Körperhaltung und Kniebeugung wird die Muskulatur angenähert und verkürzt. Wird diese Muskulatur nun im Alltag oder Sport gefordert, so ist sie häufig nicht dehnfähig genug und es kommt leicht zu einer Zerrung. Diese schmerzt bei der Hüftstreckung oder bei der Dehnung dieser Muskulatur.

Die Tapeanlage → So funktioniert's

Schmerzhafte Bewegung

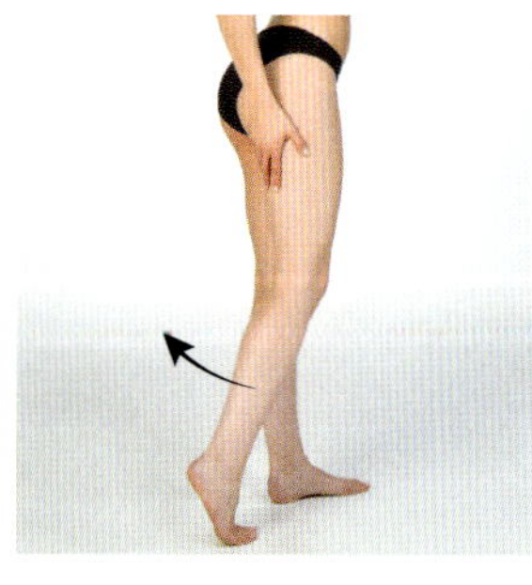

1: Stellen Sie sich aufrecht hin. Kleben Sie den Anker des I-Tapes außen/seitlich auf den Unterschenkel.
2: Lassen Sie das Knie gestreckt und beugen Sie die Hüfte an, legen Sie dazu den Fuß auf einen Stuhl. Kleben Sie das Tape mit leichtem Zug über den äußeren hinteren Oberschenkel bis zum Sitzbeinknochen. Das Tapeende sollte ohne Zug angelegt werden. Das Tape wird angerieben und fixiert.
3: Kleben Sie ein zweites Tape mit gleicher Technik. Kleben Sie den Anker des zweiten I-Tapes innen/seitlich auf den Unterschenkel und den Zügel mit leichtem Zug über den inneren hinteren Oberschenkel bis zum Sitzbeinknochen. Das Tapeende sollte ohne Zug angelegt werden. Das Tape wird angerieben und fixiert.

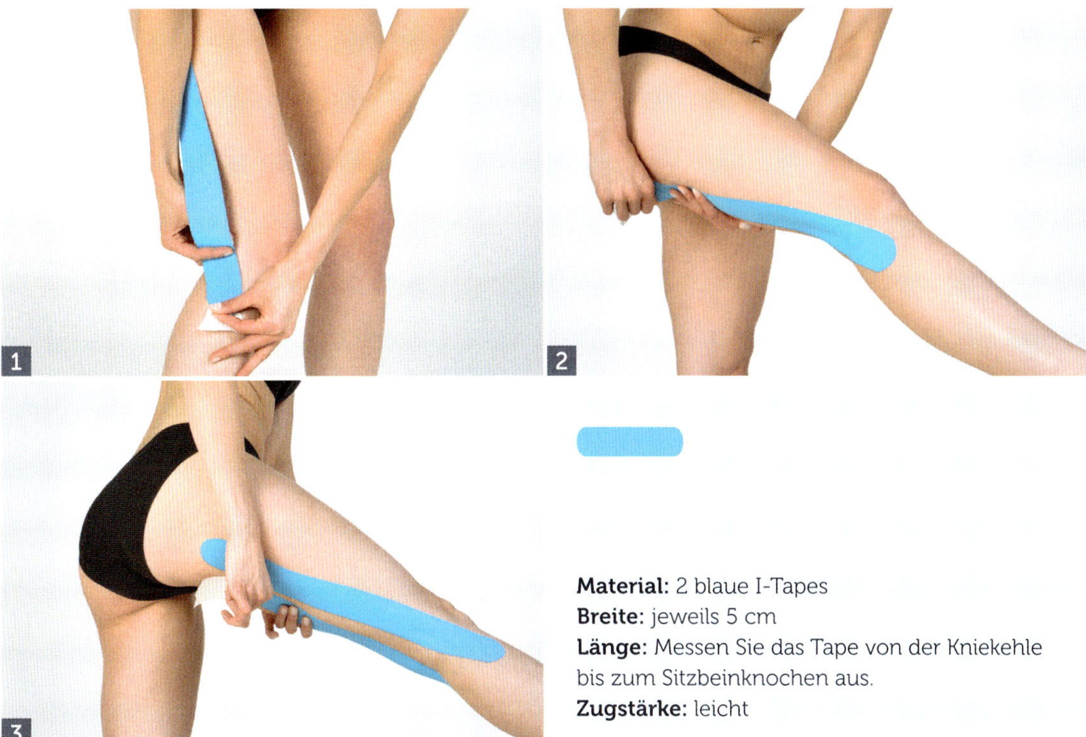

Material: 2 blaue I-Tapes
Breite: jeweils 5 cm
Länge: Messen Sie das Tape von der Kniekehle bis zum Sitzbeinknochen aus.
Zugstärke: leicht

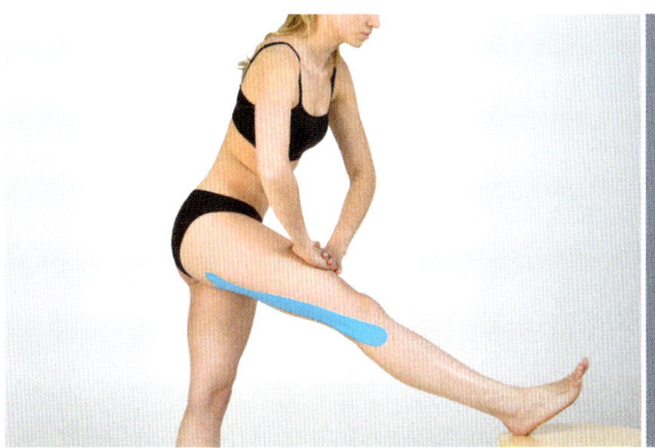

Aktive/vorbeugende Übung

Stellen Sie sich aufrecht hin. Strecken Sie das Bein und legen Sie den Fuß auf einem Stuhl ab. Lassen Sie den Rücken gerade und neigen Sie den Oberkörper und das Becken nach vorne. Halten Sie diese Stellung mindestens 5 Sekunden lang. Die hintere Oberschenkelmuskulatur wird gedehnt und entspannt.

Hinweis › **Sollte es zu ausstrahlenden Schmerzen oder Brennen in dieser Region kommen, könnte der Ischiasnerv betroffen sein!**

Hüftgelenk

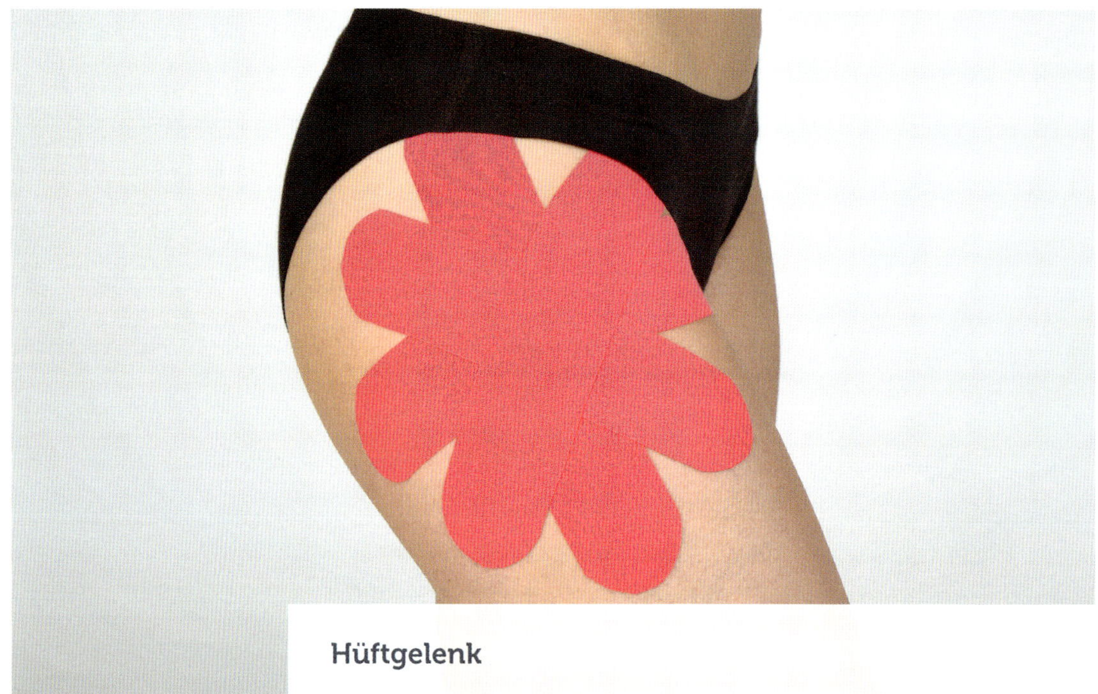

Hüftgelenk

Schmerzen im Bereich des Hüftgelenks, der Gelenkkapsel oder des äußeren Hüftknochens können verschiedene Ursachen haben. Knorpelveränderungen (Arthrose) gehen häufig mit einem tiefen Leistenschmerz einher. Überbelastungen im Sport oder Beruf sowie Übergewicht können die Ursache sein. Schmerzen am äußeren Hüftknochen gehen meist auf muskuläre Probleme zurück, die hier ihren Ansatzpunkt haben. Lange Läufe (Jogging usw.), besonders nach Ruhephasen, können zu einer Überreizung der hüftumgebenden Muskulatur führen.

Schmerzort bei Belastung

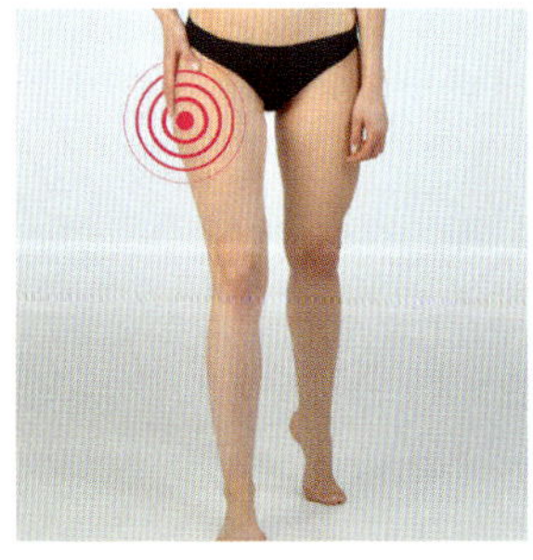

Die Tapeanlage → So funktioniert's

1: Stellen Sie sich hin, sodass die Hüfte bestmöglich gestreckt ist. Die Mitte des I-Tapes (Hälfte des Tapes) wird direkt über dem äußeren Hüftknochen unter starkem Zug nach beiden Seiten angelegt. Die Tapeenden sollten ohne Zug nach oben und unten angelegt werden. Das Tape wird angerieben und fixiert.

2: Mit der gleichen Technik wird ein rotes I-Tape im 90°-Winkel über dem äußeren Hüftknochen angebracht. Das Tape wird angerieben und fixiert.

3: Bei starken Schmerzen können noch ein drittes und viertes Tape mit gleicher Technik diagonal angelegt werden. Die Tapeenden sollten jeweils ohne Zug angelegt werden. Die Tapes werden angerieben und fixiert.

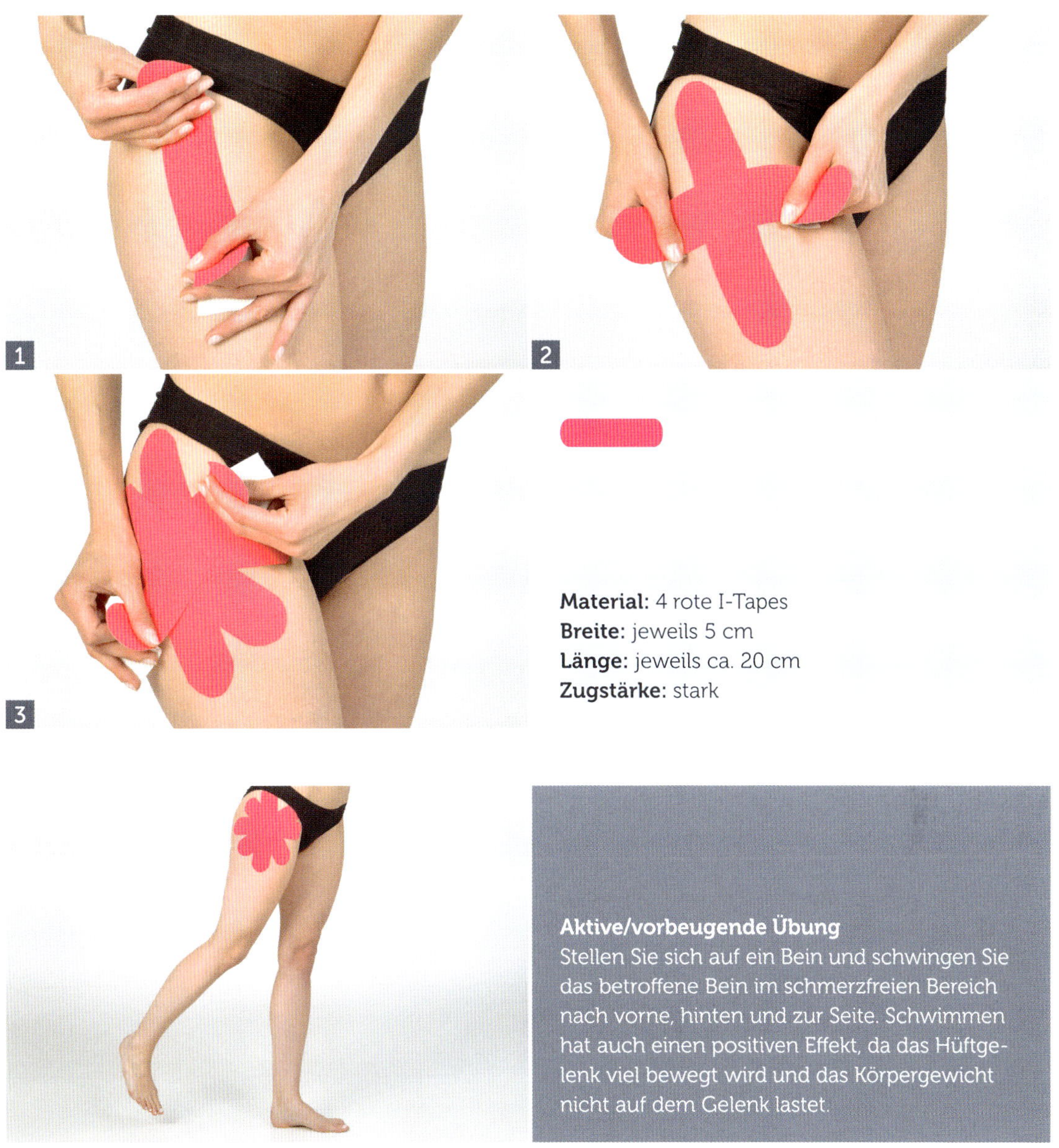

Material: 4 rote I-Tapes
Breite: jeweils 5 cm
Länge: jeweils ca. 20 cm
Zugstärke: stark

Aktive/vorbeugende Übung
Stellen Sie sich auf ein Bein und schwingen Sie das betroffene Bein im schmerzfreien Bereich nach vorne, hinten und zur Seite. Schwimmen hat auch einen positiven Effekt, da das Hüftgelenk viel bewegt wird und das Körpergewicht nicht auf dem Gelenk lastet.

Hinweis › **Eine deutliche Bewegungseinschränkung, besonders nach hinten und außen, deutet auf einen Knorpelschaden hin, der ärztlich untersucht werden sollte.**

Hüftbeugung

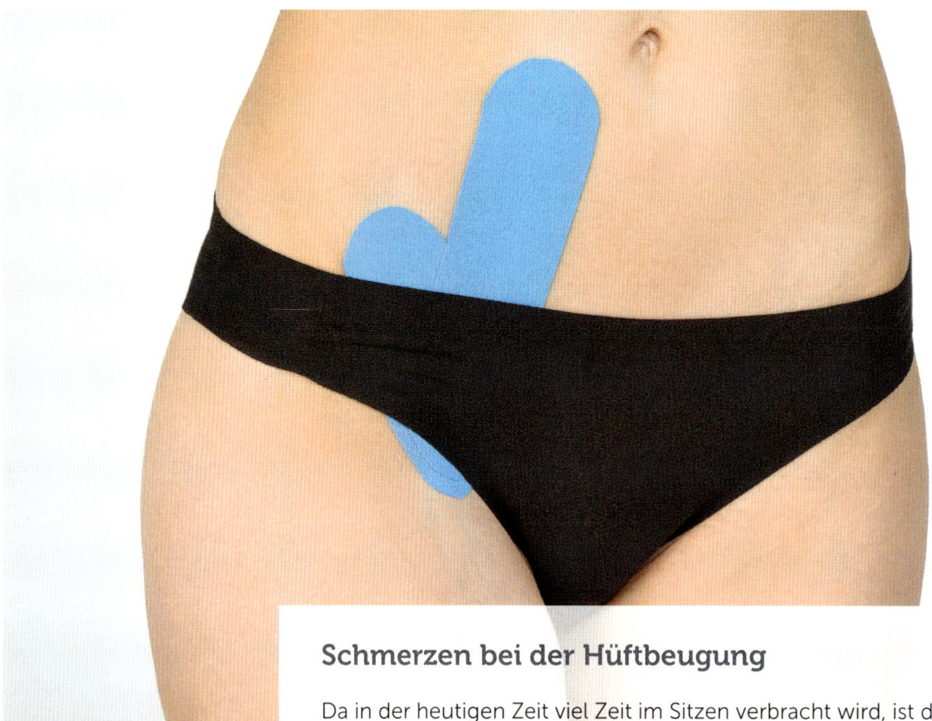

Schmerzen bei der Hüftbeugung

Da in der heutigen Zeit viel Zeit im Sitzen verbracht wird, ist die hüftbeugende Muskulatur häufig zu kurz. Dies kann Schmerzen bereiten, wenn die Hüfte gestreckt (Schritt nach hinten beim Gehen) oder auch kräftig angebeugt wird. Veränderungen im Hüftgelenk (Arthrose) können zu einer Schonhaltung führen, indem die Hüfte immer leicht angebeugt gehalten wird. Das führt dann ebenso zu einer Verkürzung der Muskulatur und zu reflektorischen Schmerzen. Eine übermäßige Dehnung der Muskulatur im Sport (Ausfallschritt) kann zu einer Zerrung führen.

Schmerzhafte Bewegung

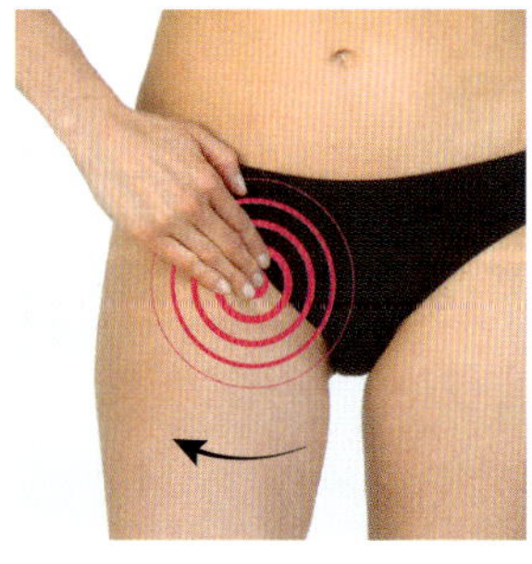

Die Tapeanlage → So funktioniert's

1: Stellen Sie sich aufrecht hin. Kleben Sie den Anker des ersten I-Tapes im Bereich der Leiste auf die Innenseite des Oberschenkels. Das Tape sollte nach oben und leicht außen ausgerichtet sein.

2: Ziehen Sie Tapezügel mit leichtem Zug nach oben und außen zur Innenseite der Beckenschaufel hin. Das Tapeende sollte ohne Zug angelegt werden. Das Tape wird angerieben und fixiert.

3: Der Anker des zweiten I-Tapes wird auf die gleiche Stelle wie das erste Tape angelegt. Das Tape wird mit leichtem Zug nach oben zur Bauchdecke hin gezogen und endet seitlich des Bauchnabels. Das Tapeende sollte ohne Zug angelegt werden. Das Tape wird angerieben und fixiert.

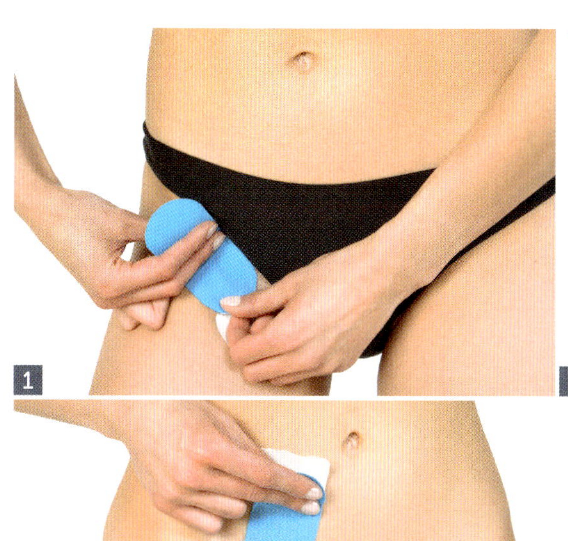

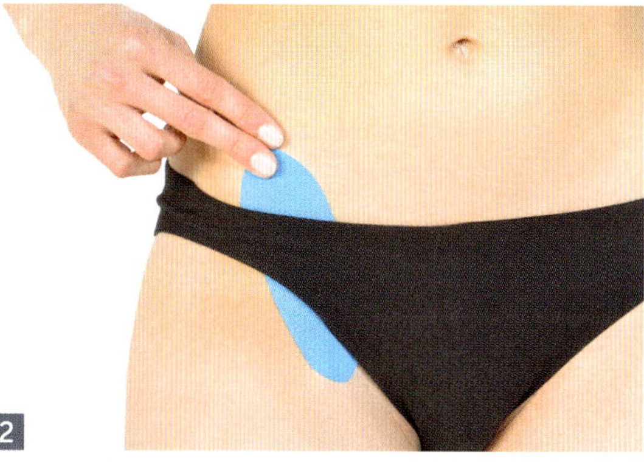

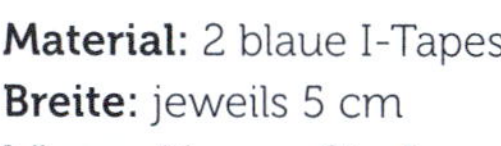

Material: 2 blaue I-Tapes
Breite: jeweils 5 cm
Länge: Messen Sie das erste blaue Tape von der Innenseite des Oberschenkels bis zur Innenseite der Beckenschaufel und das zweite I-Tape bis zum Bauchnabel aus, ziehen Sie 10 % von der Länge ab.
Zugstärke: leicht

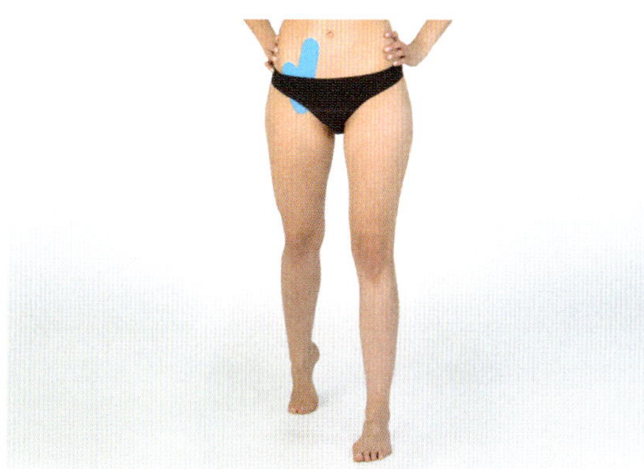

Aktive/vorbeugende Übung
Stellen Sie sich auf ein Bein und bewegen Sie das betroffene Bein im schmerzfreien Bereich nach hinten und halten Sie diese Stellung mindestens 5 Sekunden lang. Der schmerzhafte Hüftbeuger wird gedehnt und gelockert.

Hinweis › **Üben Sie beruflich eine sitzende Tätigkeit aus, so sollten Sie mindestens einmal in der Stunde aufstehen, einige Schritte laufen und am besten jedes Bein 5-mal kräftig nach hinten strecken.**

Innere Oberschenkelmuskulatur/Adduktoren

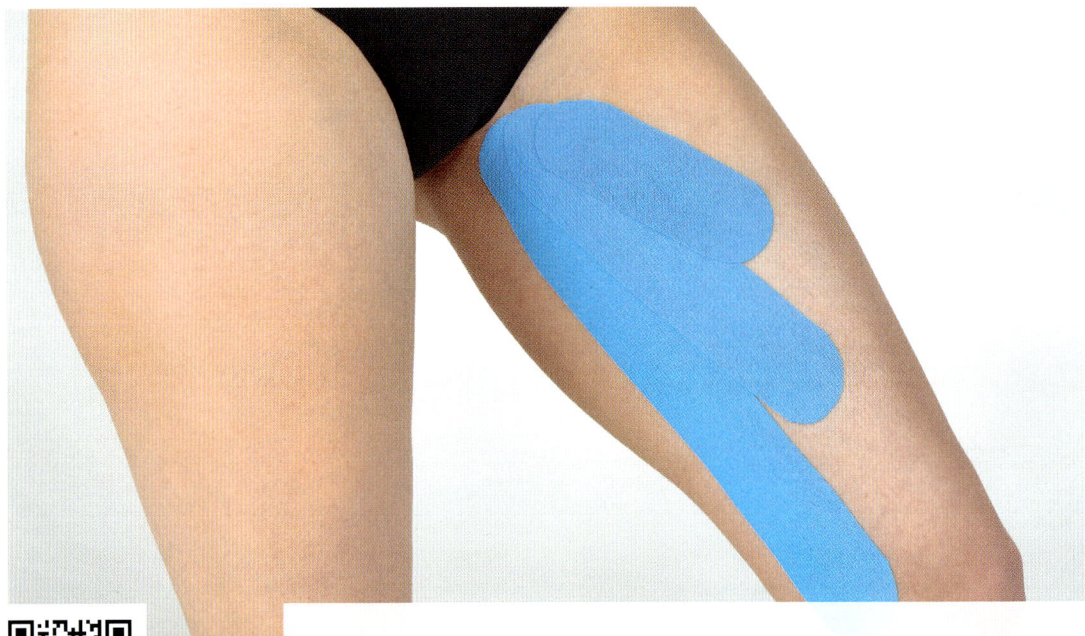

Video
Tapeanlage bei Schmerzen der inneren Oberschenkelmuskulatur

Schmerzen der inneren Oberschenkelmuskulatur

Die innere Oberschenkelmuskulatur zieht das Bein nach innen. Sitzen mit übereinandergeschlagenen Beinen führt zu einer Verkürzung dieser Muskulatur. Die Schmerzen äußern sich dann beim Abspreizen des Beins oder beim Laufen und Sporttreiben. Intensive sportliche Betätigungen oder große Bewegungen der Hüfte (Grätsche, großer Seitschritt o. Ä.) können auch zur Überbelastung der Adduktoren führen, eine Zerrung ist dann häufig die Folge.

Schmerzhafte Bewegung

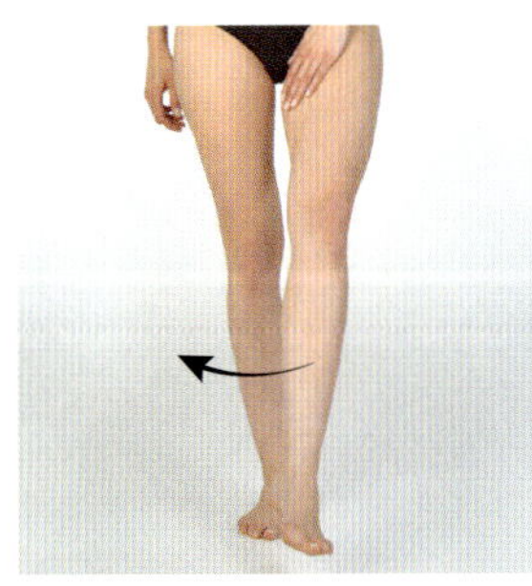

Die Tapeanlage → So funktioniert's

1: **Stellen Sie sich aufrecht hin und spreizen Sie das Bein schräg nach vorne ab. Kleben Sie den Anker des ersten blauen I-Tapes an die Innenseite des Knies.**

2: **Kleben Sie nun den Zügel mit leichtem Zug über die Innenseite des Oberschenkels in Richtung Schambein. Lassen Sie das Tapeende ohne Zug auslaufen. Das Tape wird angerieben und fixiert.**

3: **Halten Sie die Ausgangsstellung bei. Kleben Sie den Anker des zweiten I-Tapes, ca. 1/3 in Richtung Leiste versetzt, auf die Innen-/Vorderseite des Oberschenkels. Kleben Sie den Zügel mit leichtem Zug über die Innenseite des Oberschenkels in Richtung Schambein. Lassen Sie das Tapeende ohne Zug auslaufen. Das Tape wird angerieben und fixiert. Ein drittes Tape wird mit gleicher Technik, 1/3 zur Leiste versetzt, angelegt (kleines Bild).**

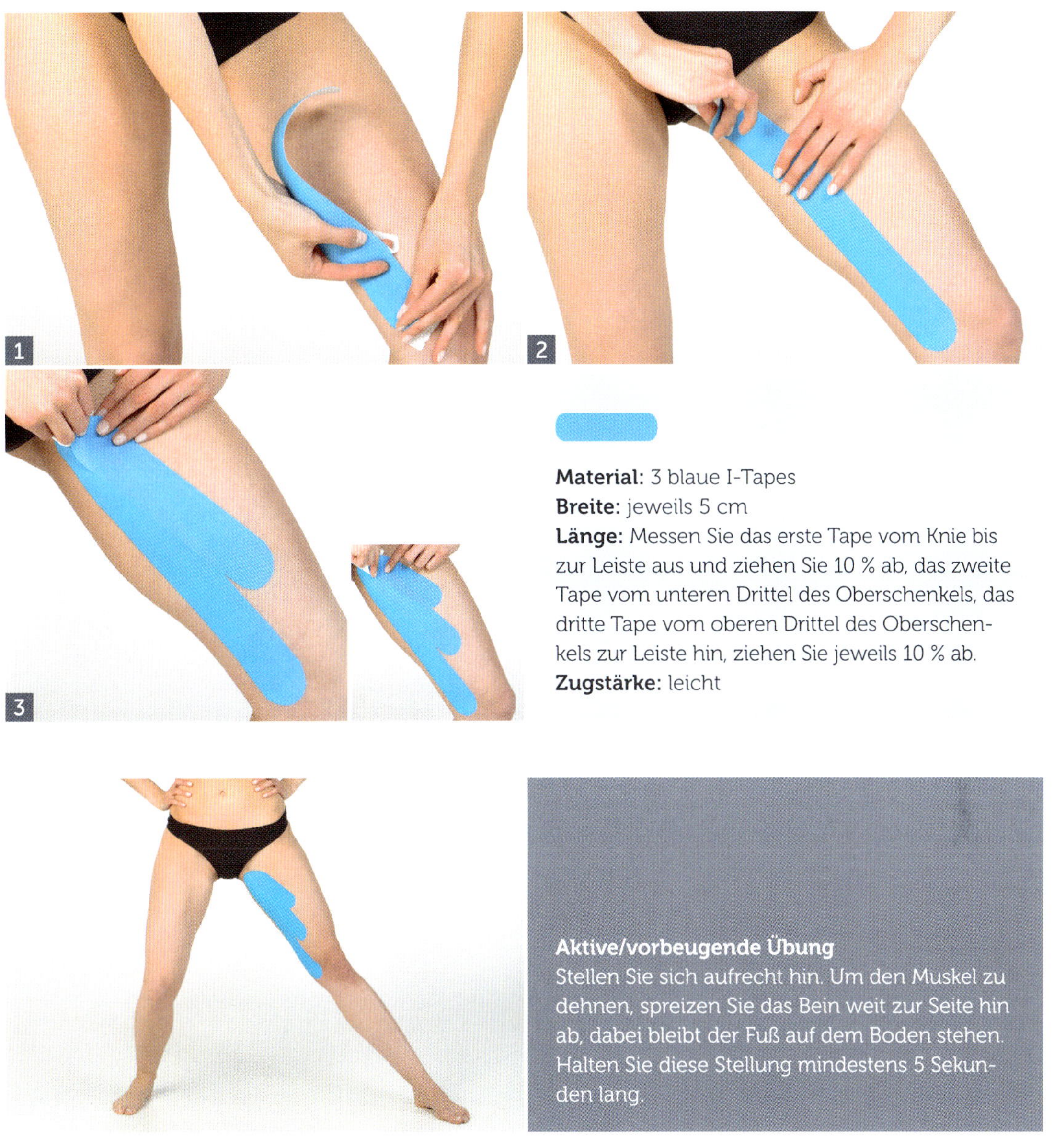

Material: 3 blaue I-Tapes
Breite: jeweils 5 cm
Länge: Messen Sie das erste Tape vom Knie bis zur Leiste aus und ziehen Sie 10 % ab, das zweite Tape vom unteren Drittel des Oberschenkels, das dritte Tape vom oberen Drittel des Oberschenkels zur Leiste hin, ziehen Sie jeweils 10 % ab.
Zugstärke: leicht

Aktive/vorbeugende Übung
Stellen Sie sich aufrecht hin. Um den Muskel zu dehnen, spreizen Sie das Bein weit zur Seite hin ab, dabei bleibt der Fuß auf dem Boden stehen. Halten Sie diese Stellung mindestens 5 Sekunden lang.

Hinweis › Zerrungen der Adduktoren treten im Sport recht häufig auf, daher kann dieses Tape auch vorbeugend vor einer sportlichen Betätigung angelegt werden.

Kniestreckung

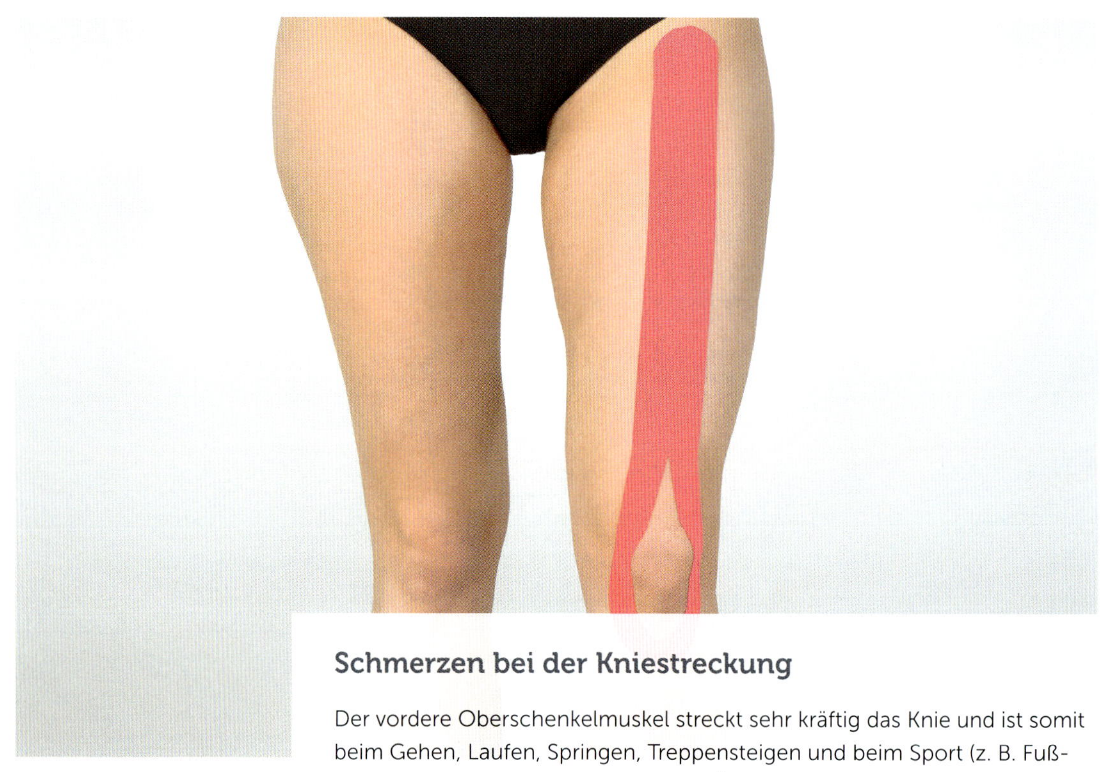

Schmerzen bei der Kniestreckung

Der vordere Oberschenkelmuskel streckt sehr kräftig das Knie und ist somit beim Gehen, Laufen, Springen, Treppensteigen und beim Sport (z. B. Fußball) intensiv beteiligt. Hier kann es zu Überlastungen kommen. Im Weiteren ist der Muskel für die korrekte Führung der Kniescheibe verantwortlich. Eine Schwäche des Oberschenkelmuskels kann somit zu Schmerzen im Muskel wie auch im Bereich der Kniescheibe (s. S. 130 ff.) führen.

Schmerzort bei Belastung

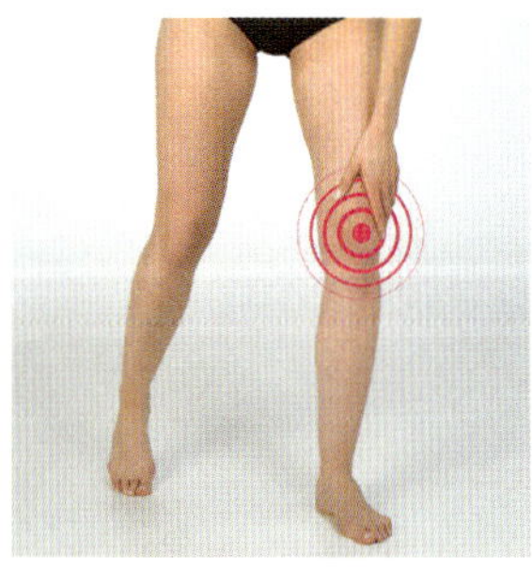

Die Tapeanlage → So funktioniert's

1: Stellen Sie sich hin. Kleben Sie den Anker des Y-Tapes im Bereich des Beckens vorne auf die Mitte des Oberschenkels.

2: Kleben Sie nun das Tape unter leichtem Zug nach unten bis zur Oberseite des Knies.

3: Setzen Sie sich hin und beugen Sie das Knie an. Kleben Sie den äußeren Zügel mit leichtem Zug um die Kniescheibe herum bis zur Mitte des Schienbeins. Kleben Sie mit gleicher Technik den inneren Zügel um die Kniescheibe zur Mitte des Schienbeins. Das Tapeende sollte ohne Zug angelegt werden. Das Tape wird angerieben und fixiert.

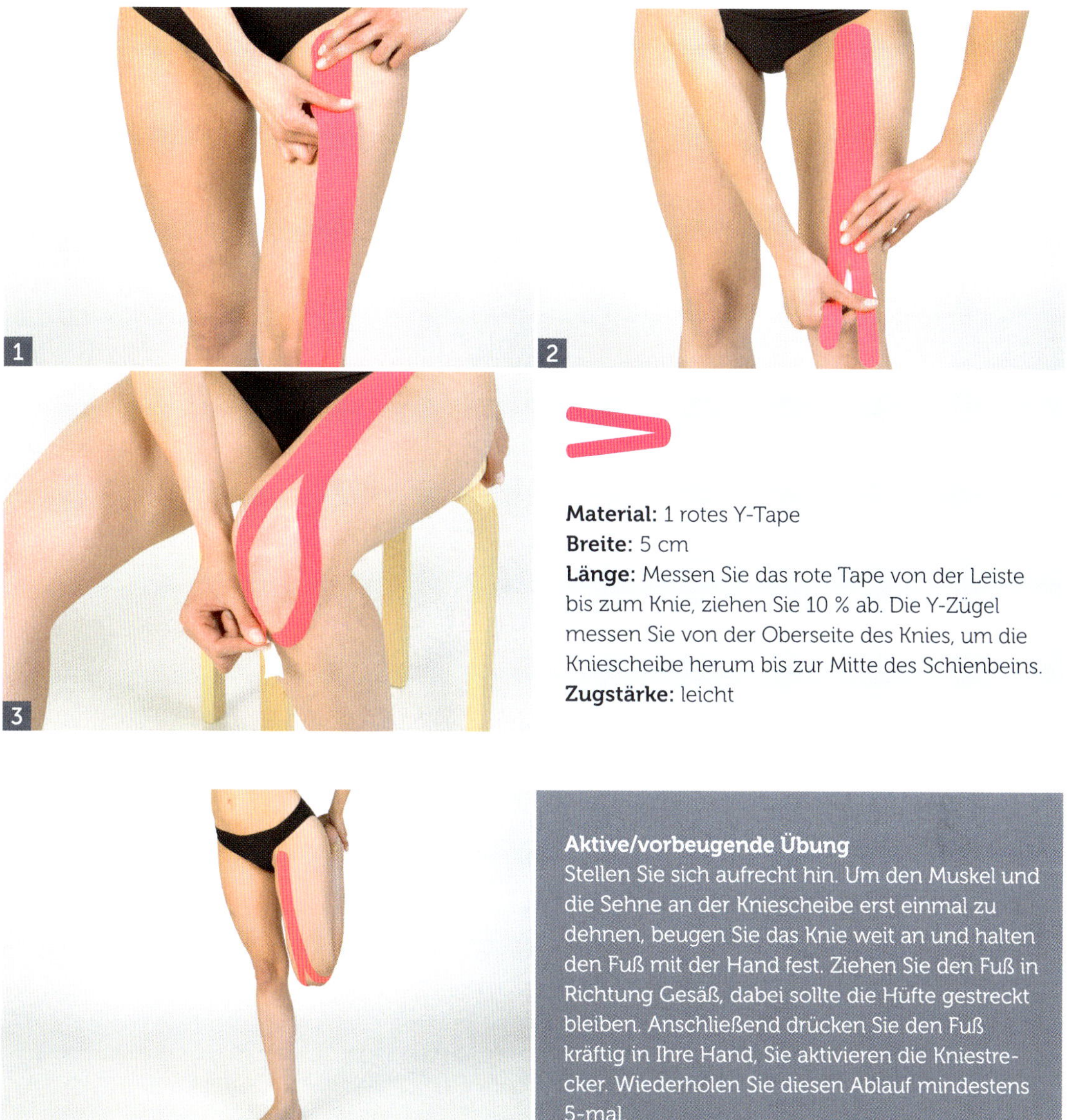

Material: 1 rotes Y-Tape
Breite: 5 cm
Länge: Messen Sie das rote Tape von der Leiste bis zum Knie, ziehen Sie 10 % ab. Die Y-Zügel messen Sie von der Oberseite des Knies, um die Kniescheibe herum bis zur Mitte des Schienbeins.
Zugstärke: leicht

Aktive/vorbeugende Übung
Stellen Sie sich aufrecht hin. Um den Muskel und die Sehne an der Kniescheibe erst einmal zu dehnen, beugen Sie das Knie weit an und halten den Fuß mit der Hand fest. Ziehen Sie den Fuß in Richtung Gesäß, dabei sollte die Hüfte gestreckt bleiben. Anschließend drücken Sie den Fuß kräftig in Ihre Hand, Sie aktivieren die Kniestrecker. Wiederholen Sie diesen Ablauf mindestens 5-mal.

Hinweis › **Eine Schwäche der Oberschenkelmuskulatur kann zur Instabilität des Kniegelenks und zu Bandverletzungen führen. Daher ist ein gut trainierter Muskel besonders im Sport sehr wichtig!**

Schwellung im Bereich des Oberschenkels

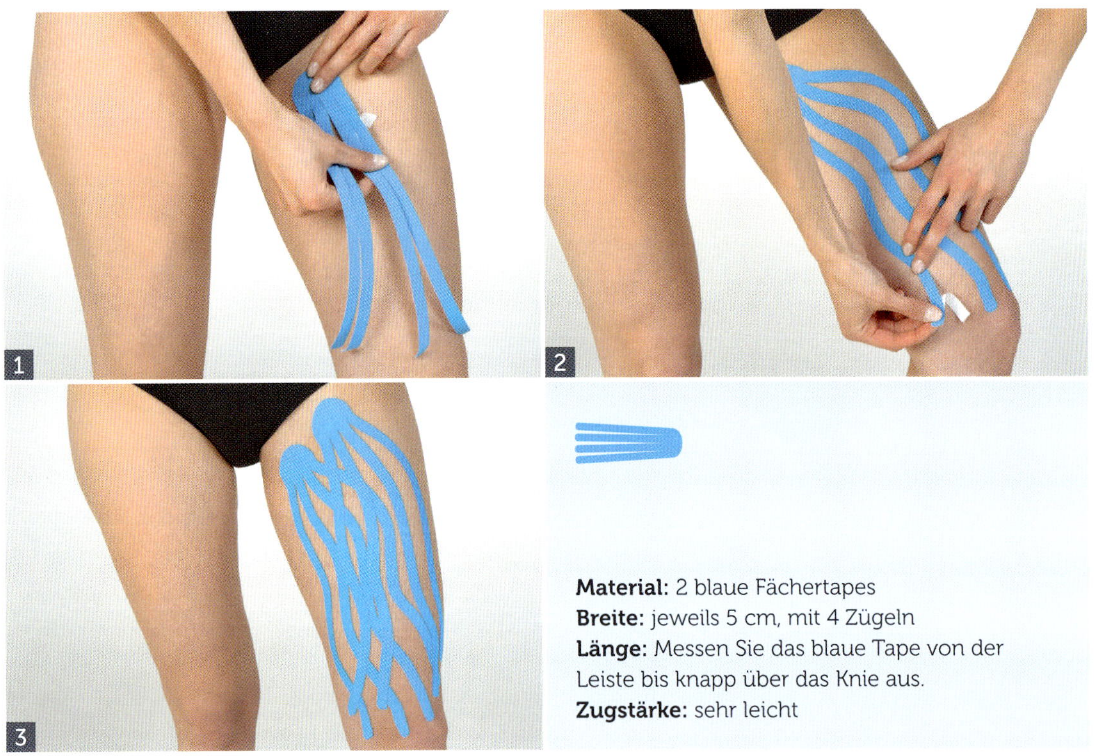

Material: 2 blaue Fächertapes
Breite: jeweils 5 cm, mit 4 Zügeln
Länge: Messen Sie das blaue Tape von der Leiste bis knapp über das Knie aus.
Zugstärke: sehr leicht

Schwellungen im Bereich des Oberschenkels

Schwellungen im Bereich des Oberschenkels treten besonders im Sport nach direkten Verletzungen (Pferdekuss, Prellung usw.) auf. Bei einer Schwellung wird die vorhandene Flüssigkeit im Gewebe nicht schnell genug abtransportiert. Durch das Tape wird das Lymphsystem unterstützt, sodass die vorhandene Flüssigkeit schneller abtransportiert und vom Körper wieder aufgenommen wird.

Hinweis › **Blaue Flecken und Blutergüsse lassen sich mit diesem Tape sehr gut behandeln!**

Die Tapeanlage → So funktioniert's

1: **Stellen Sie sich hin und strecken Sie die Hüfte. Kleben Sie den Anker des Fächertapes etwas unterhalb des Leistenbandes innen auf die Vorderseite des Oberschenkels.**

2: **Kleben Sie die 4 Zügel des Tapes in gleichmäßigen Abständen unter sehr leichtem Zug in Wellenform auf das geschwollene Areal des Oberschenkels. Die Tapeenden sollen ohne Zug auslaufen. Das Tape wird angerieben und fixiert.**

3: **Kleben Sie den Anker des zweiten Tapes leicht unterhalb des Leistenbandes etwas weiter außen auf den Oberschenkel. Die Tapezügel laufen ebenfalls in Wellenform über das geschwollene Areal in Richtung Knie. Die Tapeenden sollen ohne Zug auslaufen. Das Tape wird angerieben und fixiert.**

PRAXIS – KAPITEL 6

Tapeanlagen bei Schmerzen im Knie-Unterschenkel-Fuß-Bereich

Kniescheibe oben/Kniestreckung

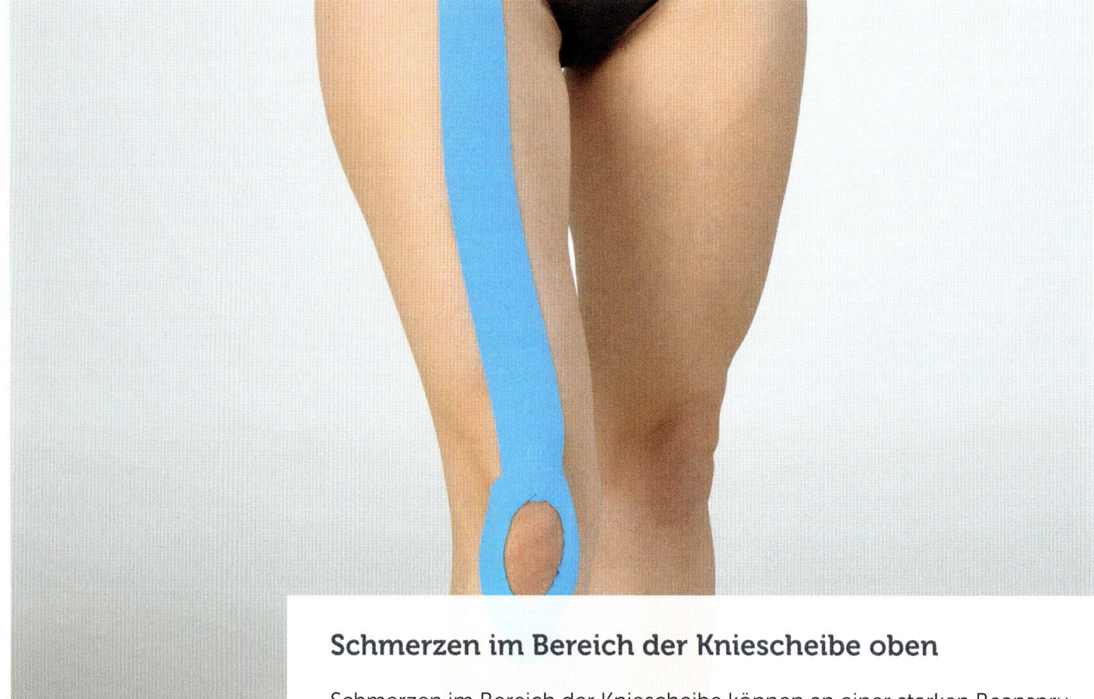

Schmerzen im Bereich der Kniescheibe oben

Schmerzen im Bereich der Kniescheibe können an einer starken Beanspruchung der vorderen Oberschenkelmuskulatur liegen. Die Sehne des Muskels setzt an der Kniescheibe an, sodass die Sehne gereizt werden kann. Ebenso können ungewohnte oder intensive Belastungen des Knies (Bergwandern, intensiver Sport usw.) zu Schmerzhaftigkeiten des Knies und der Kniescheibe führen.

Die Tapeanlage → So funktioniert's

1: Setzen Sie sich auf einen Stuhl und beugen Sie das Knie an. Kleben Sie den Anker des I-Tapes oberhalb der Kniescheibe auf die Mitte des Oberschenkels.

2: Stellen Sie sich hin, strecken Sie die Hüfte und beugen Sie das Knie, indem Sie den Fuß auf den Stuhl legen. Kleben Sie den Zügel des Tapes mit leichtem Zug über den Oberschenkel zum Becken. Das Tapeende sollte ohne Zug angelegt werden. Das Tape wird angerieben und fixiert.

3: Setzen Sie sich wieder und beugen Sie das Knie an. Kleben Sie den Anker der schmalen I-Tapes jeweils oberhalb der Kniescheibe auf die Mitte des Oberschenkels, die Zügel umrunden mit leichtem Zug innen und außen die Kniescheibe und enden am vorderen Schienbein. Die Tapeenden sollten ohne Zug angelegt werden. Das Tape wird angerieben und fixiert.

Schmerzort bei Belastung

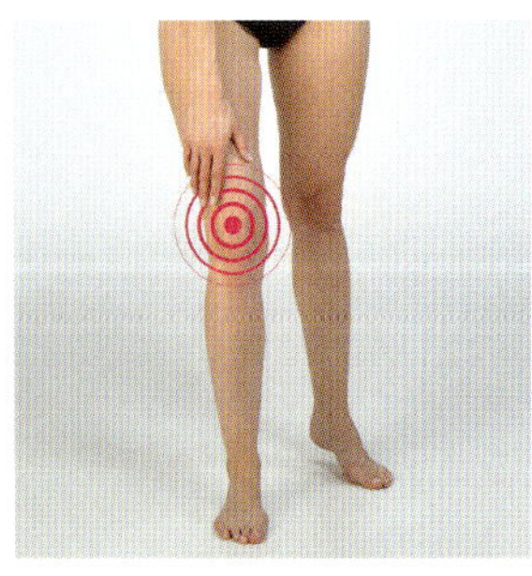

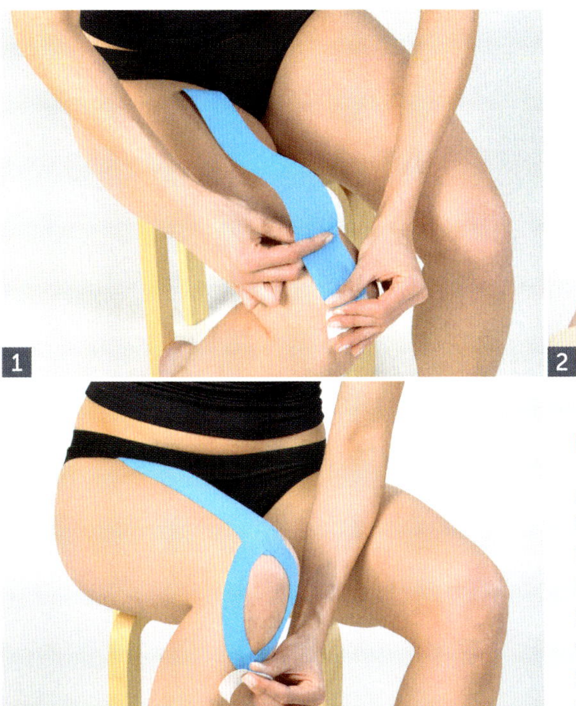

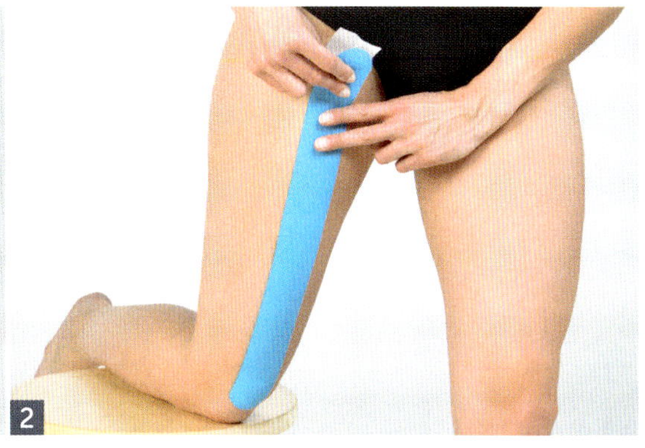

Material: 1 blaues I-Tape, 2 schmale blaue I-Tapes
Breite: 5 cm und 2 x 2,5 cm
Länge: Messen Sie das breite blaue Tape von der Kniescheibe bis zum Beckenknochen aus, ziehen Sie 10 % ab. Messen Sie die schmalen I-Tapes vom oberen Rand der Kniescheibe bis zum Schienbein aus.
Zugstärke: leicht

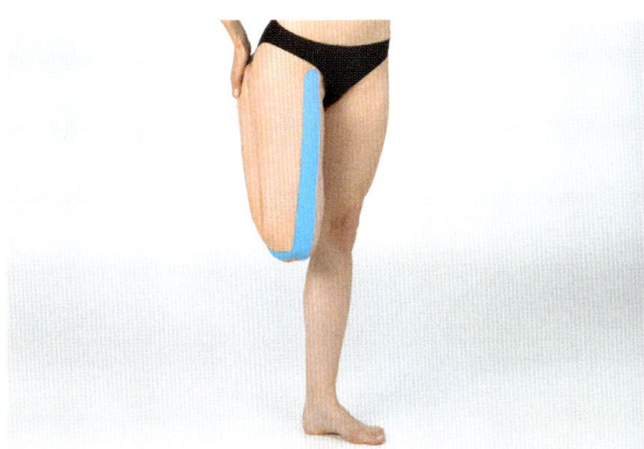

Aktive/vorbeugende Übung
Stellen Sie sich aufrecht hin. Um den Muskel und die Sehne an der Kniescheibe zu dehnen, beugen Sie das Knie weit an und halten den Fuß mit der Hand fest. Ziehen Sie den Fuß in Richtung Gesäß, dabei sollte die Hüfte gestreckt bleiben. Halten Sie diese Stellung mindestens 5 Sekunden lang.

Hinweis › **Arbeiten auf den Knien und langes Verweilen in der Hocke können diese Symptomatik verstärken.**

Kniescheibe seitlich/Kniestreckung

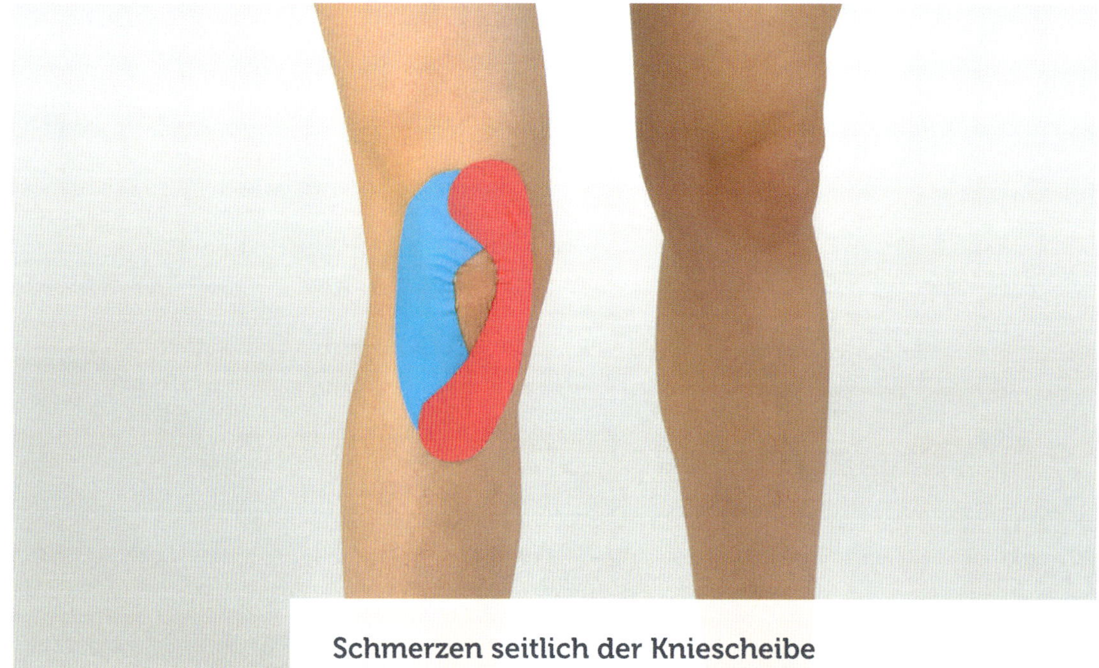

Schmerzen seitlich der Kniescheibe

Haben Sie beim Laufen, Treppensteigen oder beim Sport Schmerzen seitlich oder hinter der Kniescheibe, so kann es daran liegen, dass sich die Kniescheibe nicht richtig im Gelenk über dem Oberschenkelknochen bewegt. Muskuläre Ungleichgewichte oder eine Reizung der Sehnen, die die Kniescheibe umgeben, können die Ursache dieser Schmerzen sein. Arbeiten in der Hocke oder auf den Knien führen zu einem hohen Druck auf die Kniescheibe und können ebenso zu Schmerzen führen.

Schmerzort bei Belastung

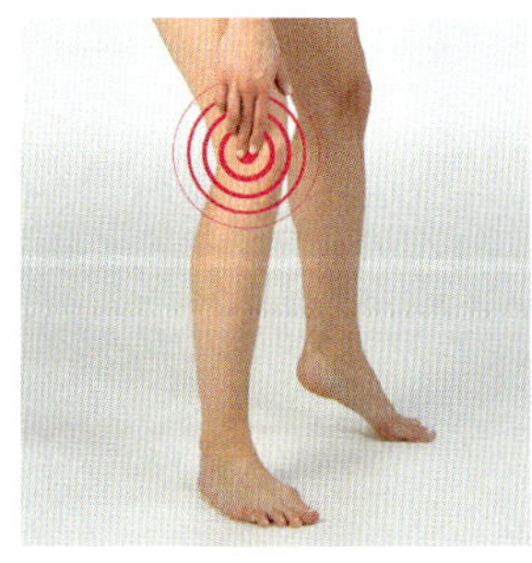

Die Tapeanlage → So funktioniert's

1: **Setzen Sie sich auf einen Stuhl und beugen Sie das Knie leicht an. Kleben Sie den Anker des blauen I-Tapes auf die Vorder- und Außenseite des Schienbeins.**

2: **Beugen Sie das Knie ca. 90° an. Kleben Sie den Zügel des blauen I-Tapes mit leichtem Zug über den Außenrand der Kniescheibe, sodass die Kniescheibe halb überlappt wird. Das Tape endet am oberen Rand der Kniescheibe. Das Tape wird angerieben und fixiert.**

3: **Das zweite rote I-Tape wird mit der gleichen Technik angelegt. Der Anker befindet sich an der Vorderseite des Schienbeins, der Zügel umrundet die Kniescheibe innen und endet, das blaue Tape überlappend, am oberen Rand der Kniescheibe. Das Tapeende sollte ohne Zug angelegt werden. Das Tape wird angerieben und fixiert.**

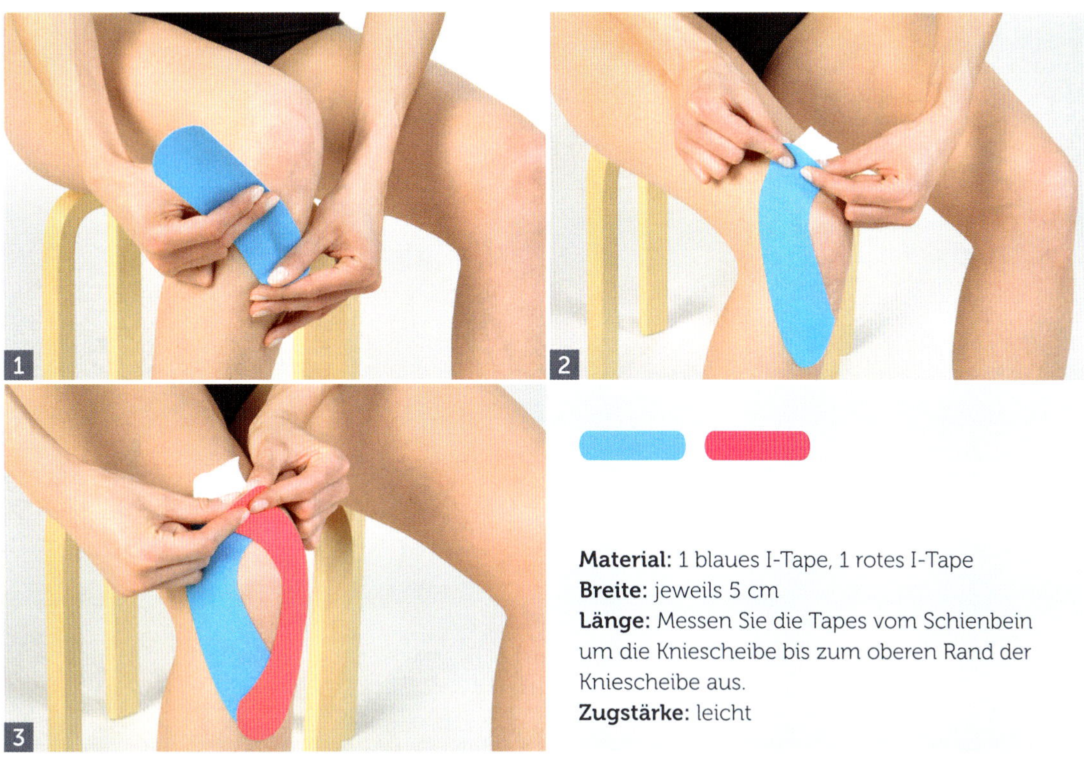

Material: 1 blaues I-Tape, 1 rotes I-Tape
Breite: jeweils 5 cm
Länge: Messen Sie die Tapes vom Schienbein um die Kniescheibe bis zum oberen Rand der Kniescheibe aus.
Zugstärke: leicht

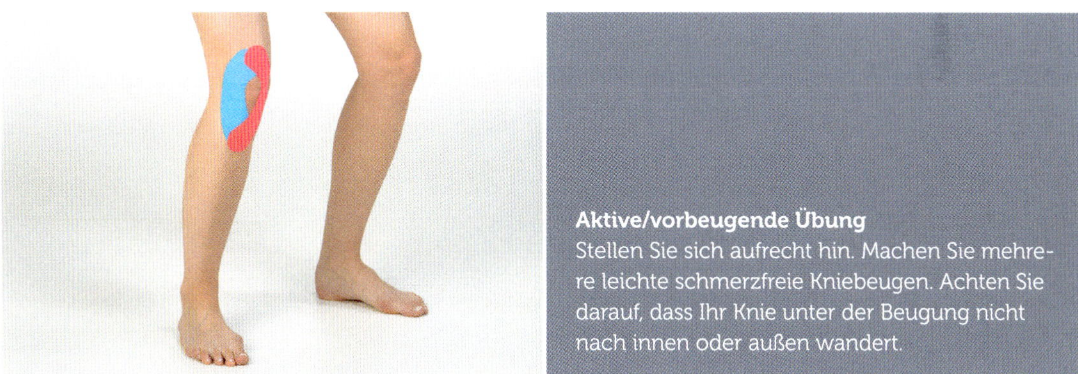

Aktive/vorbeugende Übung
Stellen Sie sich aufrecht hin. Machen Sie mehrere leichte schmerzfreie Kniebeugen. Achten Sie darauf, dass Ihr Knie unter der Beugung nicht nach innen oder außen wandert.

Hinweis › **Eine O- oder X-Beinstellung kann zu einer seitlichen Verschiebung der Kniescheibe führen und sollte, wenn möglich, vermieden werden.**

Kniescheibensehne

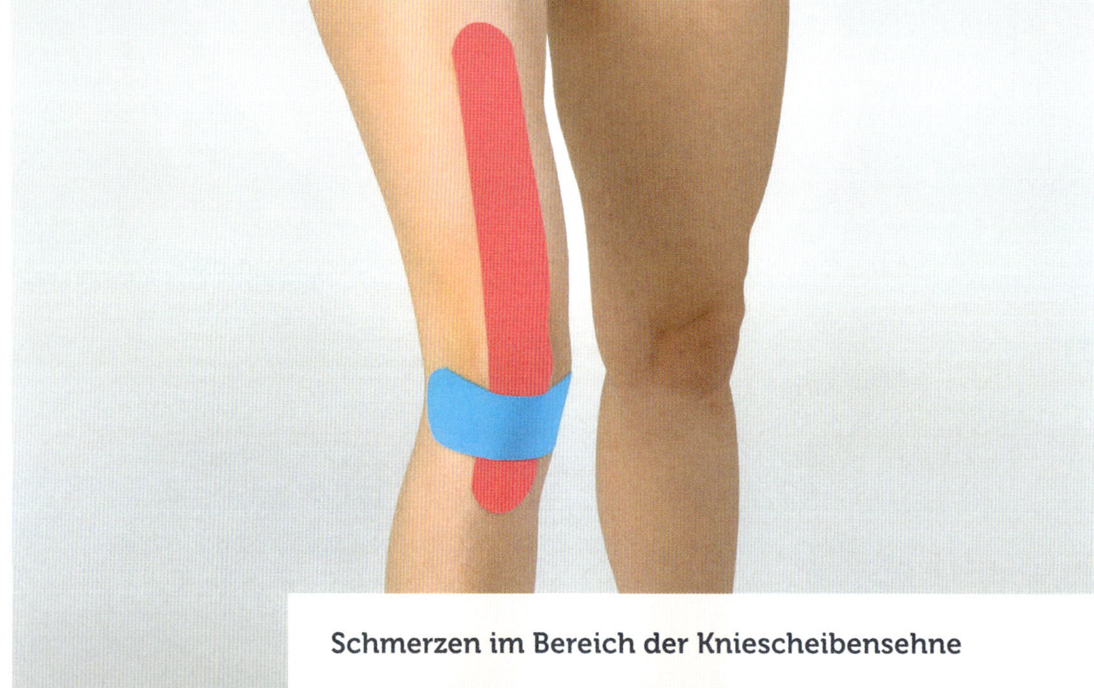

Schmerzen im Bereich der Kniescheibensehne

Schmerzen im Bereich der Kniescheibensehne haben häufig ihre Ursache in einer Überbelastung. Eine hohe Belastung auf diese Sehne erfolgt besonders bei kurzfristigen schnellen und kraftvollen Streckbewegungen des Knies. Das sind Sprung- oder Schussbelastungen im Sport (Weitsprung, Dreisprung, Fußball usw.). Arbeiten in tiefer Hocke oder auf den Knien bewirken eine hohe Zugbelastung auf die Sehne, was ebenso zu Schmerzen führen kann.

Die Tapeanlage → So funktioniert's

Schmerzort bei Belastung

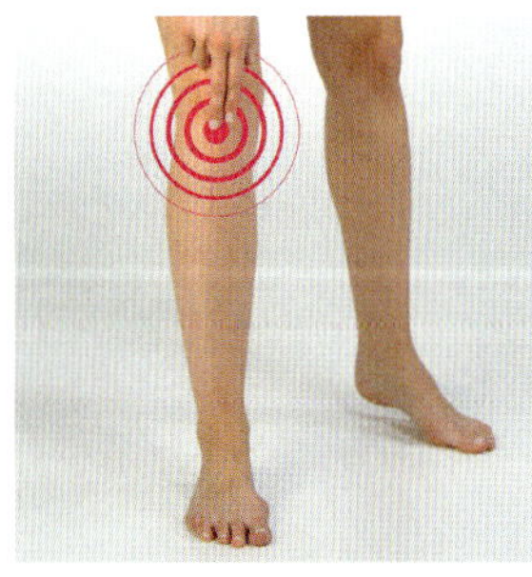

1: Setzen Sie sich auf einen Stuhl und beugen Sie das Knie leicht an. Kleben Sie den Anker des I-Tapes auf die Vorderseite des Schienbeins, direkt unterhalb der Kniescheibe.

2: Beugen Sie das Knie ca. 45° an. Kleben Sie den Zügel des Tapes mit starkem Zug über die Kniescheibensehne bis zur Kniescheibe. Beugen Sie das Knie maximal an. Kleben Sie den Zügel des Tapes nun mit leichtem Zug über die Kniescheibe und den Oberschenkel (kleines Bild). Das Tapeende sollte ohne Zug angelegt werden. Das Tape wird angerieben und fixiert.

3: Kleben Sie den mittleren Anteil des blauen I-Tapes mit starkem Zug nach beiden Seiten quer über die schmerzhafte Kniescheibensehne. Die Tapeenden sollten ohne Zug nach rechts und links angelegt werden. Das Tape wird angerieben und fixiert.

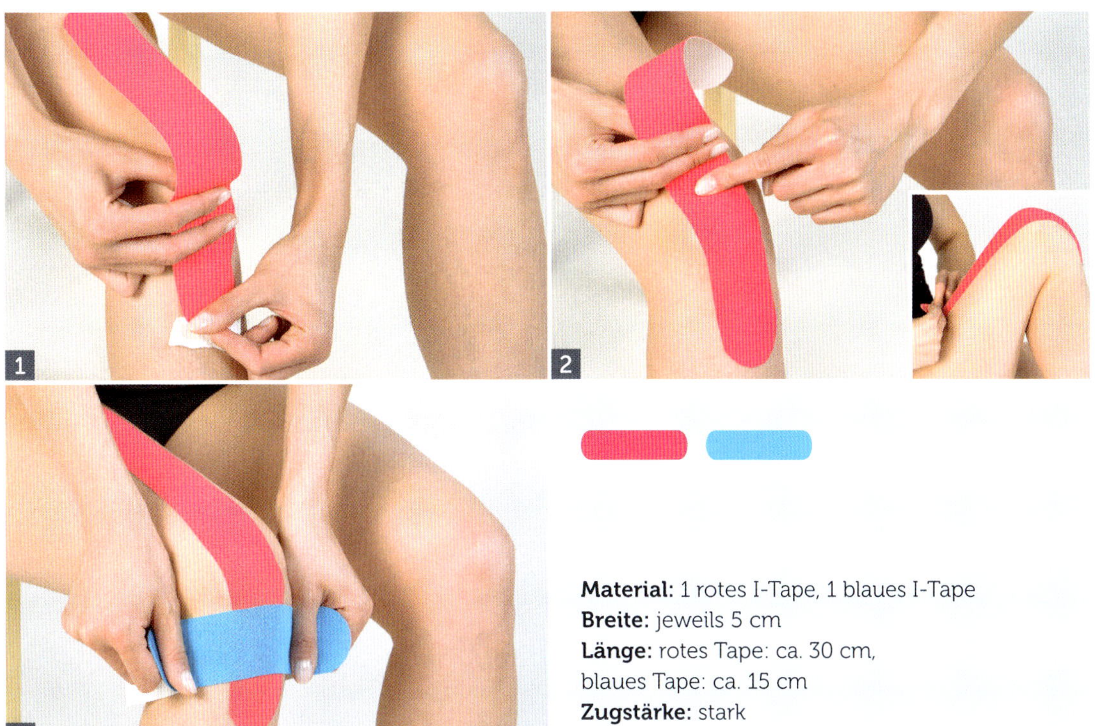

Material: 1 rotes I-Tape, 1 blaues I-Tape
Breite: jeweils 5 cm
Länge: rotes Tape: ca. 30 cm,
blaues Tape: ca. 15 cm
Zugstärke: stark

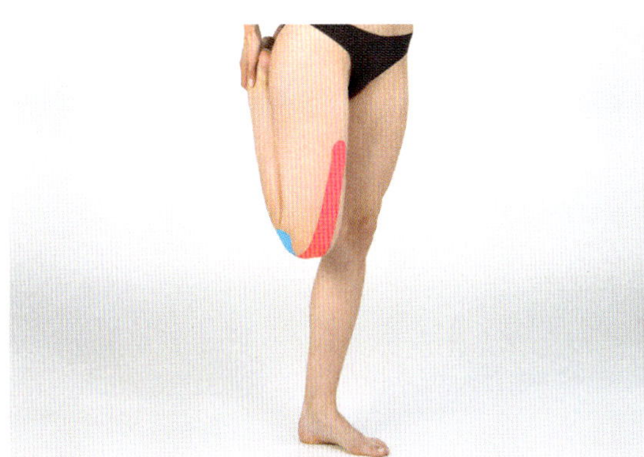

Aktive/vorbeugende Übung
Stellen Sie sich aufrecht hin. Um den Muskel und die Sehne an der Kniescheibe zu dehnen, beugen Sie das Knie weit an und halten den Fuß mit der Hand fest. Ziehen Sie den Fuß in Richtung Gesäß, dabei sollte die Hüfte gestreckt bleiben. Halten Sie diese Stellung mindestens 5 Sekunden lang.

Hinweis › **Ist der Bereich um die Kniescheibensehne überwärmt, geschwollen und druckschmerzhaft, könnte auch eine Schleimbeutelentzündung vorliegen. Dann sollte ein Arzt aufgesucht werden.**

Seitenbänder des Kniegelenks

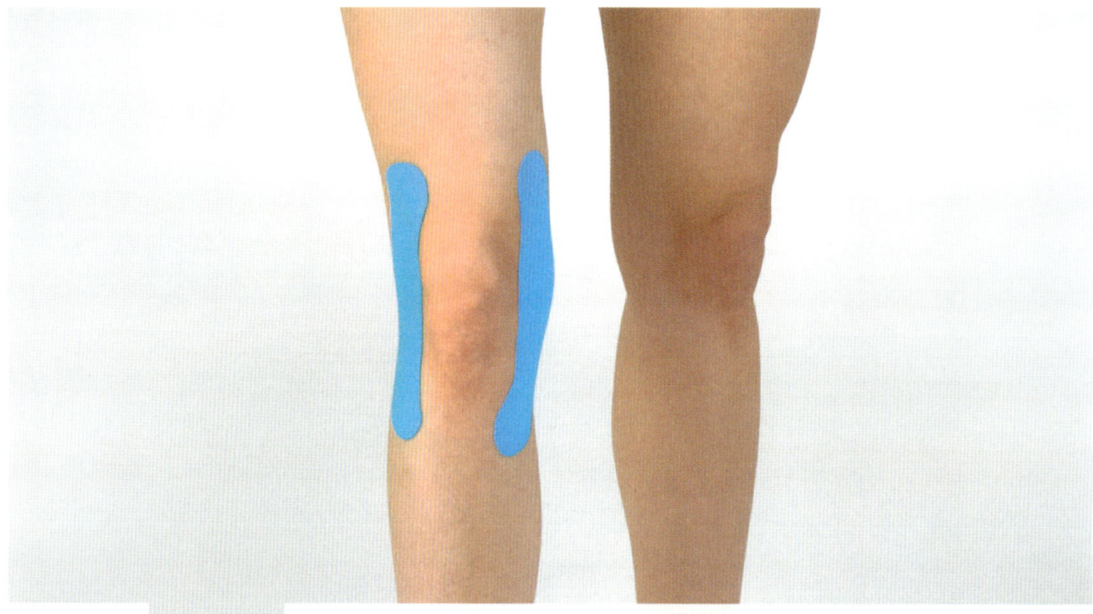

Video
Tapeanlage bei Verletzung der Seitenbänder des Kniegelenks

Verletzung der Seitenbänder des Kniegelenks

Die Seitenbänder des Knies wie auch die Gelenkkapsel können leicht verletzt werden, wenn seitlich eine Kraft auf das Knie einwirkt. Das können Kontaktsportarten wie Kampfsport, aber auch Ballsportarten sein. Das Sitzen im Schneidersitz stresst das Außenband des Knies, eine X-Beinstellung bedeutet eine höhere Belastung für das Innenband.

Schmerzhafte Bewegung

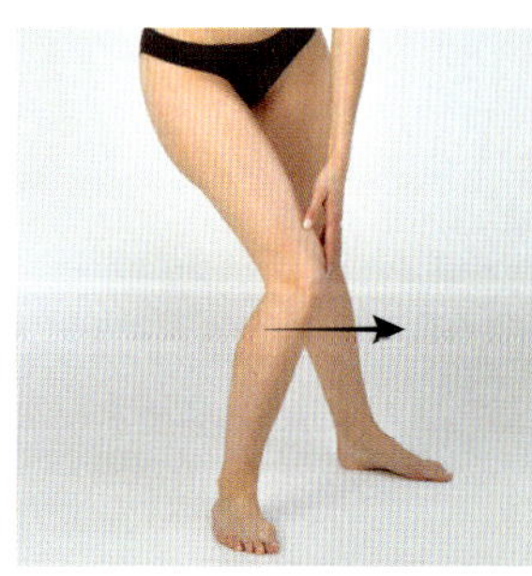

Die Tapeanlage → So funktioniert's

1: **Strecken Sie das Knie. Kleben Sie die Mitte des I-Tapes unter starkem Zug nach beiden Seiten auf die Innenseite des Knies direkt auf das Innenband. Das Tape sollte ca. 2 Fingerbreit von der Kniescheibe entfernt sein**

2: **Beugen Sie das Bein ca. 90° an. Die Tapeenden sollten nun ohne Zug nach oben und unten im Verlauf des Ober- und Unterschenkels angelegt werden. Das Tape wird angerieben und fixiert.**

3: **Ein zweites I-Tape wird mit der gleichen Technik an der Außenseite des Knies angelegt, ebenfalls ca. 2 Fingerbreit von der Kniescheibe entfernt. Der untere Anteil des Tapes sollte zum Wadenbeinköpfchen verlaufen. Mit gebeugtem Knie werden auch hier die Tapeenden ohne Zug angelegt. Das Tape wird angerieben und fixiert.**

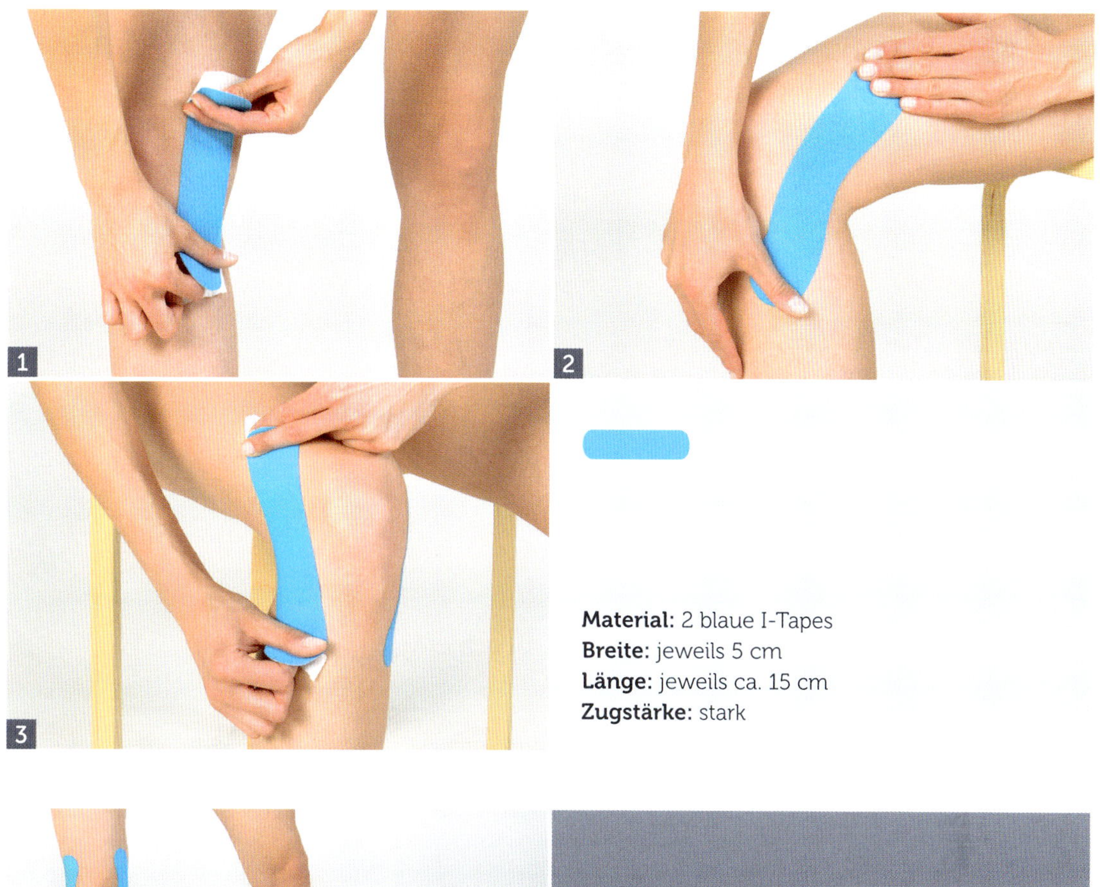

Material: 2 blaue I-Tapes
Breite: jeweils 5 cm
Länge: jeweils ca. 15 cm
Zugstärke: stark

Aktive/vorbeugende Übung
Stellen Sie sich aufrecht hin und machen Sie eine leichte Kniebeuge. Verlagern Sie Ihr Gewicht wechselseitig auf das rechte und das linke Bein. Achten Sie darauf, dass Ihr Knie nicht nach innen oder außen fällt (X- oder O-Bein).

Hinweis › **Verletzungen der Kniebänder sind oft schmerzhaft und langwierig. Weiterer Stress auf die betroffenen Strukturen sollte vermieden werden. Radfahren ist günstig, da das Knie viel bewegt wird, ohne dass das Körpergewicht voll auf das Knie einwirkt.**

Fußbewegung nach außen/äußere Wadenmuskulatur

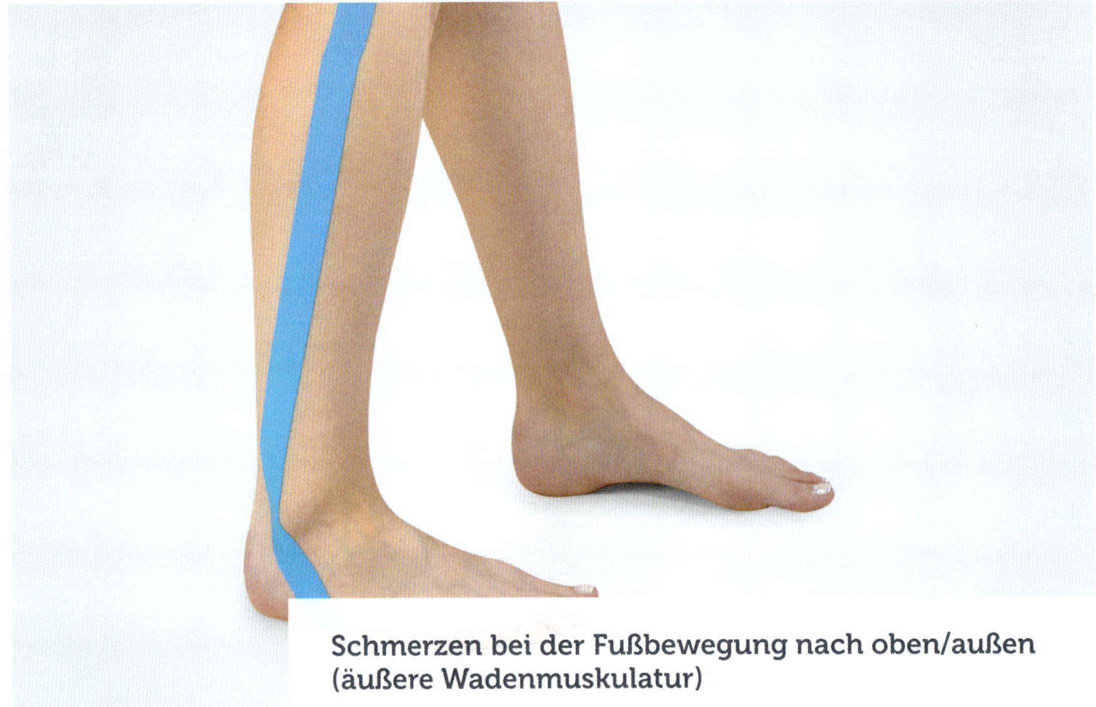

Schmerzen bei der Fußbewegung nach oben/außen (äußere Wadenmuskulatur)

Schmerzen im Bereich des äußeren Unterschenkels können entstehen, wenn die Muskulatur überlastet oder gezerrt ist. Eine Zerrung kommt häufig im Laufsport vor, besonders wenn die Muskulatur noch nicht trainiert ist (Laufanfänger), wenn eine Fußfehlstellung vorliegt oder wenn man im Sprunggelenk umgeknickt ist.

Schmerzort bei Bewegung

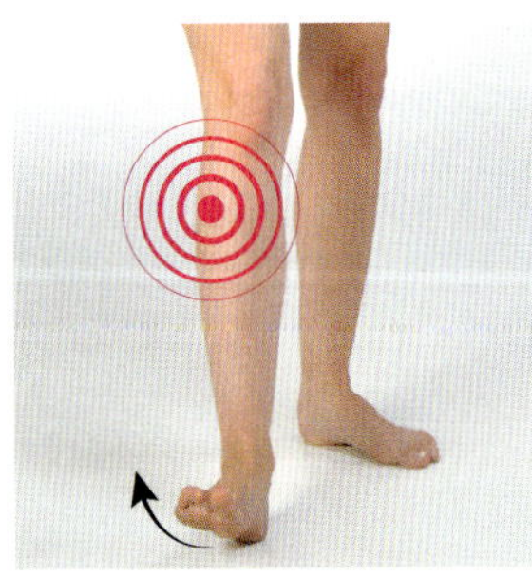

Die Tapeanlage → So funktioniert's

1: **Setzen Sie sich auf einen Stuhl und legen Sie den betroffenen Fuß auf Ihren Oberschenkel. Kleben Sie den Anker des I-Tapes von unten auf die Fußinnenseite. Das Tape sollte zur Fußaußenseite hin ausgerichtet sein.**

2: **Ziehen Sie den Fuß hoch. Kleben Sie den Zügel des Tapes mit leichtem Zug unter dem Fuß her, sodass das Tape direkt hinter dem prominenten fünften Mittelfußknochen um den äußeren Rand verläuft.**

3: **Ziehen Sie nun das Tape mit leichtem Zug um den Außenknöchel herum und kleben es mit leichtem Zug auf die Außenseite des Unterschenkels. Das Tapeende sollte ohne Zug angelegt werden. Das Tape wird angerieben und fixiert.**

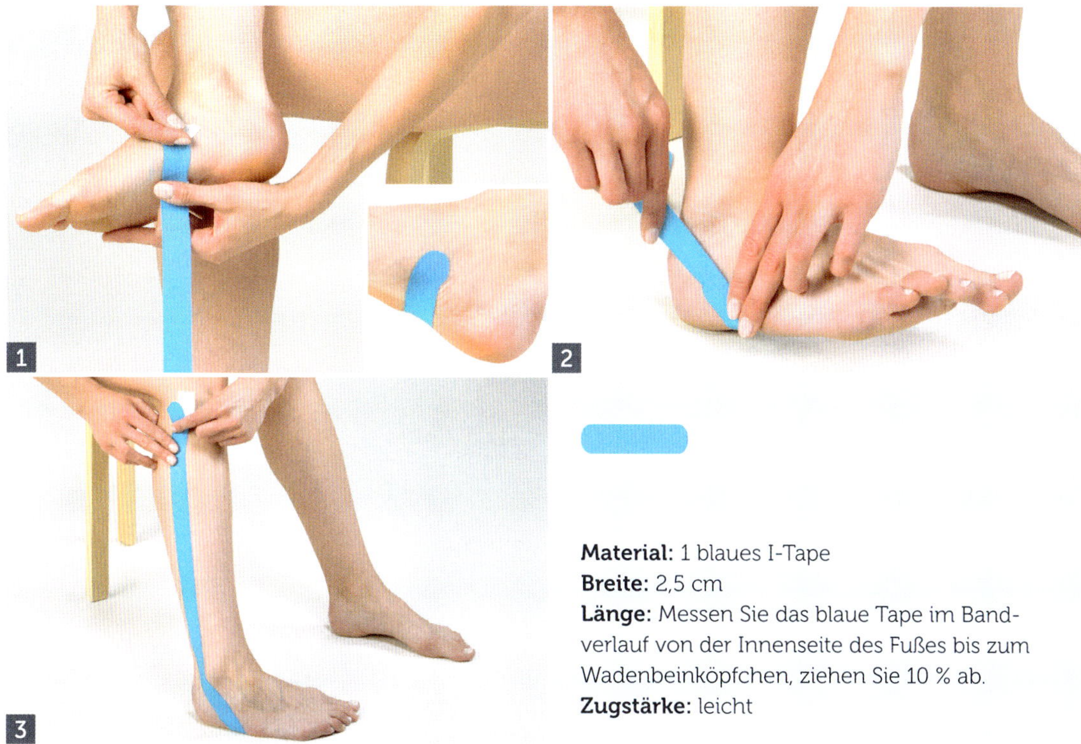

Material: 1 blaues I-Tape
Breite: 2,5 cm
Länge: Messen Sie das blaue Tape im Bandverlauf von der Innenseite des Fußes bis zum Wadenbeinköpfchen, ziehen Sie 10 % ab.
Zugstärke: leicht

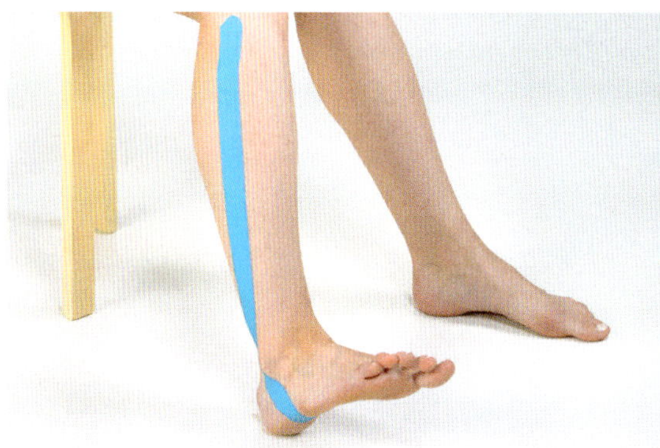

Aktive/vorbeugende Übung
Setzen Sie sich auf einen Stuhl und setzen Sie den Fuß etwas nach vorne. Ziehen Sie den Fuß hoch und versuchen Sie, die Fußaußenseite anzuheben. Dann lassen Sie den Fuß wieder ab und wiederholen die Bewegung mehrfach.

Hinweis › **Bei starken Schmerzen kann ein zweites Tape im gleichen Verlauf, nur leicht versetzt nach vorne, angelegt werden.**

Laufen, Zehenstand/Wadenmuskulatur, Achillessehne

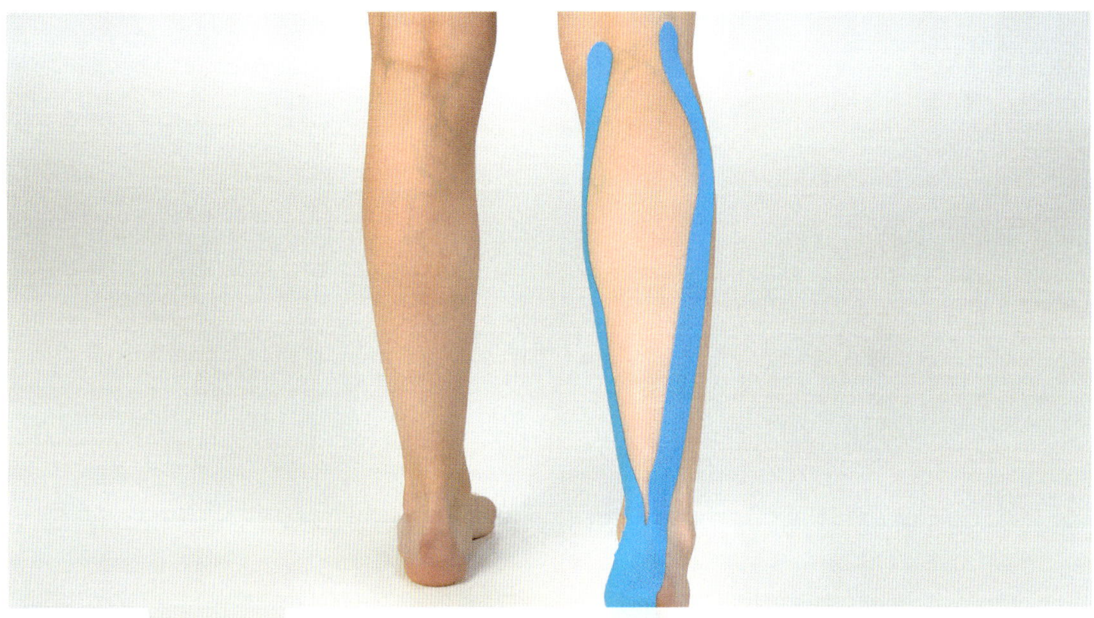

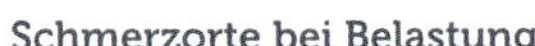

Video

Tapeanlage bei Schmerzen im Bereich der Wade und Achillessehne

Schmerzen im Bereich der Wade und Achillessehne (Laufen, Zehenstand usw.)

Schmerzen im Bereich der Wade und der Achillessehne treten häufig auf. Beim Laufen, Springen, Tanzen, bei Ballsportarten usw. wird der Vorderfuß in der Fortbewegung nach unten gedrückt. Die Wadenmuskulatur spannt sich an und die Kraft wird über die Achillessehne übertragen. Intensive sportliche Aktivitäten ohne einen Ausgleich können zur Überbelastung und Verkürzung der Muskulatur führen.

Schmerzorte bei Belastung

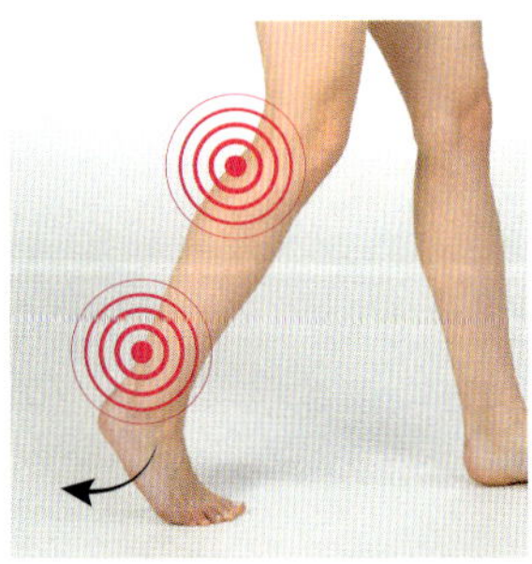

Die Tapeanlage → So funktioniert's

1: **Setzen Sie sich auf einen Stuhl und legen Sie den betroffenen Fuß auf Ihren Oberschenkel. Ziehen Sie den Fuß leicht hoch. Kleben Sie den Anker des Y-Tapes unter den Fuß, leicht vor dem Fersenbein. Kleben Sie den langen Anker unter der Ferse her, bis Sie zur Achillessehne gelangen.**

2: **Stellen Sie sich hin, ziehen Sie den Fuß hoch und strecken Sie das Knie. Kleben Sie den inneren Zügel des Y-Tapes mit leichtem Zug innen über die Wadenmuskulatur bis zur Kniekehle. Lassen Sie das Tapeende ohne Zug auslaufen.**

3: **Mit gleicher Technik kleben Sie nun den äußeren Zügel auf die Außenseite der Wadenmuskulatur. Das Tape wird angerieben und fixiert.**

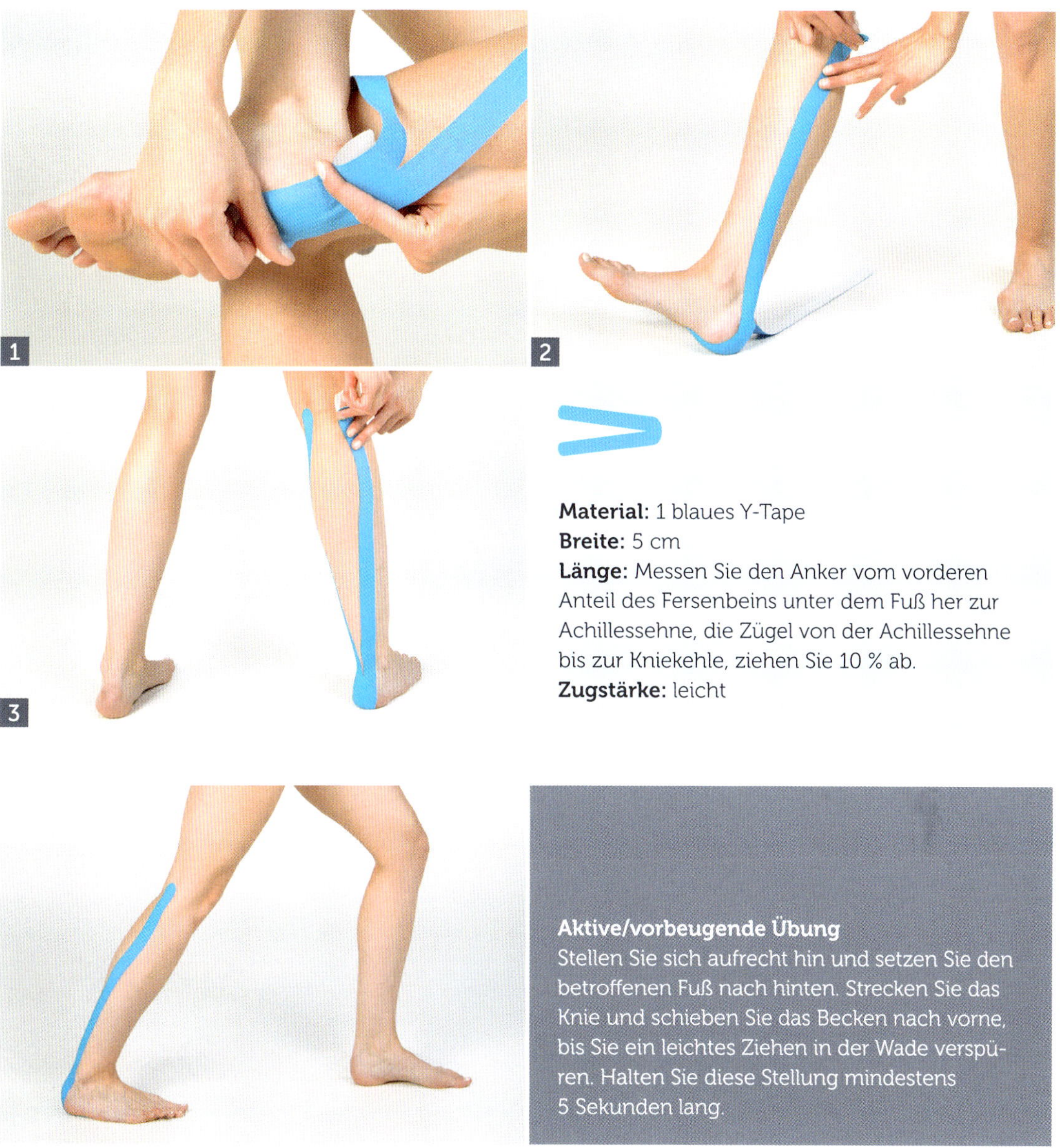

Material: 1 blaues Y-Tape
Breite: 5 cm
Länge: Messen Sie den Anker vom vorderen Anteil des Fersenbeins unter dem Fuß her zur Achillessehne, die Zügel von der Achillessehne bis zur Kniekehle, ziehen Sie 10 % ab.
Zugstärke: leicht

Aktive/vorbeugende Übung
Stellen Sie sich aufrecht hin und setzen Sie den betroffenen Fuß nach hinten. Strecken Sie das Knie und schieben Sie das Becken nach vorne, bis Sie ein leichtes Ziehen in der Wade verspüren. Halten Sie diese Stellung mindestens 5 Sekunden lang.

Hinweis › Das Gehen in Schuhen mit hohen Absätzen fördert die Verkürzung der Wadenmuskulatur und sollte vermieden werden.

Fußhebung

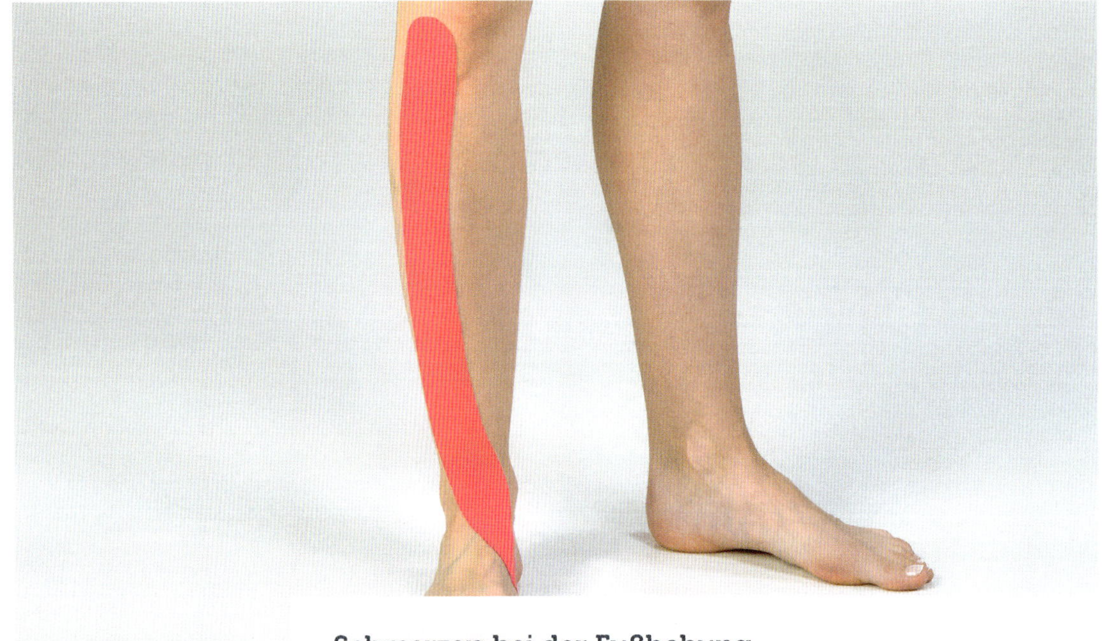

Schmerzen bei der Fußhebung

Schmerzen im Bereich der vorderen Schienbeinmuskulatur sind häufig auf eine Schwäche der Fußhebermuskulatur zurückzuführen. Sie ist oft zu schwach und ermüdet schnell. Beim Laufen ist die Fußhebung sehr wichtig, um nicht zu stolpern. Daher geben viele Jogger/Läufer Schmerzen bei der Fußhebung an, gerade dann, wenn sie nach einer Trainingspause wieder mit dem Laufen beginnen.

Schmerzhafte Bewegung

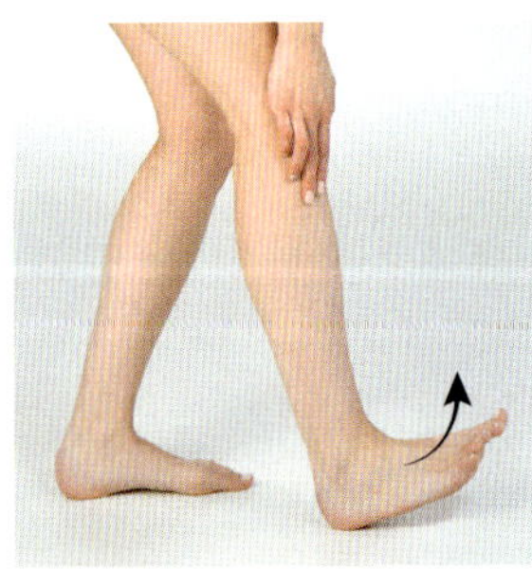

Die Tapeanlage → So funktioniert's

1: **Setzen Sie sich auf einen Stuhl. Kleben Sie den Anker des I-Tapes knienah seitlich neben das Schienbein.**
2: **Drücken Sie den Fuß leicht nach unten. Kleben Sie den Zügel des I-Tapes mit leichtem Zug seitlich des Schienbeins in Richtung Fuß.**
3: **Am Sprunggelenk kreuzt das Tape das Schienbein und verläuft zur Fußinnenseite, in Höhe der Fußmitte. Lassen Sie das Tapeende ohne Zug auslaufen. Das Tape wird angerieben und fixiert.**

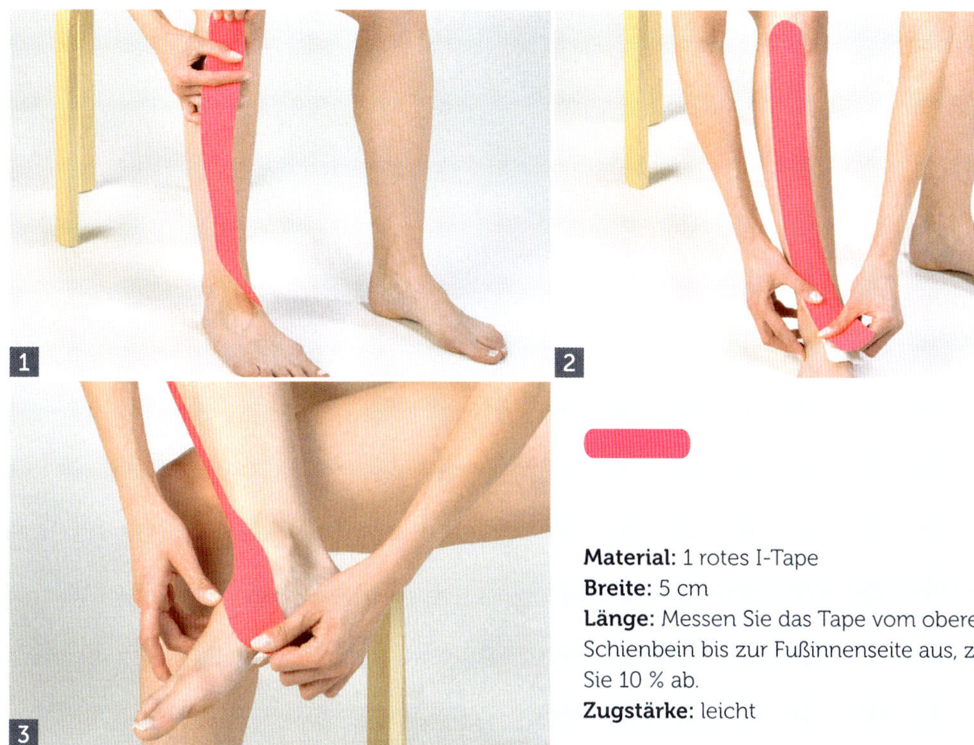

Material: 1 rotes I-Tape
Breite: 5 cm
Länge: Messen Sie das Tape vom oberen Schienbein bis zur Fußinnenseite aus, ziehen Sie 10 % ab.
Zugstärke: leicht

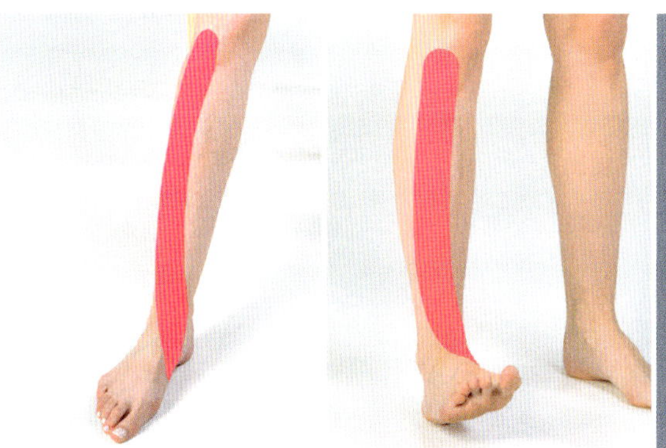

Aktive/vorbeugende Übung
Setzen Sie sich auf einen Stuhl und setzen Sie den Fuß etwas nach vorne. Drücken Sie den Fuß nach unten und drehen Sie ihn gleichzeitig etwas nach außen. Nach dieser Dehnung laufen Sie einige Schritte auf der Ferse (Aktivierung des Muskels).

Hinweis › Eine langfristige Überbelastung der Fußhebermuskulatur kann zu einer Entzündung der Knochenhaut am vorderen Schienbein führen. Daher sollte diese Problematik auskuriert werden, bevor intensives Training wieder aufgenommen wird.

Sprunggelenk

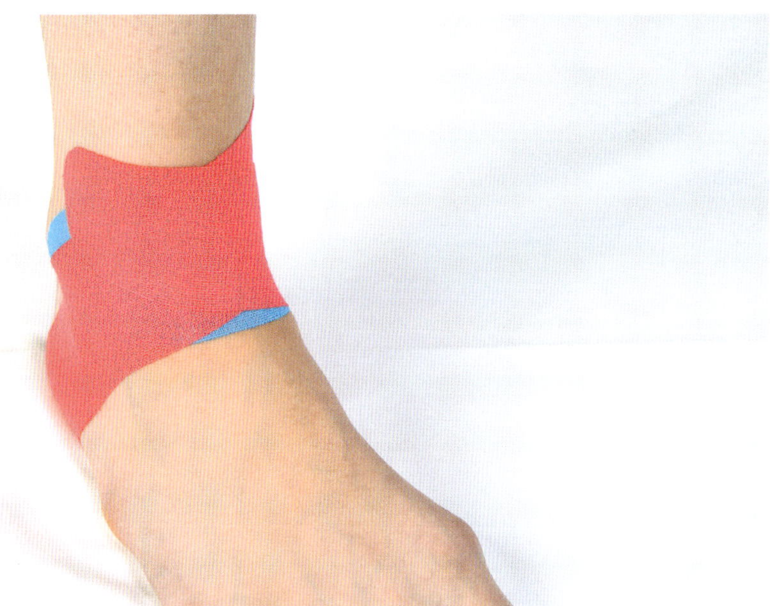

Schmerzen im Bereich des Sprunggelenks

Schmerzen im Bereich des Sprunggelenks entstehen häufig durch ein „Umknicken", eine Überdehnung der Bandstrukturen der Gelenke. Das klassische Supinationstrauma wird im Sportteil beschrieben (s. S. 160). Diffuse Schmerzen im Sprunggelenk können aber auch durch eine Überbelastung des Gelenks im Sport oder Alltag entstehen. Hierbei werden die Gelenkkapsel und die umgebenden Bandstrukturen des Gelenks gereizt, sodass Fußbewegungen in alle Richtungen schmerzhaft sein können.

Schmerzort bei Belastung

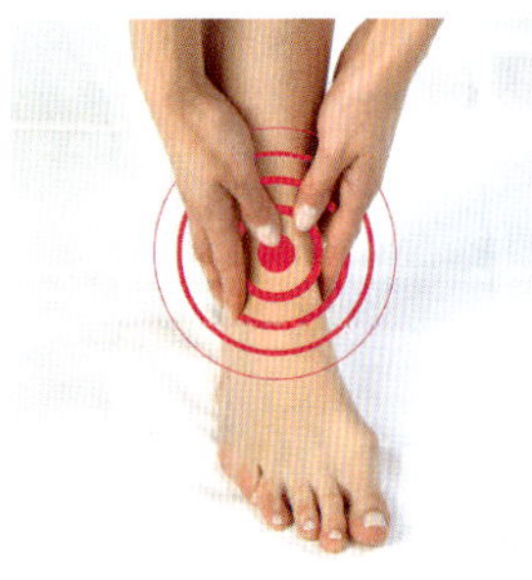

Die Tapeanlage → So funktioniert's

1: **Setzen Sie sich auf einen Stuhl. Kleben Sie den mittleren Anteil des blauen I-Tapes unter starkem Zug nach beiden Seiten von vorne auf das Sprunggelenk. Die Tapeenden sollen ohne Zug nach innen und außen zu den Knöcheln auslaufen. Das Tape wird angerieben und fixiert.**

2: **Kleben Sie die Mitte des zweiten Tapes unter starkem Zug nach beiden Seiten unter die Ferse (kleines Bild), der äußere Zügel wird mit starkem Zug um die Außenseite der Ferse, diagonal über das Sprunggelenk, zur Innenseite des Unterschenkels gezogen. Das Tapeende läuft ohne Zug aus.**

3: **Der innere Zügel wird mit starkem Zug um die Innenseite der Ferse, dann diagonal über das Sprunggelenk zur Außenseite des Unterschenkels gezogen. Das Tapeende läuft ohne Zug aus. Das Tape wird angerieben und fixiert.**

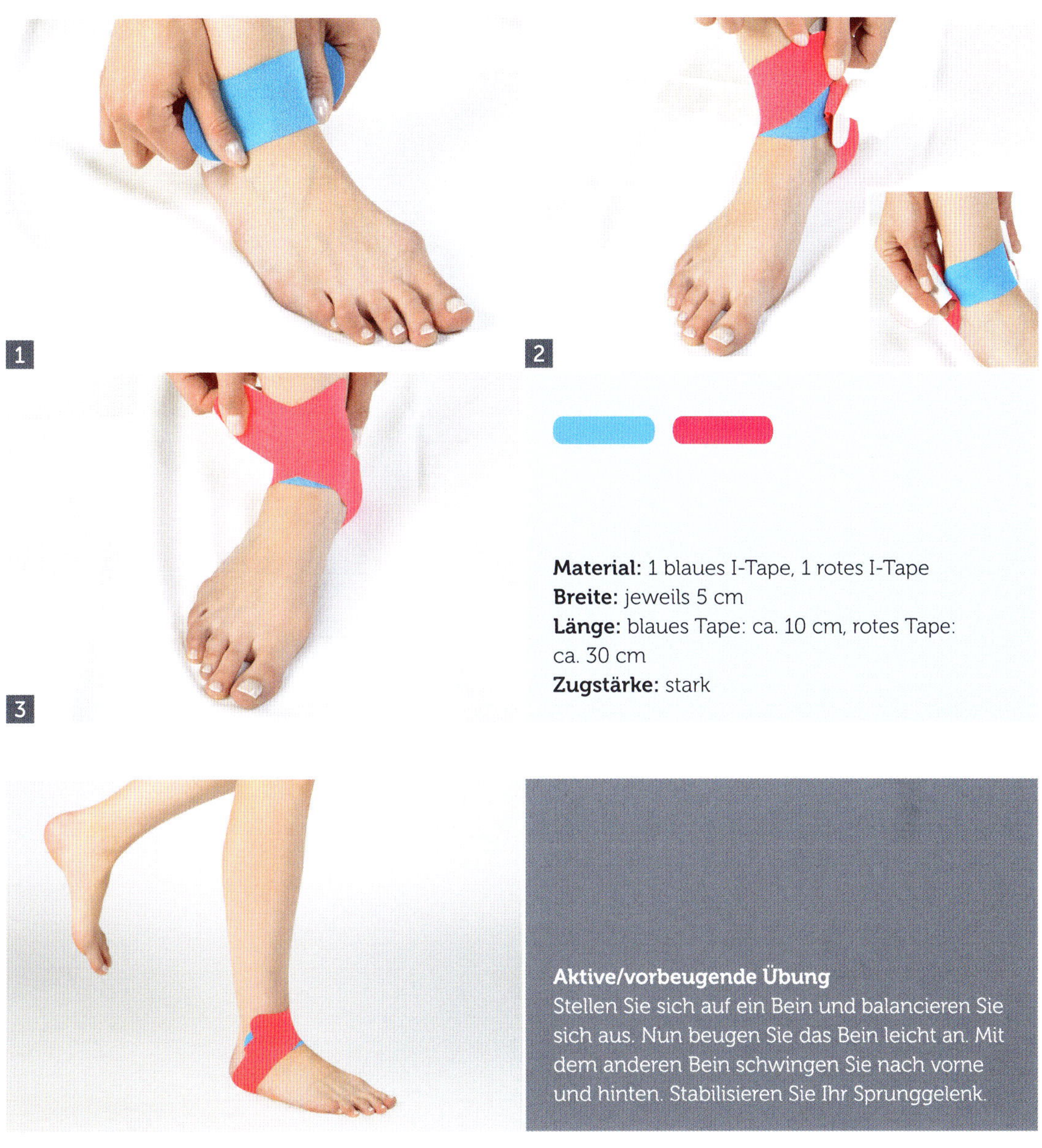

Material: 1 blaues I-Tape, 1 rotes I-Tape
Breite: jeweils 5 cm
Länge: blaues Tape: ca. 10 cm, rotes Tape: ca. 30 cm
Zugstärke: stark

Aktive/vorbeugende Übung
Stellen Sie sich auf ein Bein und balancieren Sie sich aus. Nun beugen Sie das Bein leicht an. Mit dem anderen Bein schwingen Sie nach vorne und hinten. Stabilisieren Sie Ihr Sprunggelenk.

Hinweis › Das Tragen von Schuhen mit hohen Absätzen verändert die Statik des Beins deutlich und belastet das Sprunggelenk, den Fuß und die Zehen. Bei Beschwerden in diesem Bereich sollte daher darauf verzichtet werden.

Knickfuß

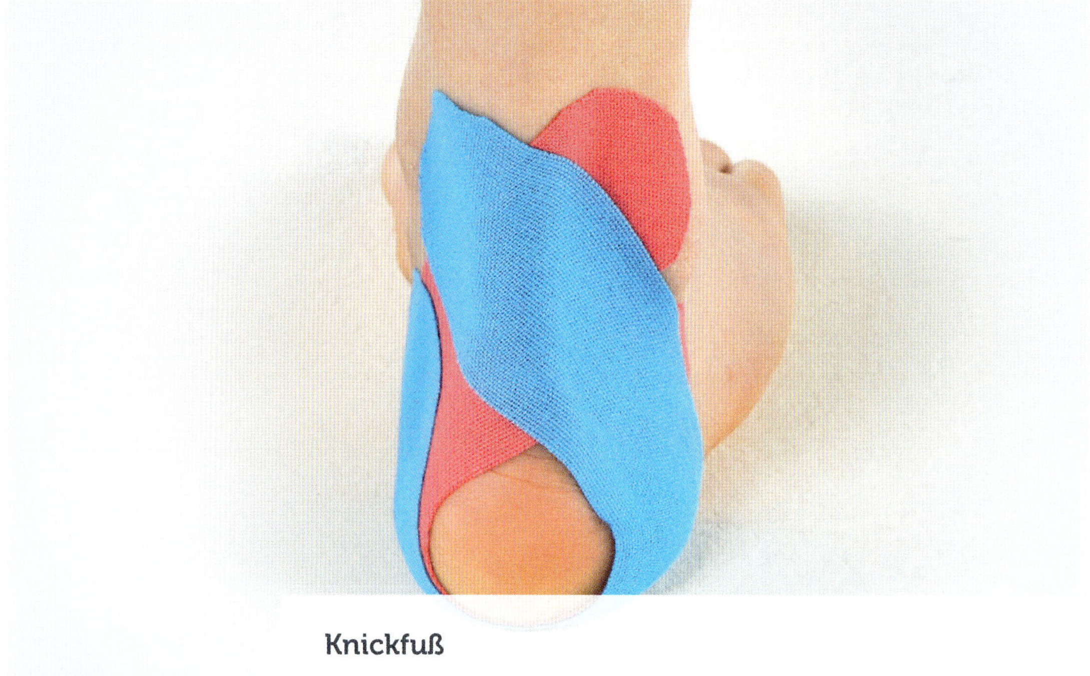

Knickfuß

Das Körpergewicht wird über das Sprunggelenk auf den Boden abgeleitet. Dabei sollte das Fersenbein mittig auf dem Untergrund stehen. Das ist gut daran zu erkennen, dass die Achillessehne gerade von oben nach unten verläuft. Bei einem Knickfuß kippt das Fersenbein nach innen, die Belastung auf dem Innenrand des Fersenbeins erhöht sich, die Achillessehne zieht im unteren Anteil nach innen. Diese Stellung bedeutet eine Fehlbelastung des unteren Sprunggelenks und kann zu Schmerzen im Gelenk wie auch an der Achillessehne oder der Wadenmuskulatur führen.

Die Tapeanlage → So funktioniert's

Schmerzort bei Belastung

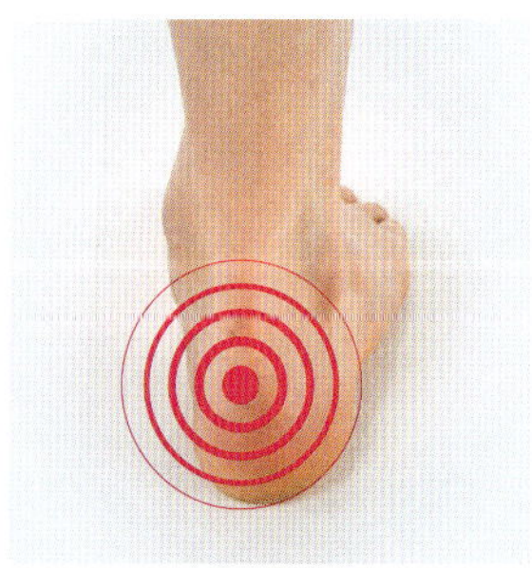

1: Legen Sie den betroffenen Unterschenkel auf den Oberschenkel des anderen Beins (Schneidersitz). Ziehen Sie den Fuß hoch. Kleben Sie den Anker des roten I-Tapes auf die Außenseite des Fersenbeins, das Tape ist zur Fußsohle hin ausgerichtet.

2: Ziehen Sie das Tape mit starkem Zug nach innen um die Ferse, dann im 45°-Winkel über die Achillessehne zum Unterschenkel. Das Tapeende bleibt ohne Zug.

3: Das zweite, blaue Tape wird andersherum mit der gleichen Technik von der Innenseite des Fersenbeins zum Unterschenkel hin angelegt. Beide Tapes werden angerieben und fixiert.

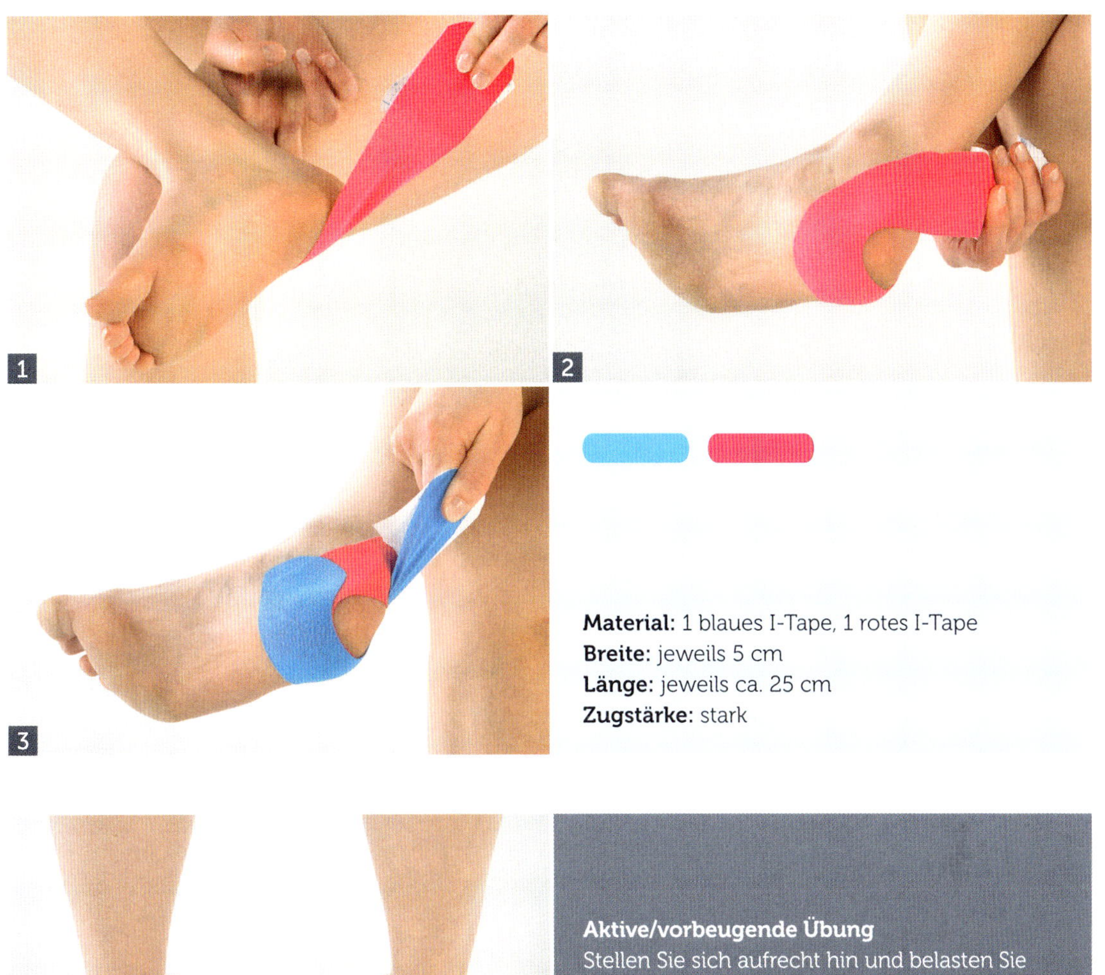

Material: 1 blaues I-Tape, 1 rotes I-Tape
Breite: jeweils 5 cm
Länge: jeweils ca. 25 cm
Zugstärke: stark

Aktive/vorbeugende Übung
Stellen Sie sich aufrecht hin und belasten Sie beide Füße gleichmäßig. Das Körpergewicht sollte über die 3 Punkte Großzehballen, Kleinzehballen und Ferse abgeleitet werden. Versuchen Sie nun, mehr Druck auf den äußeren Bereich der Ferse zu bekommen, ohne dass der Großzehballen abhebt.

Hinweis › **Die Knickfußstellung des Fersenbeins kann zu einer erhöhten Belastung der Innenbänder des Sprunggelenks führen (Verletzungsgefahr!).**

Zehenbeugung

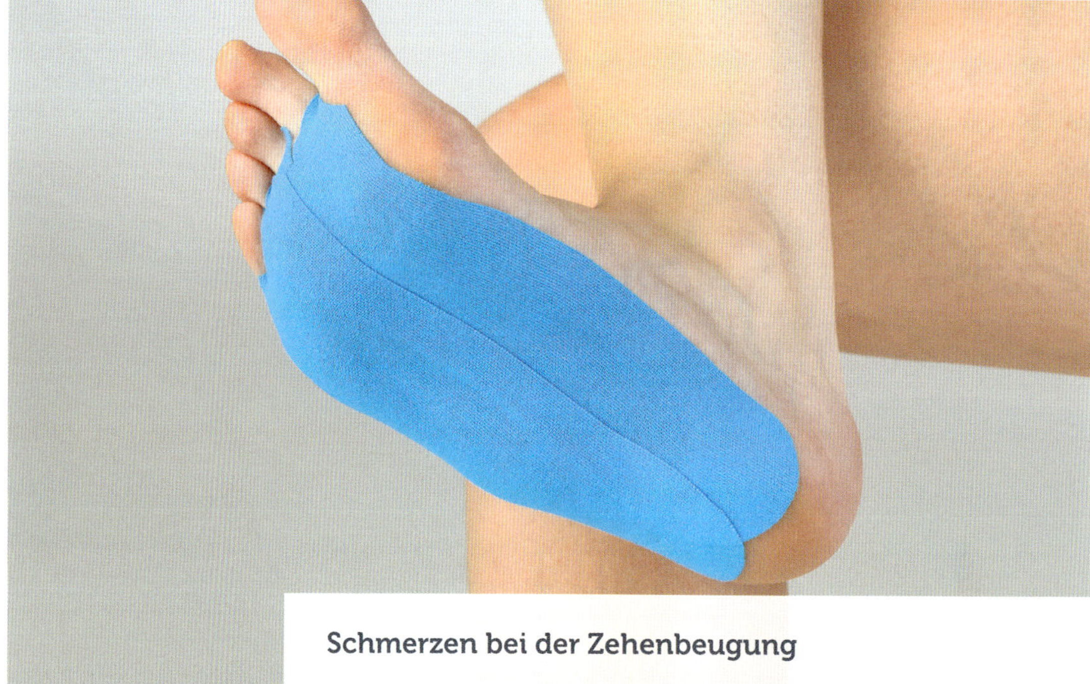

Schmerzen bei der Zehenbeugung

Werden vermehrt offene Schuhe getragen oder Schuhe mit Absätzen, so werden die Zehe oft gekrallt, um die Schuhe zu halten. Häufiges Zehenbeugen führt zu einer Überbelastung der Muskulatur und kann Schmerzen verursachen. Übergewicht führt zu einer Mehrbelastung der Füße, sodass die Fußmuskulatur verstärkt arbeiten muss, um die Fußwölbungen zu halten. Dieser Umstand kann auch zu einer Reizung und Überbelastung der Muskulatur führen.

Die Tapeanlage → So funktioniert's

Schmerzhafte Bewegung

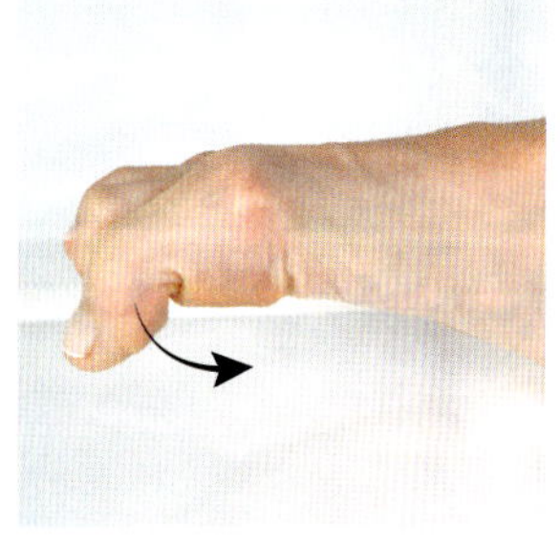

1: Setzen Sie sich auf einen Stuhl und legen Sie den betroffenen Fuß auf Ihren Oberschenkel. Kleben Sie die kurzen Zügel des ersten Y-Tapes um den 2. Zeh, sodass sich die Zügelenden auf der Oberseite der Zehe überlappen (kleines Bild). Richten Sie das Tape zum Fersenbein hin aus.

2: Ziehen Sie die Zehe hoch und kleben Sie das Tape mit leichtem Zug über die Innenseite der Fußsohle zum Fersenbein hin. Das Tape wird angerieben und fixiert.

3: Kleben Sie mit gleicher Technik ein zweites Y-Tape unter den Fuß. Kleben Sie die kurzen Zügel des Y-Tapes um den 4. Zeh, sodass sich die Zügelenden auf der Oberseite der Zehe überlappen und bringen Sie das Tape über die äußere Fußsohle an. Enden Sie wieder am Fersenbein. Das Tape wird angerieben und fixiert.

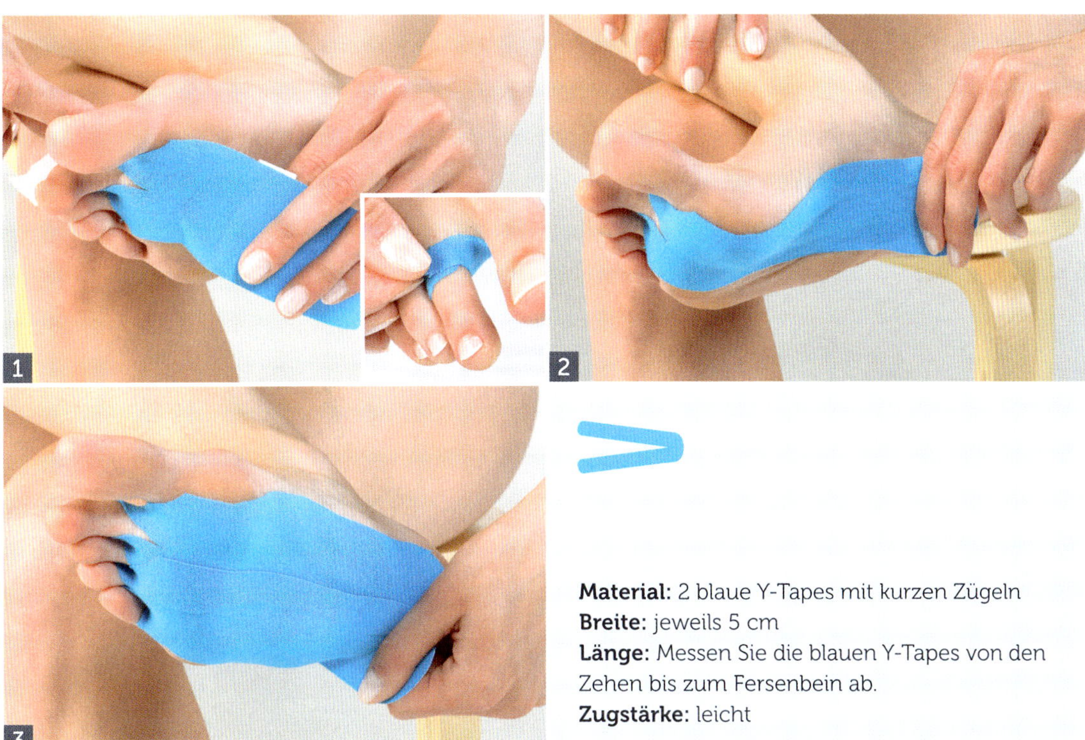

Material: 2 blaue Y-Tapes mit kurzen Zügeln
Breite: jeweils 5 cm
Länge: Messen Sie die blauen Y-Tapes von den Zehen bis zum Fersenbein ab.
Zugstärke: leicht

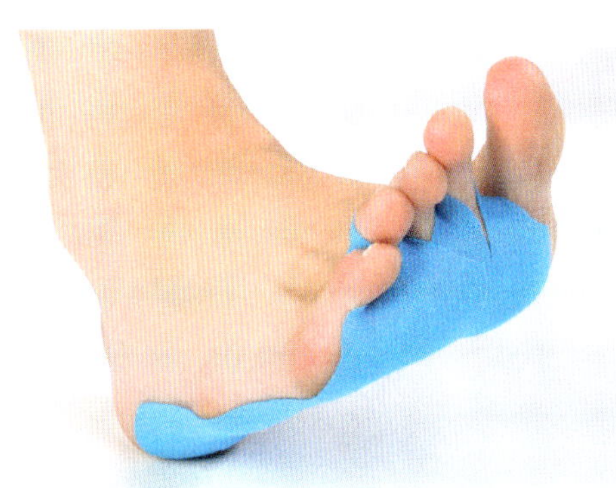

Aktive/vorbeugende Übung
Setzen Sie sich auf einen Hocker und stellen Sie den betroffenen Fuß nach vorne. Ziehen Sie den Fuß hoch und halten Sie die Stellung im Sprunggelenk. Nun ziehen Sie die Zehen hoch und lassen sie wieder locker. Die Zehenbewegung sollte mehrfach wiederholt werden.

Hinweis › **> Langanhaltende Überbelastungen der Fußmuskulatur können zu einer sehr schmerzhaften Reizung am Fersenbein und ggf. zu einem Fersensporn führen.**

Großzehengrundgelenk (Hallux valgus)

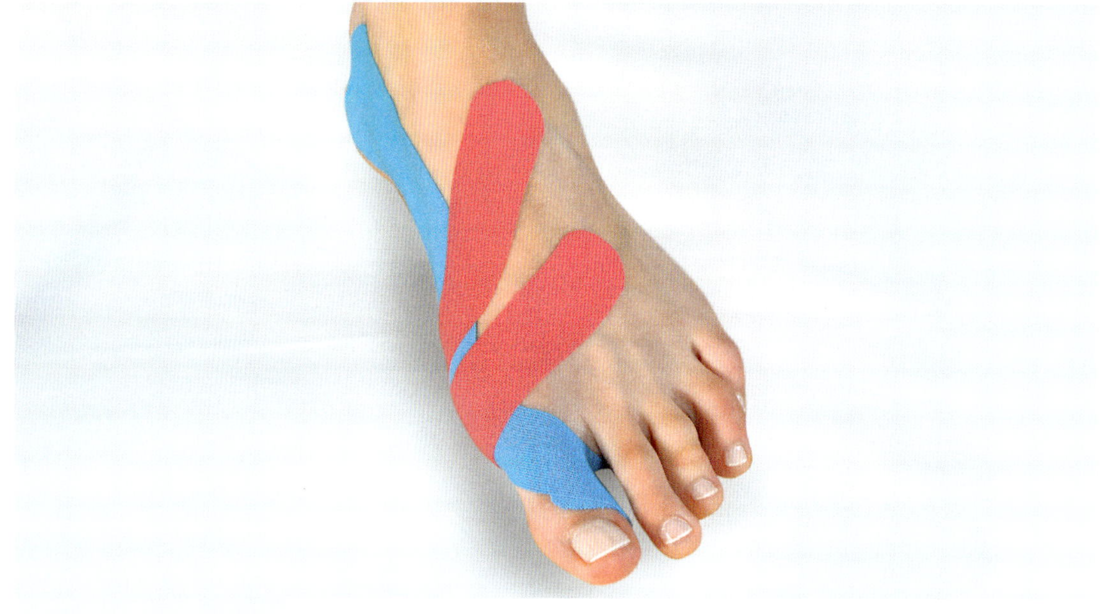

Schmerzen im Bereich der Großzehe (Hallux valgus)

Eine Schiefstellung der Großzehe im Grundgelenk (Hallux valgus) führt zu einer Überbelastung der Gelenkkapsel, der Bänder und des Gelenks selber. Häufig führen enge Schuhe oder Absatzschuhe zum Abknicken des großen Zehs nach innen, aber auch das Absinken der Fußwölbungen (Spreiz- oder Knickfüße) können diese Situation hervorrufen. Häufig liegen auch familiäre Veranlagungen vor, sodass es dann noch wichtiger ist, früh mit der Eigentherapie zu beginnen.

Die Tapeanlage → So funktioniert's

1: **Setzen Sie sich auf einen Stuhl und legen Sie den betroffenen Fuß auf Ihren Oberschenkel. Kleben Sie die kurzen Zügel des blauen Y-Tapes um den 1. Zeh, sodass sich die Zügelenden auf der Innenseite der Zehe überlappen (kleines Bild). Richten Sie das Tape zum Fersenbein hin aus.**

2: **Spreizen Sie die 1. Zehe passiv oder aktiv ab und kleben Sie das Tape mit starkem Zug über die Innenseite des Fußes zum Fersenbein hin. Lassen Sie das Tapeende ohne Zug auslaufen. Das Tape wird angerieben und fixiert.**

3: **Zusätzlich kann ein weiteres Y-Tape angelegt werden. Hierzu kleben Sie den Anker des roten Tapes unter den Großzehenballen und die Zügel mit leichtem Zug über die Fußinnenseite auf den Fußrücken. Das Tape wird angerieben und fixiert.**

Schmerzort bei Belastung

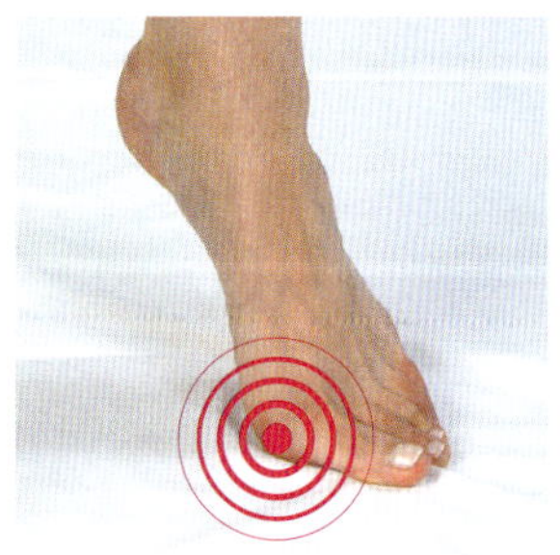

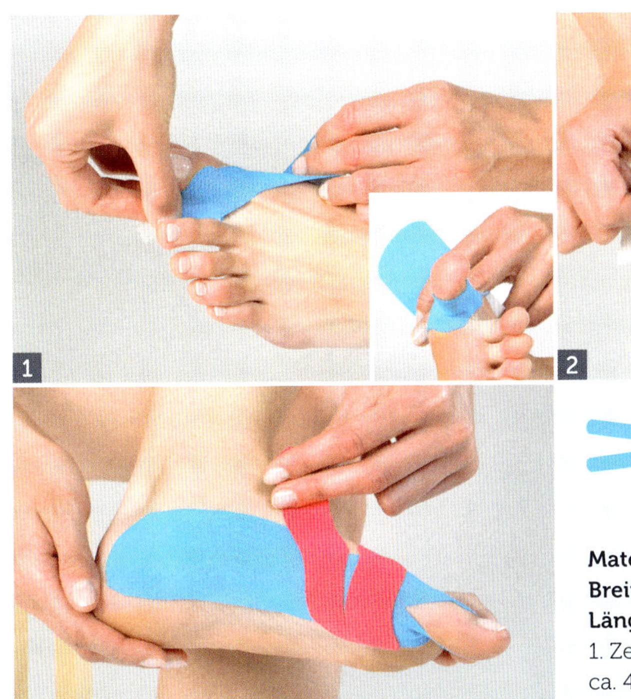

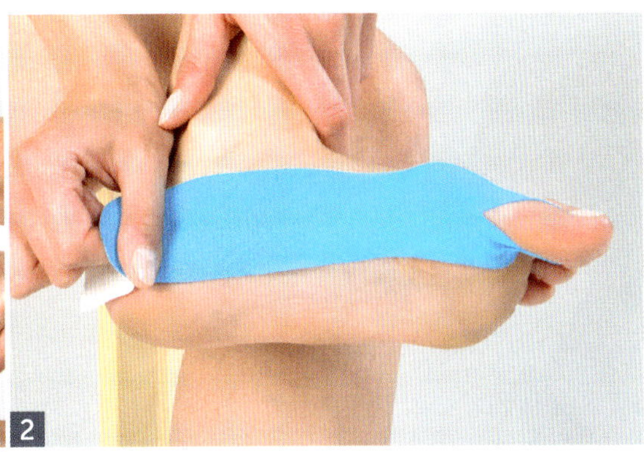

Material: 1 blaues Y-Tape, 1 rotes Y-Tape
Breite: jeweils 5 cm
Länge: Messen Sie das blaue Y-Tape von der 1. Zehe bis zum Fersenbein ab, die Zügel sind ca. 4 cm lang. Rotes Y-Tape: ca. 10 cm
Zugstärke: Blau: stark, Rot: leicht

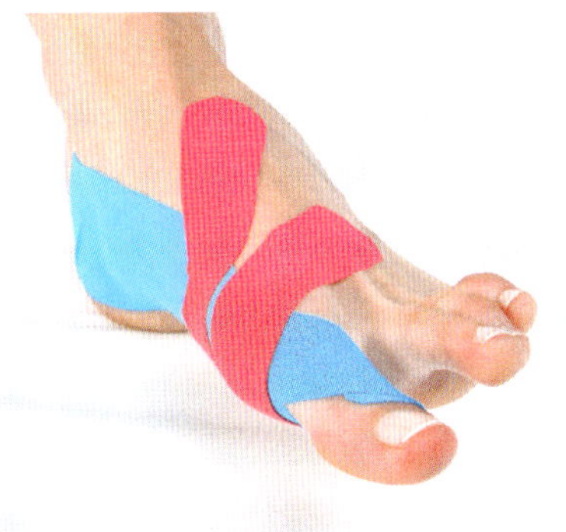

Aktive/vorbeugende Übung
Setzen Sie sich auf einen Hocker und stellen Sie den betroffenen Fuß nach vorne. Spreizen Sie den 1. Zeh mehrfach zur Seite hin ab. Auch wenn es schwer fällt, es wird funktionieren!

Hinweis › **Ein Hallux valgus kann zu Knorpelschäden führen (Arthrose) und sollte deswegen frühzeitig konservativ behandelt werden.**

Fußgewölbe

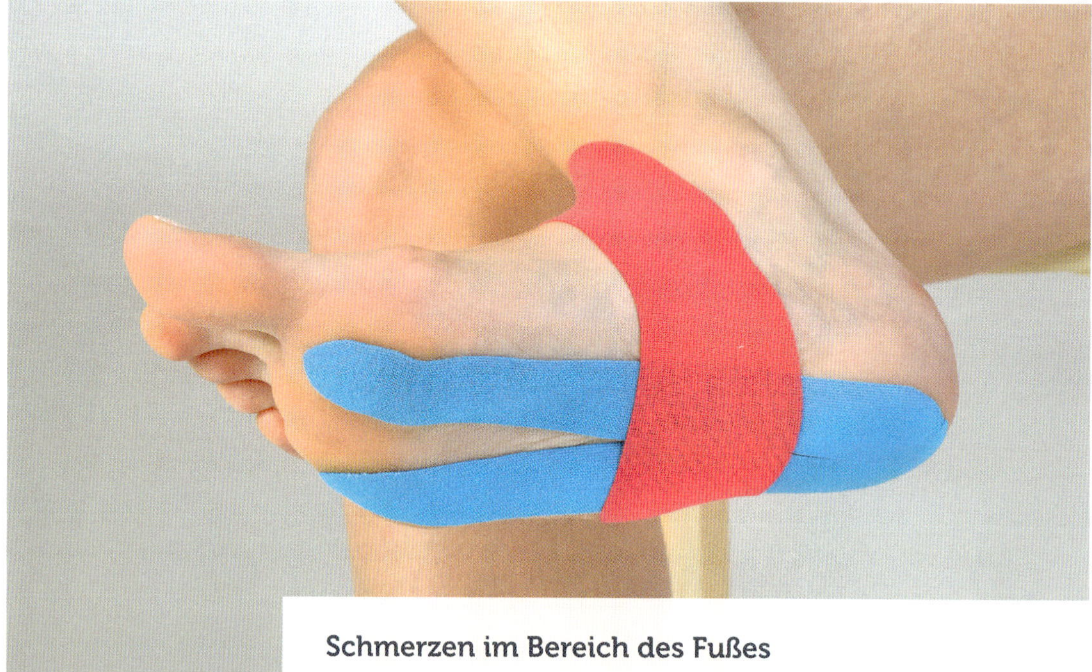

Schmerzen im Bereich des Fußes

Senk- und Spreizfüße treten leider immer häufiger auch bei Jugendlichen auf. Das Laufen in Schuhen mit zu harten Sohlen (fehlende Fußdynamik), Muskelungleichgewichte, Bewegungsarmut oder Übergewicht sind nur einige Beispiele, die zum Absinken der Längs- und Querwölbungen der Füße führen können. Das Absinken der Fußwölbungen führt dann zu einer Überdehnung der Bänder und Überbelastung der Muskulatur, die weiterhin versuchen, die Füße aktiv zu stabilisieren.

Die Tapeanlage → So funktioniert's

Schmerzort bei Belastung

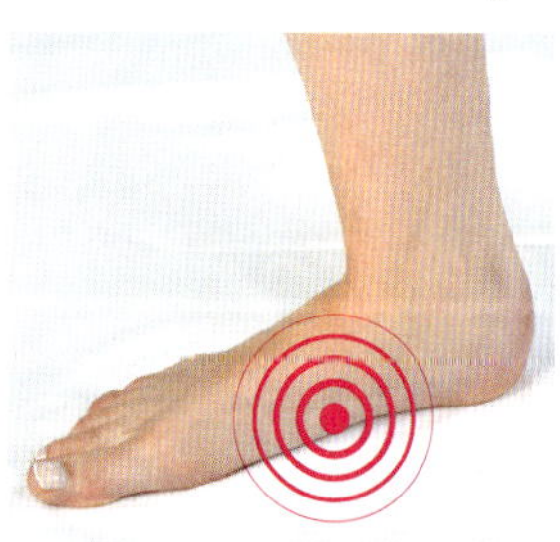

1: Setzen Sie sich auf einen Stuhl und legen Sie den betroffenen Fuß auf Ihren Oberschenkel. Kleben Sie den Anker des Y-Tapes von unten auf das Fersenbein. Richten Sie das Tape zu den Zehen hin aus.

2: Ziehen Sie die Zehe hoch und kleben Sie den inneren Zügel des Tapes mit starkem Zug über die Innenseite der Fußsohle zum Großzehballen hin. Kleben Sie nun den äußeren Zügel des Tapes mit starkem Zug über die Außenseite der Fußsohle zum Kleinzehballen hin. Lassen Sie die Tapeenden ohne Zug auslaufen. Das Tape wird angerieben und fixiert.

3: Halten Sie die Fußstellung und kleben Sie den Anker des roten I-Tapes vor das Fersenbein auf die Fußaußenseite. Der Zügel wird mit starkem Zug bis zum höchsten Punkt der Fußwölbung angelegt und läuft dann zum Sprunggelenk hin aus (kleines Bild). Das Tape wird angerieben und fixiert.

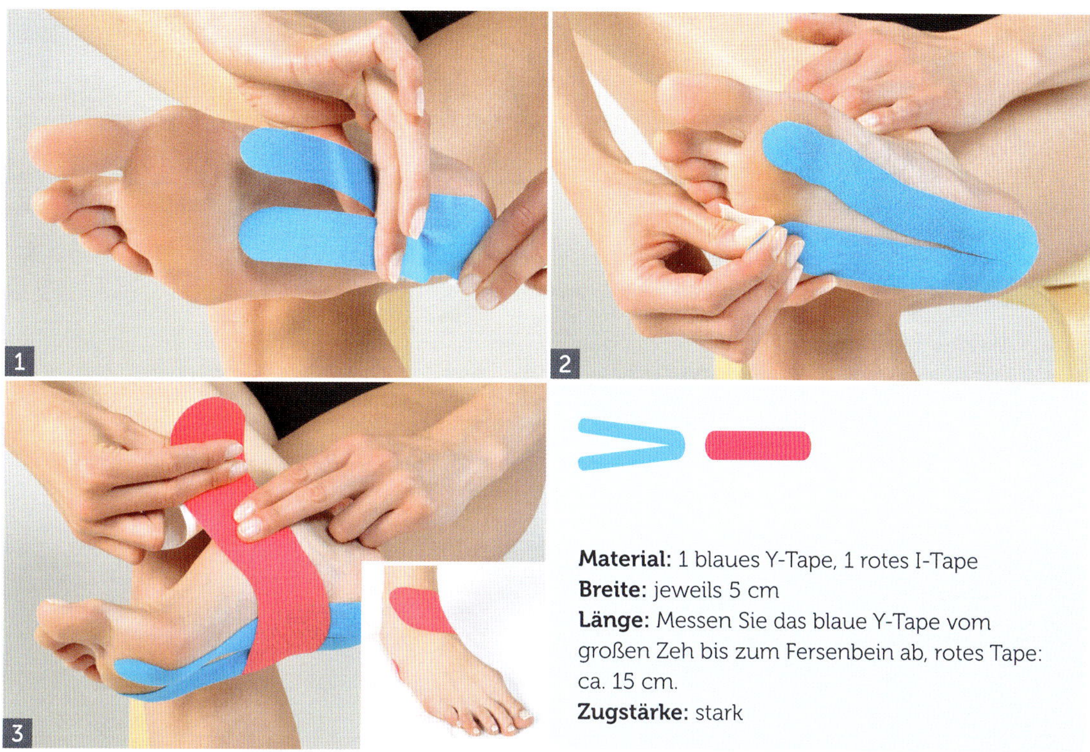

Material: 1 blaues Y-Tape, 1 rotes I-Tape
Breite: jeweils 5 cm
Länge: Messen Sie das blaue Y-Tape vom großen Zeh bis zum Fersenbein ab, rotes Tape: ca. 15 cm.
Zugstärke: stark

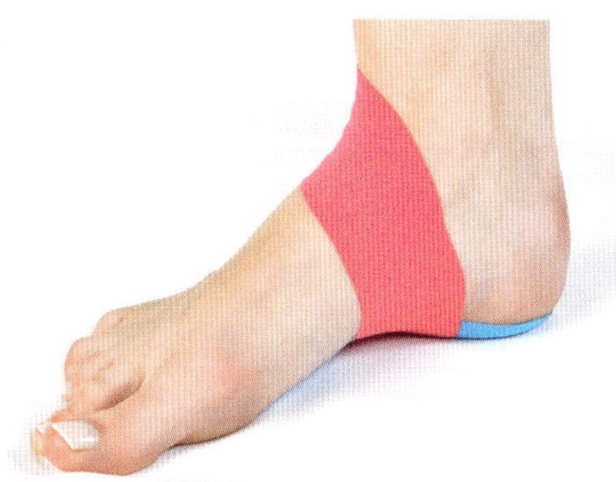

Aktive/vorbeugende Übung
Stellen Sie den Fuß ganz plan auf den Fußboden, sodass Sie eine gleichmäßige Belastung auf dem Großzehballen, Kleinzehballen und der Ferse haben. Geben Sie Gewicht auf den Fuß und aktivieren Sie Ihre Fußmuskulatur, versuchen Sie, sich mit dem Fuß am Boden „festzusaugen".

Hinweis › Einlagen können die Fußform mechanisch korrigieren und unterstützen. Die Aktivierung der Fußmuskulatur ist aber sehr wichtig, um ein gutes Langzeitergebnis zu erzielen.

Schwellung im Bereich des Unterschenkels

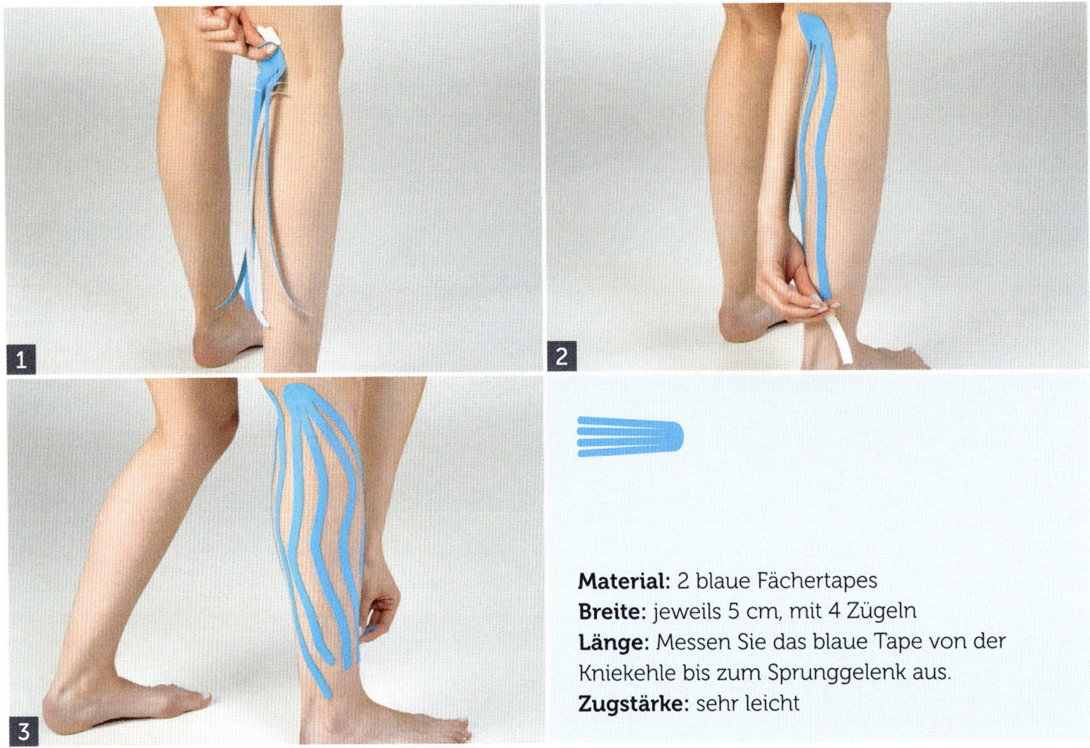

Material: 2 blaue Fächertapes
Breite: jeweils 5 cm, mit 4 Zügeln
Länge: Messen Sie das blaue Tape von der Kniekehle bis zum Sprunggelenk aus.
Zugstärke: sehr leicht

Schwellungen im Bereich des Unterschenkels

Schwellungen am Unterschenkel treten besonders häufig nach Knochenbrüchen, Prellungen im Sport oder Muskelverletzungen (Zerrung) auf. Beim Umknicken des Sprunggelenks ist die Schwellung meistens am seitlichen Unterschenkel und Knöchel. Bei einer Schwellung wird die vorhandene Flüssigkeit im Gewebe nicht schnell genug abtransportiert. Durch das Tape wird das Lymphsystem unterstützt, sodass vorhandene Flüssigkeit schneller abtransportiert und vom Körper wieder aufgenommen wird.

Hinweis › **Blaue Flecken und Blutergüsse können mit diesem Tape sehr gut behandelt werden!**

Die Tapeanlage → So funktioniert's

1: Strecken Sie das Knie. Kleben Sie den Anker des Fächertapes auf die Innenseite der Kniekehle.

2: Kleben Sie die 4 Zügel des Tapes in gleichmäßigen Abständen unter sehr leichtem Zug in Wellenform auf das geschwollene Areal des Unterschenkels. Die Tapeenden sollen ohne Zug auslaufen. Das Tape wird angerieben und fixiert.

3: Kleben Sie ein zweites Tape mit gleicher Technik. Der Anker wird auf die Außenseite der Kniekehle angelegt. Die Tapezügel laufen ebenfalls in Wellenform über das geschwollene Areal seitlich oder vorne am Unterschenkel. Die Tapeenden sollen ohne Zug auslaufen. Das Tape wird angerieben und fixiert.

PRAXIS – KAPITEL 7

Tapeanlagen bei Sportverletzungen

Wadenschmerz/Achillessehnenbeschwerden

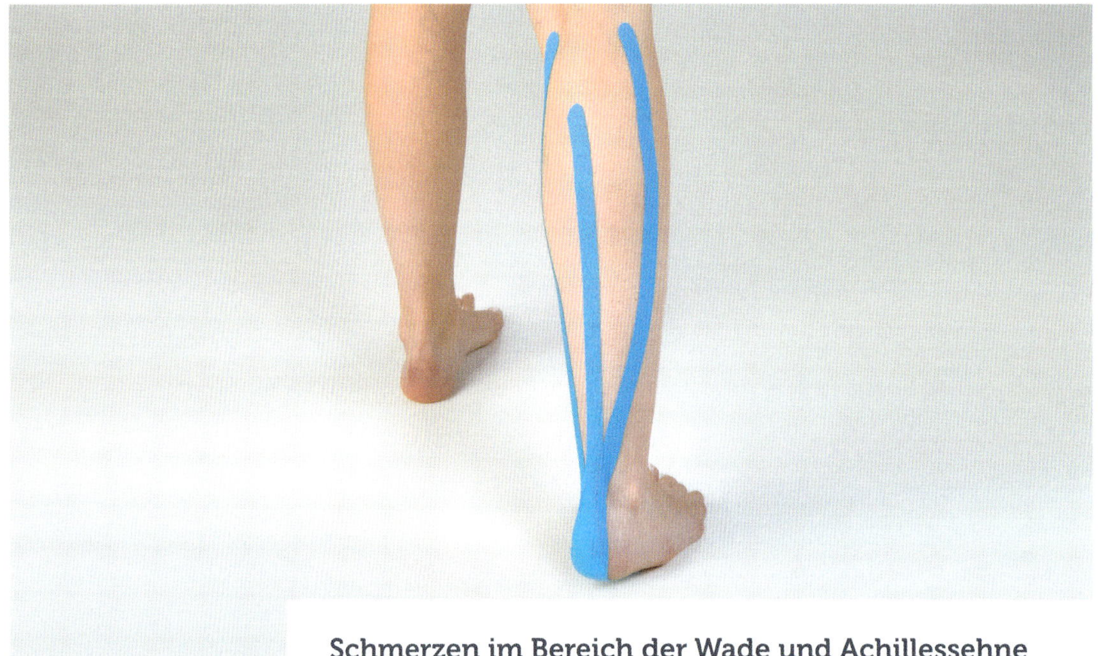

Schmerzen im Bereich der Wade und Achillessehne

Läufer haben bei langen Läufen häufig das muskuläre Problem, dass nach einer gewissen Strecke „die Wade zumacht". Gerade nach langen Trainingspausen tritt dieses Phänomen auf. Durch die regelmäßigen Abdruckphasen kann es zur Überbelastung der Wadenmuskulatur kommen, besonders bei Bergläufen. Da die Kraft der Wadenmuskulatur zum größten Teil über die Achillessehne auf den Fuß übertragen wird, kann es ebenso zu Schmerzhaftigkeiten im Bereich der Sehne kommen.

Die Tapeanlage → So funktioniert's

Auf S. 140 wird ein Tape beschrieben, wenn der Schmerz seitlich in den Muskelbäuchen sitzt. Ist die gesamte Wade verspannt, verwenden Sie dieses Tape.

Betroffene anatomische Körperstrukturen

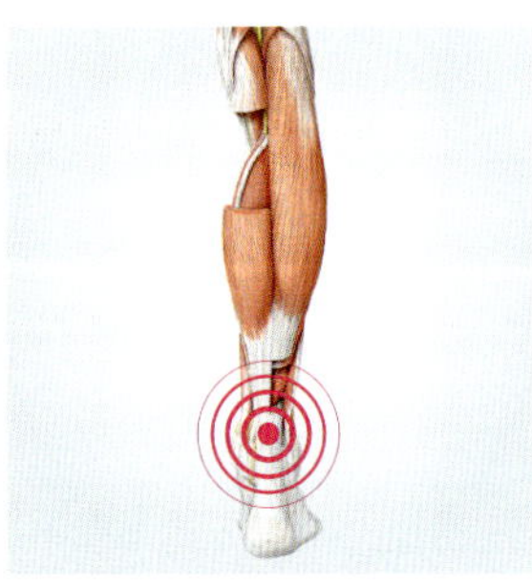

1: **Setzen Sie sich auf einen Stuhl und legen Sie den betroffenen Fuß auf Ihren Oberschenkel. Ziehen Sie den Fuß leicht hoch. Kleben Sie den Anker des Tapes unter den Fuß, leicht vor das Fersenbein. Kleben Sie den langen Anker unter der Ferse her, bis Sie zur Achillessehne gelangen.**
2: **Stellen Sie sich hin. Ziehen Sie den Fuß hoch und strecken Sie das Knie. Kleben Sie den äußeren Zügel des Tapes mit leichtem Zug außen über die Wadenmuskulatur bis zur Kniekehle. Mit gleicher Technik kleben Sie nun den inneren Zügel auf die Innenseite der Wadenmuskulatur. Lassen Sie die Tapeenden ohne Zug auslaufen.**
3: **Den dritten Zügel legen Sie mit gleicher Technik mittig auf die Wade an. Das Tape wird angerieben und fixiert.**

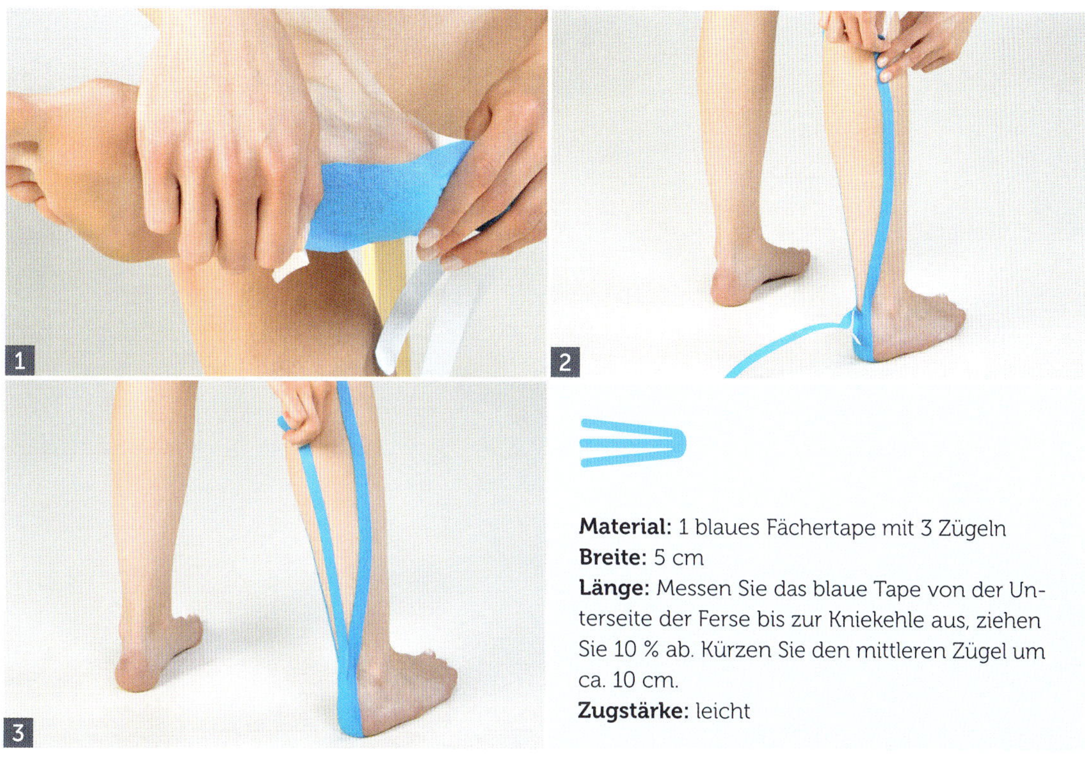

Material: 1 blaues Fächertape mit 3 Zügeln
Breite: 5 cm
Länge: Messen Sie das blaue Tape von der Unterseite der Ferse bis zur Kniekehle aus, ziehen Sie 10 % ab. Kürzen Sie den mittleren Zügel um ca. 10 cm.
Zugstärke: leicht

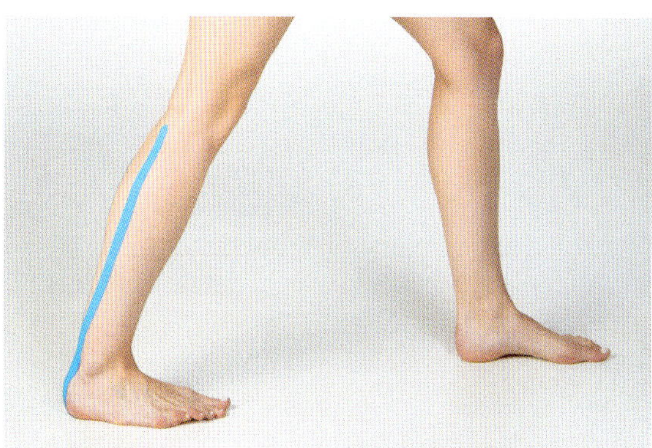

Aktive/vorbeugende Übung
Stellen Sie sich aufrecht hin und setzen Sie den betroffenen Fuß nach hinten. Strecken Sie das Knie und schieben Sie das Becken nach vorne, bis Sie ein leichtes Ziehen in der Wade verspüren. Halten Sie diese Stellung mindestens 5 Sekunden lang.

Hinweis › Wärme (warmes Bad, Sauna usw.) führt zu einer verstärkten Durchblutung und unterstützt die Regeneration.

Achillessehnenreizung

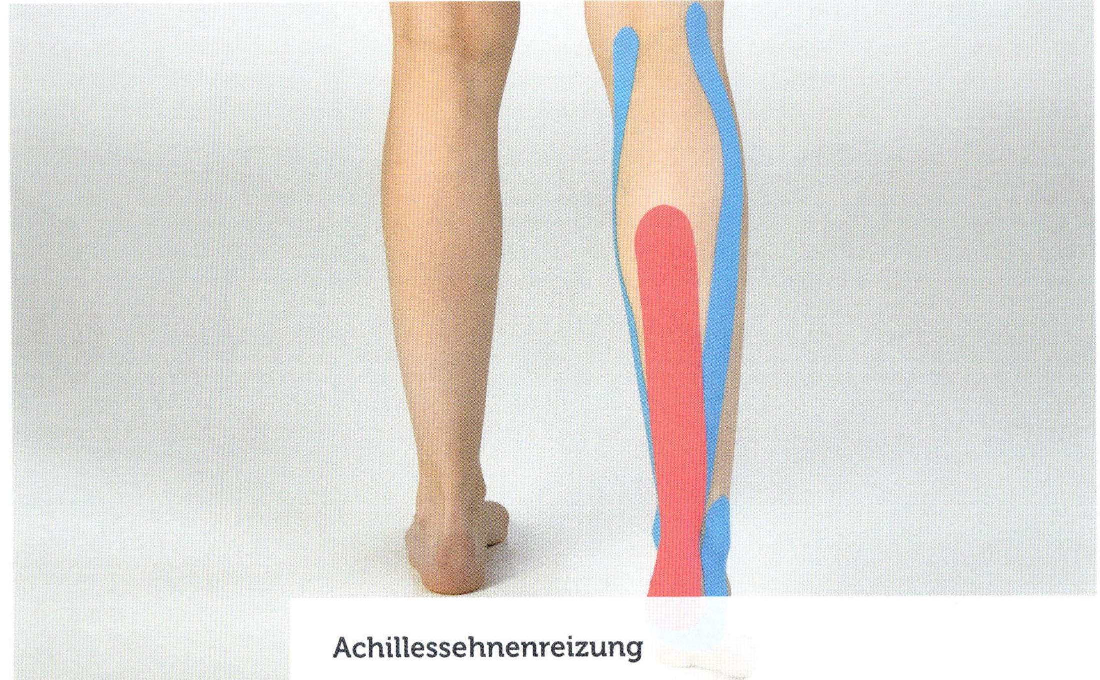

Achillessehnenreizung

Über die Achillessehne wird die Kraft der Wadenmuskulatur auf den Fuß übertragen. Beim Laufen und Springen kommt es somit immer wieder zu hohen Zugbeanspruchungen der Sehne. Läufer, die vermehrt auf dem Vorfuß laufen (besonders Sprinter) haben eine extrem hohe Belastung auf der Sehne. Schmerzen können direkt im Bereich der Sehne und am Übergang zum Knochen (Fersenbein) auftreten.

Die Tapeanlage → So funktioniert's

Auf S. 140 wird ein Tape zur Behandlung von Wadenschmerzen erklärt. Dieses Tape nehmen Sie bitte als Grundlage für die folgende Tapeanlage.

1: Setzen Sie sich auf einen Stuhl und legen Sie den betroffenen Fuß auf Ihren Oberschenkel. Ziehen Sie den Fuß leicht hoch. Kleben Sie den Anker des roten I-Tapes unter den Fuß, leicht vor das Fersenbein. Kleben Sie den langen Anker unter der Ferse her, bis Sie zur Achillessehne gelangen.

2: Stellen Sie sich hin. Ziehen Sie den Fuß hoch und strecken Sie das Knie. Kleben Sie den Zügel des I-Tapes mit leichtem Zug mittig nach oben, sodass mehr als die Hälfte der Wade getapt ist. Lassen Sie das Tapeende ohne Zug auslaufen.

3: Kleben Sie die Mitte des blauen I-Tapes direkt unter die Ferse. Kleben Sie beide Zügel mit starkem Zug nach beiden Seiten über den Innen-, bzw. Außenknöchel nach oben. Lassen Sie das Tapeende ohne Zug auslaufen. Alle Tapes werden jeweils angerieben und fixiert.

Betroffene anatomische Körperstruktur

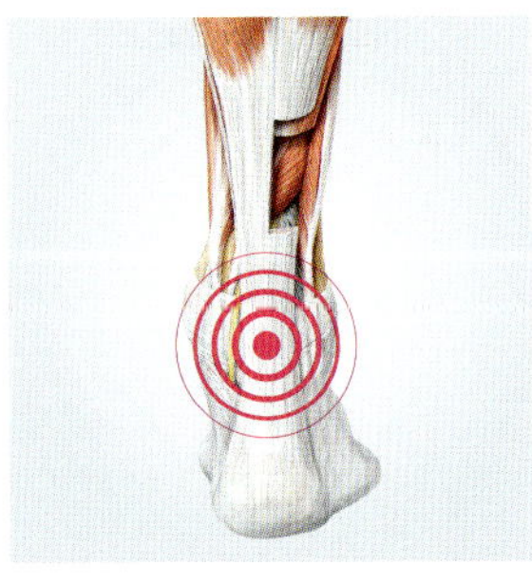

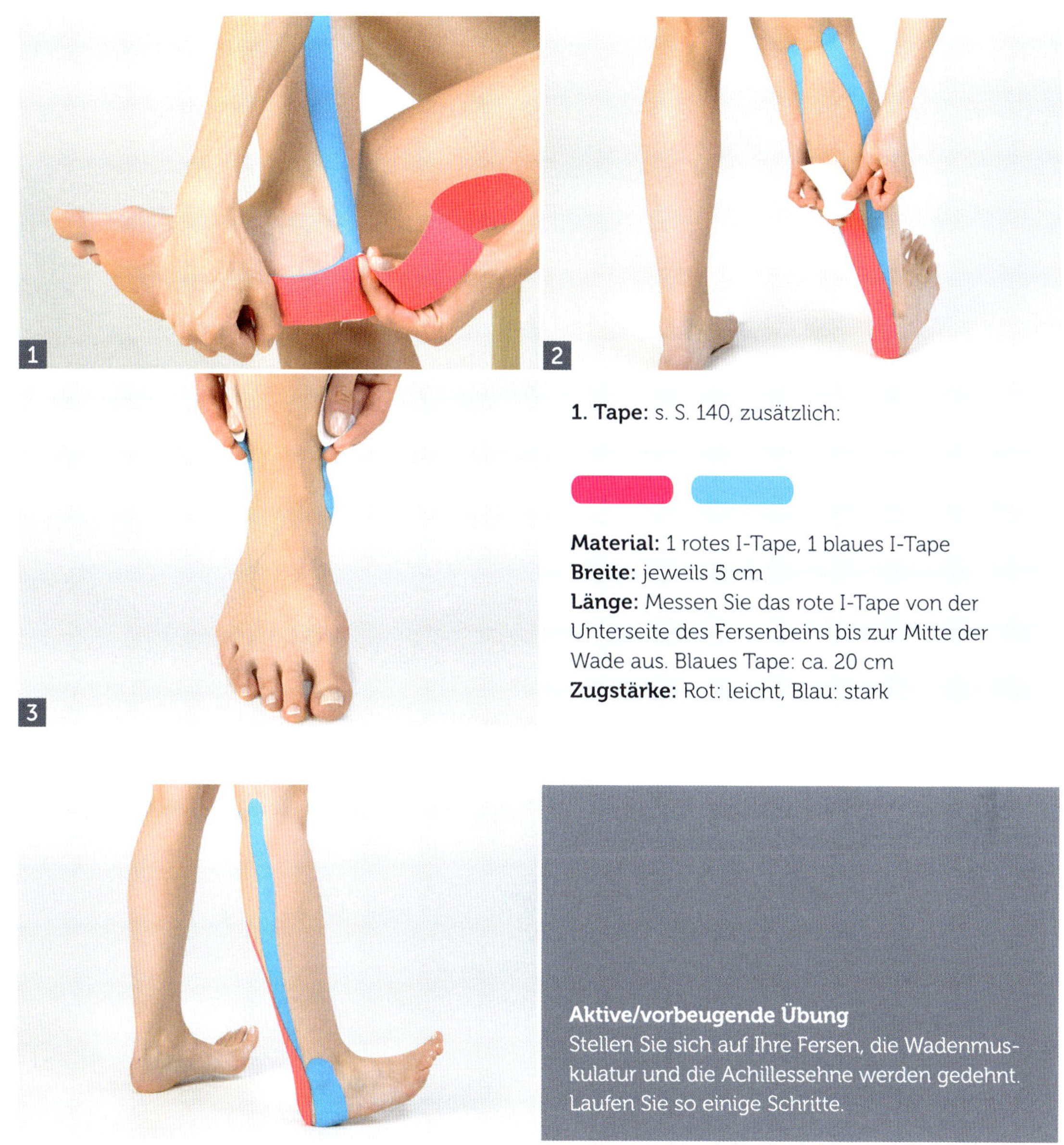

1. Tape: s. S. 140, zusätzlich:

Material: 1 rotes I-Tape, 1 blaues I-Tape
Breite: jeweils 5 cm
Länge: Messen Sie das rote I-Tape von der Unterseite des Fersenbeins bis zur Mitte der Wade aus. Blaues Tape: ca. 20 cm
Zugstärke: Rot: leicht, Blau: stark

Aktive/vorbeugende Übung
Stellen Sie sich auf Ihre Fersen, die Wadenmuskulatur und die Achillessehne werden gedehnt. Laufen Sie so einige Schritte.

Hinweis › **Sollten die Hauptschmerzen direkt am Fersenbein sein, könnte eine Schleimbeutelentzündung vorliegen. In diesem Fall sollte ein Arzt aufgesucht werden.**

Umknicken

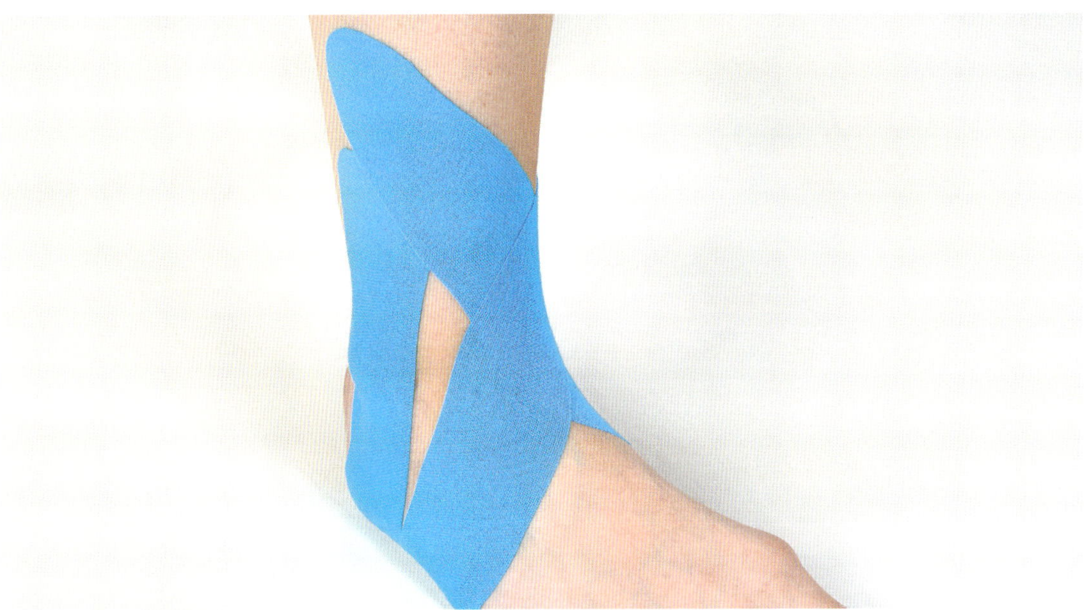

Video
Tapeanlage bei Schmerzen durch „Umknicken"

Umknicken

Schmerzen im Bereich des Sprunggelenks entstehen häufig durch ein „Umknicken", eine Überdehnung der äußeren Kapsel- und Bandstrukturen des Sprunggelenks. Ursachen für das Umknicken können muskuläre Ungleichgewichte der Unterschenkel- und Fußmuskulatur sein. Dabei ist die Muskulatur, die den Fuß nach innen zieht, häufig kräftiger als die äußere Muskulatur.

Die Tapeanlage → So funktioniert's

1: **Stellen Sie den Fuß flächig auf den Boden. Heben Sie die Ferse leicht ab. Kleben Sie die Mitte des blauen I-Tapes direkt unter die Ferse. Kleben Sie den äußeren Zügel mit starkem Zug über den Außenknöchel nach oben zum Unterschenkel. Der innere Zügel wird mit leichtem Zug über den Innenknöchel nach oben angelegt (kleines Bild). Lassen Sie die Tapeenden ohne Zug auslaufen. Das Tape wird angerieben und fixiert.**

2: **Halten Sie die Fußstellung bei. Kleben Sie den Anker des I-Tapes, oberhalb des Außenknöchels auf den Unterschenkel. Das Tape sollte zur Fußinnenseite hin ausgerichtet sein.**

3: **Ziehen Sie den Fuß hoch. Kleben Sie den Zügel des I-Tapes mit starkem Zug von innen um den Fuß, unter dem Fuß her und um die Fußaußenseite, dann diagonal über das Sprunggelenk zum inneren Unterschenkel (kleines Bild). Dieses Tape sollte das erste Tape unter dem Fuß leicht überlappen. Das Tapeende sollte ohne Zug angelegt werden. Das Tape wird angerieben und fixiert.**

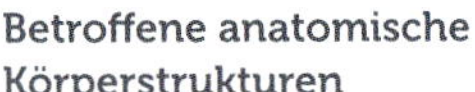
Betroffene anatomische Körperstrukturen

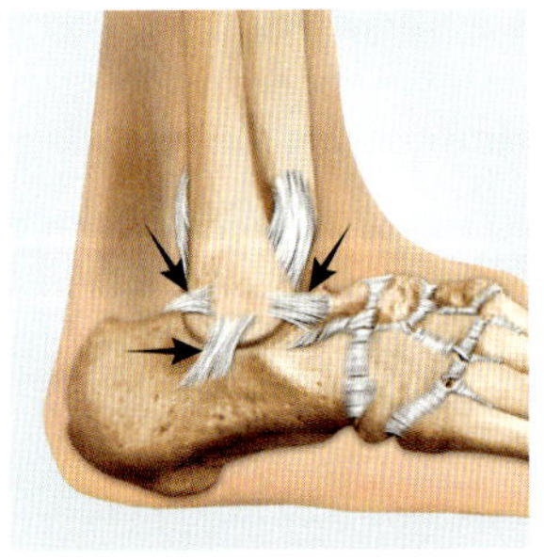

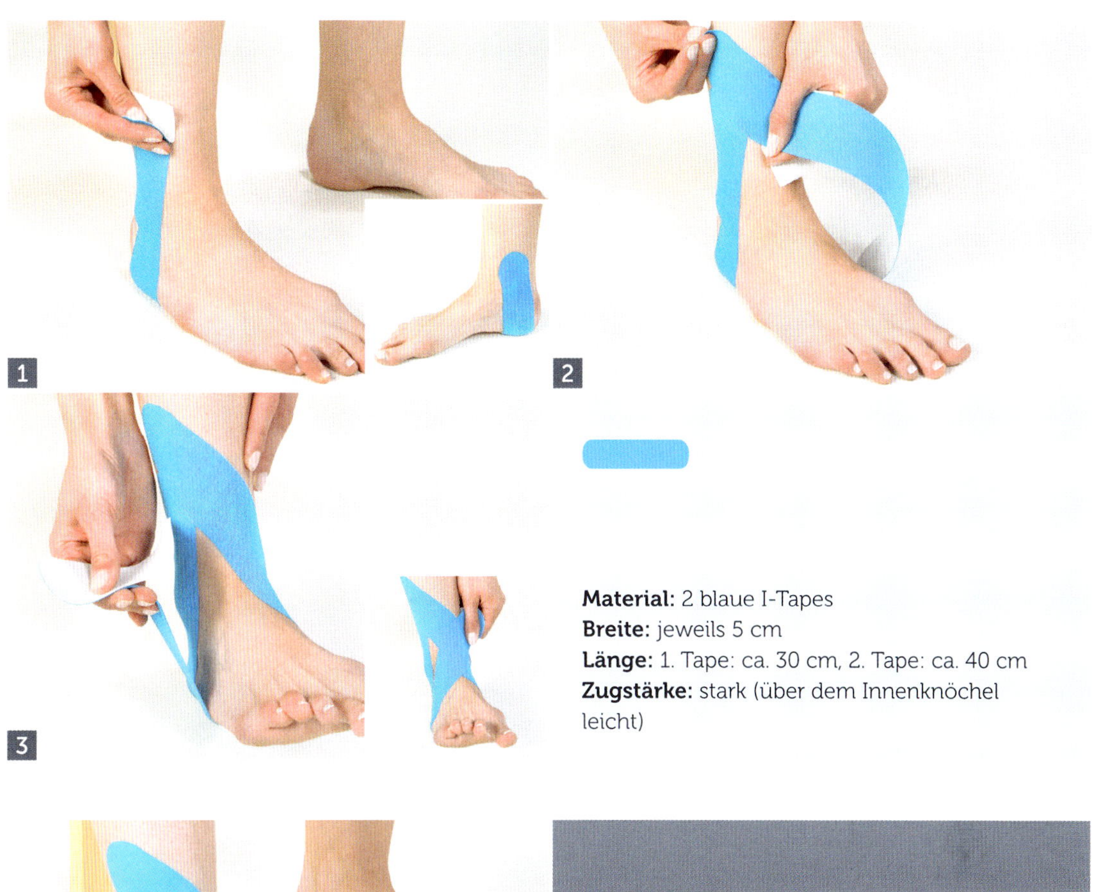

Material: 2 blaue I-Tapes
Breite: jeweils 5 cm
Länge: 1. Tape: ca. 30 cm, 2. Tape: ca. 40 cm
Zugstärke: stark (über dem Innenknöchel leicht)

Aktive/vorbeugende Übung
Setzen Sie sich auf einen Stuhl und setzen Sie den Fuß nach vorne. Ziehen Sie den Fuß kräftig nach oben und außen. Die Bänder werden geschützt und die Muskulatur gekräftigt. Wiederholen Sie mehrfach diese Bewegung.

Hinweis › **Knicken Sie beim Laufen häufiger um, kann das auch an einer Innendrehung der Hüfte liegen! Lassen Sie Ihren Laufstil überprüfen!**

Schienbeinschmerz

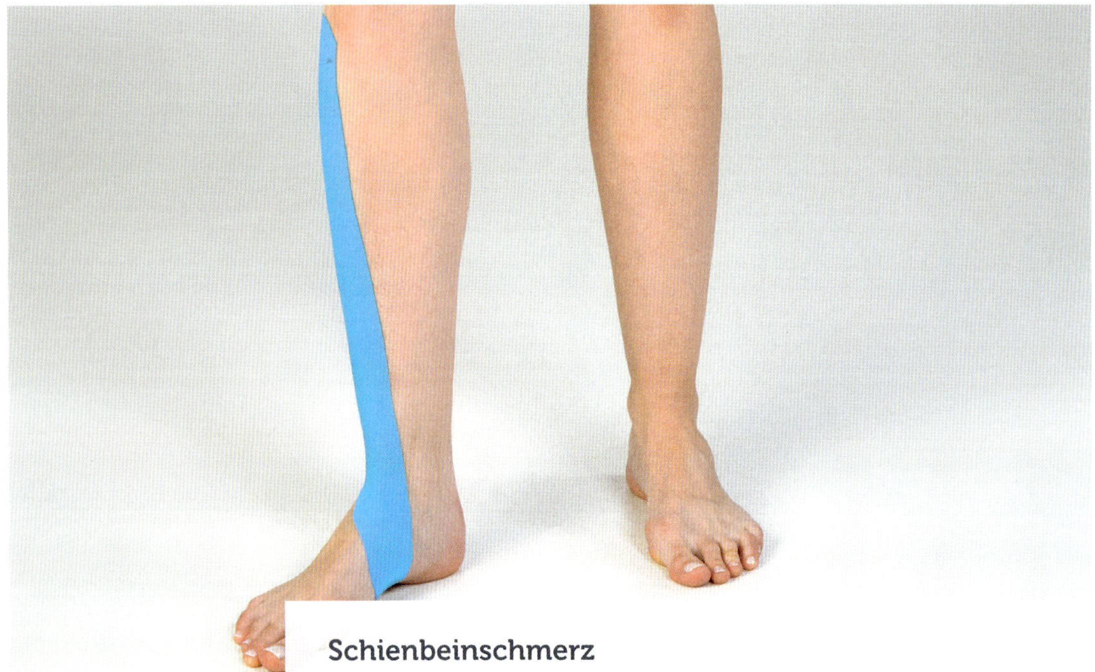

Schienbeinschmerz

An der Vorderseite des Unterschenkels, seitlich des Schienbeins, befindet sich die Muskelgruppe, die den Fuß und die Zehen hochzieht. Beim Laufen oder auch beim Seilspringen ist es notwendig, den Fuß kräftig hochzuziehen, sodass man nicht stolpert. Bei vielen Sportlern ist diese Muskelgruppe zu schwach und kann leicht überlastet werden. Die Knochenhaut am Schienbein ist sehr empfindlich. Da die Muskulatur am Schienbein ansetzt, kann es bei starker Belastung zu Schmerzen im Bereich des Muskels oder am sehnigen Ansatz am Schienbein kommen. Gerade nach einer längeren Trainingspause treten diese Schmerzen vermehrt auf.

Betroffene anatomische Körperstruktur

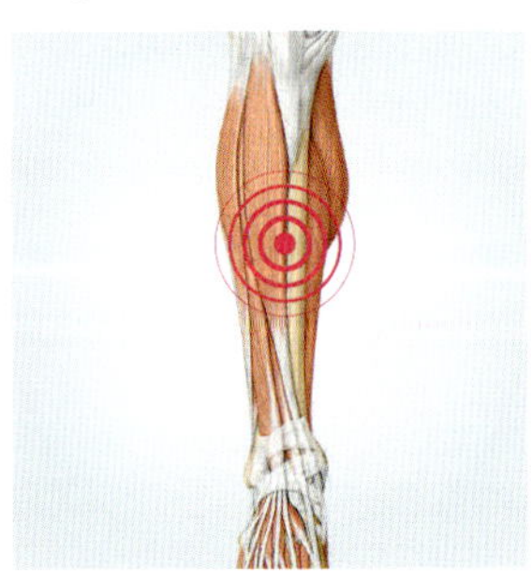

Die Tapeanlage → So funktioniert's

1: Setzen Sie sich auf einen Stuhl und legen Sie das betroffene Bein auf Ihren Oberschenkel. Kleben Sie den Anker des I-Tapes im Bereich des höchsten Punktes der Fußlängswölbung auf die Fußinnenseite/-unterseite.

2: Drücken Sie den Fuß nach unten und drehen Sie die Fußsohle leicht nach außen. Kleben Sie den Zügel des I-Tapes mit leichtem Zug über das Sprunggelenk und seitlich neben dem Schienbein nach oben bis zum Schienbeinkopf.

3: Das Tapeende wird ohne Zug angelegt. Das Tape wird angerieben und fixiert.

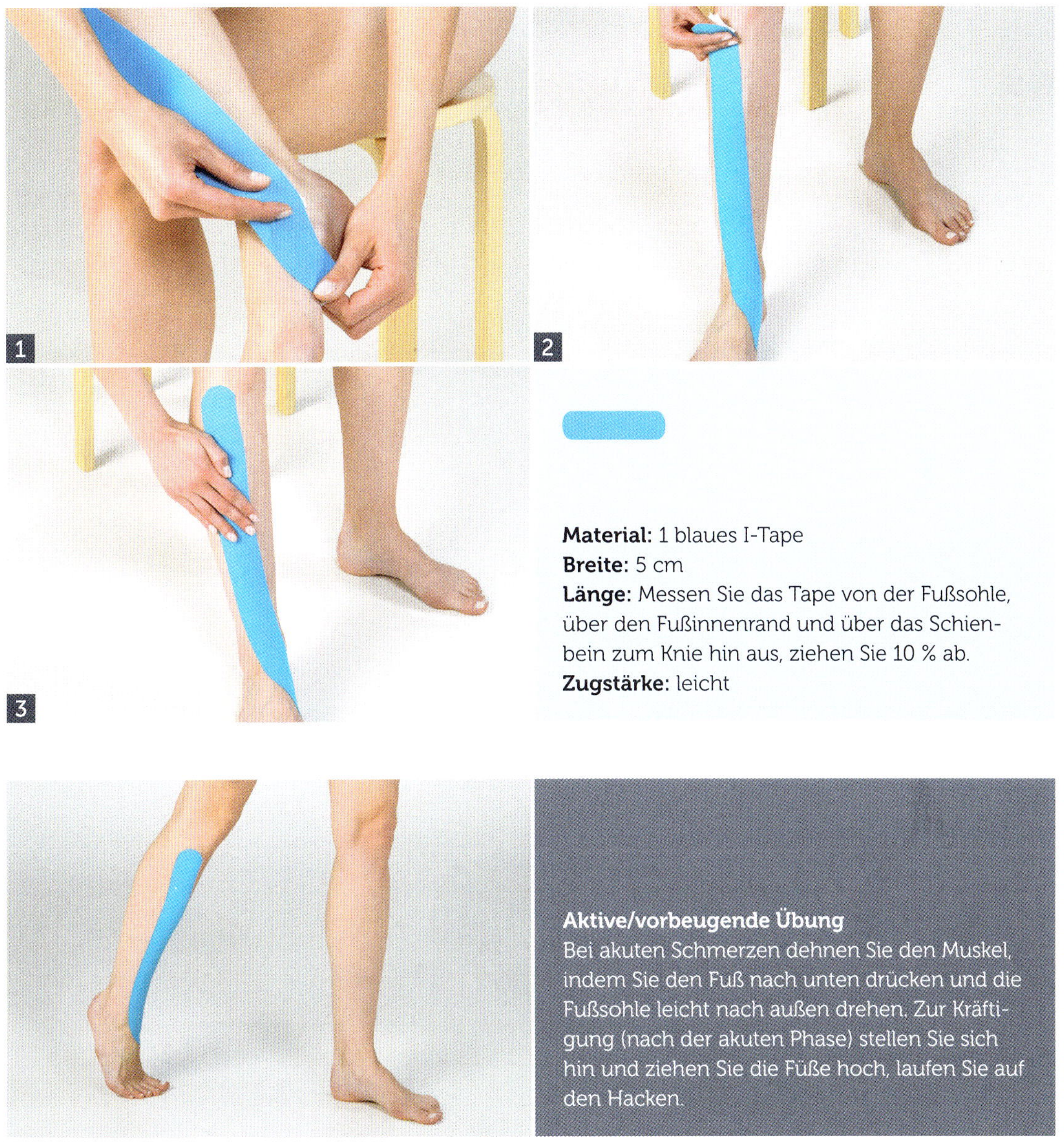

Material: 1 blaues I-Tape
Breite: 5 cm
Länge: Messen Sie das Tape von der Fußsohle, über den Fußinnenrand und über das Schienbein zum Knie hin aus, ziehen Sie 10 % ab.
Zugstärke: leicht

Aktive/vorbeugende Übung
Bei akuten Schmerzen dehnen Sie den Muskel, indem Sie den Fuß nach unten drücken und die Fußsohle leicht nach außen drehen. Zur Kräftigung (nach der akuten Phase) stellen Sie sich hin und ziehen Sie die Füße hoch, laufen Sie auf den Hacken.

Hinweis › Das Tragen von Schuhen mit hohen Absätzen führt zu einer Verkürzung der Wadenmuskulatur und Abschwächung der Fußheber. Daher sollte diese Schuhmode vermieden werden.

Kniescheibenschmerz

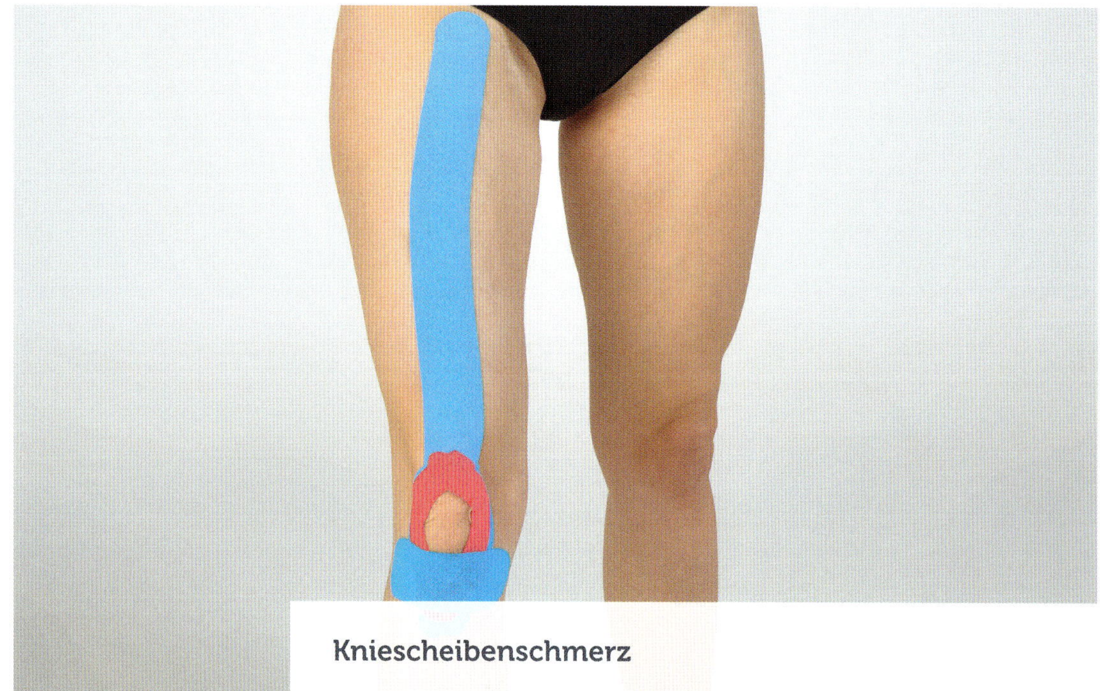

Kniescheibenschmerz

Schmerzen im Bereich der Kniescheibe können muskuläre Ursachen haben oder die Kniescheibe wird nicht richtig im Gelenk geführt. Bei einer starken Beanspruchung der vorderen Oberschenkelmuskulatur (Bergläufe usw.) wird die Sehne des Oberschenkelmuskels im Bereich der Kniescheibe gereizt. Laufen Sie in leichter X- oder O-Beinstellung, so wird die Kniescheibe nicht optimal im Gelenk geführt, das führt zu Reizungen der Kniescheiben umgebenden Bänder.

Die Tapeanlage → So funktioniert's

Auf S. 130 wird ein Tape zur Behandlung von Knieschmerzen erklärt. Dieses Tape nehmen Sie bitte als Grundlage für die folgende Tapeanlage.

Betroffene anatomische Körperstruktur

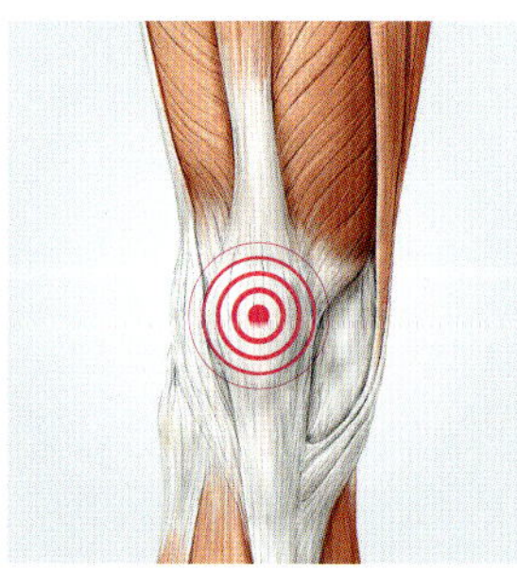

1: Setzen Sie sich auf einen Stuhl und beugen Sie das Knie an. Kleben Sie den Anker des roten Y-Tapes unterhalb der Kniescheibe auf den Knochenvorsprung des Schienbeinkopfes.
2: Beugen Sie das Knie weit an. Umrunden Sie mit mittlerem Zug innen und außen die Kniescheibe mit den Zügeln des Y-Tapes und enden Sie am oberen Rand der Kniescheibe. Das Tapeende sollte ohne Zug angelegt werden.
3: Bei Schmerzen unterhalb der Kniescheibe kleben Sie zusätzlich die Mitte eines I-Tapes unter starkem Zug nach beiden Seiten auf die Vorderseite des Schienbeinkopfes. Die Tapeenden sollten ohne Zug nach hinten auslaufen. Alle Tapes werden jeweils angerieben und fixiert.

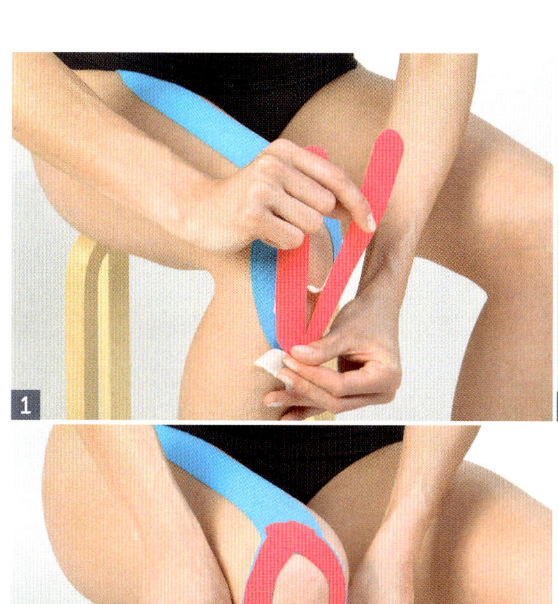

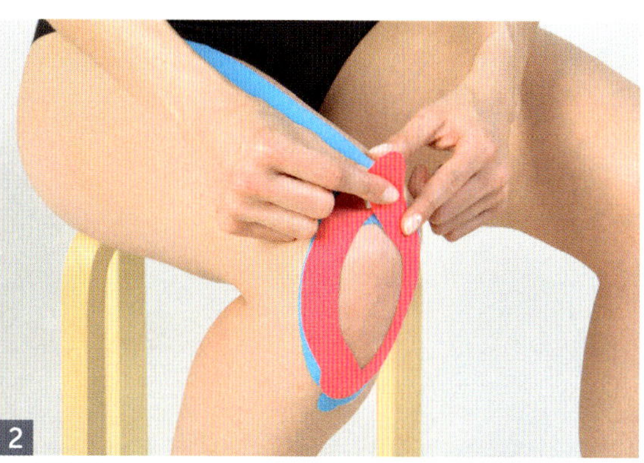

1. Tape: s. S. 130, zusätzlich:

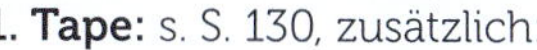

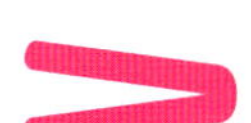

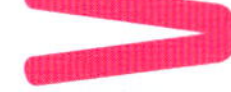

Material: 1 rotes Y-Tape, 1 blaues I-Tape
Breite: jeweils 5 cm
Länge: rotes Tape: ca. 20 cm, blaues Tape: ca. 15 cm
Zugstärke: Rot: mittel, Blau: stark

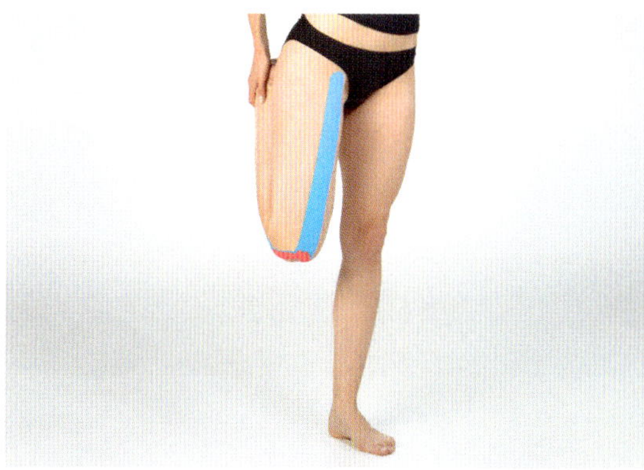

Aktive/vorbeugende Übung
Stellen Sie sich aufrecht hin. Um den Muskel und die Sehne an der Kniescheibe zu dehnen, beugen Sie das Knie weit an und halten den Fuß mit der Hand fest. Ziehen Sie den Fuß in Richtung Gesäß, dabei sollte die Hüfte gestreckt bleiben. Halten Sie diese Stellung mindestens 5 Sekunden lang.

Hinweis › Radfahren in kleinen Gängen mit wenig Kraft führt zu einer guten Durchblutung des Knies und fördert die Bildung von Gelenkschmiere (Knorpelernährung). Daher bietet das Radfahren eine gute Ergänzung zum Laufen.

Läuferknie

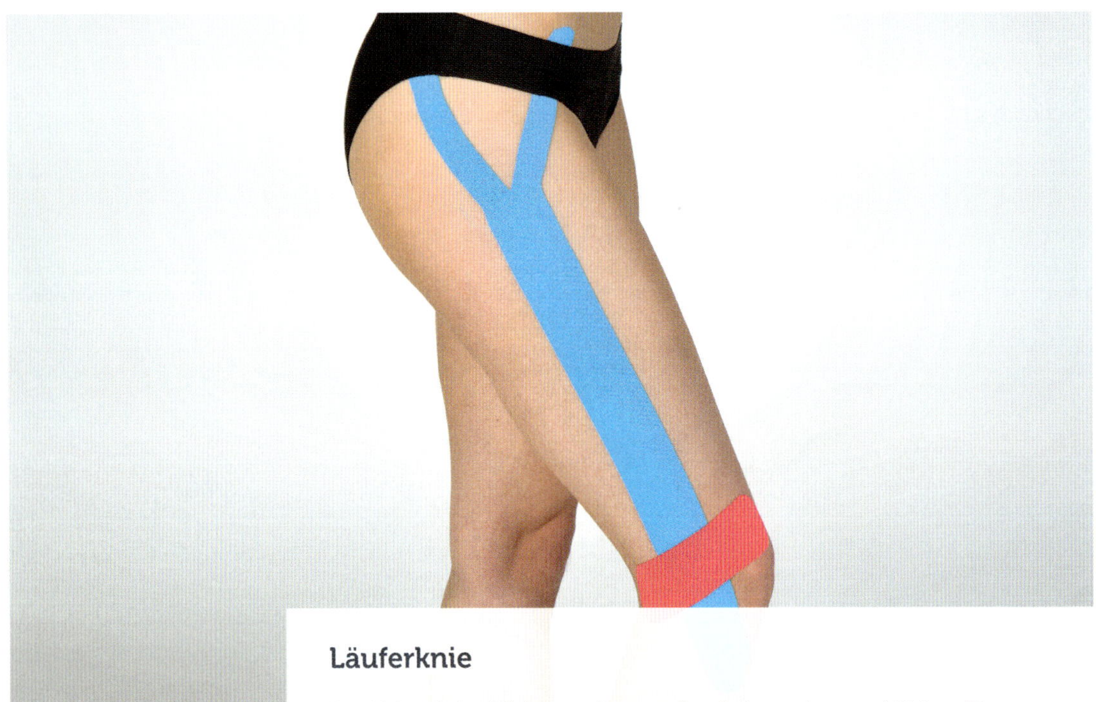

Läuferknie

Das Knie wird seitlich von einer großen Sehnenplatte stabilisiert. Diese verläuft zwischen dem Beckenkamm und der Außenseite des Schienbeins. Bei einer Kniebeugung rutscht die Sehnenplatte über die breiteste Stelle des Oberschenkelknochens, leicht oberhalb des Kniegelenks. Normalerweise bereitet dieses Gleiten keine Probleme. Ist die Sehnenplatte jedoch verkürzt oder sind die Muskeln, die die Platte spannen, zu fest, so erhöht sich bei einer Kniebewegung der Reibedruck zwischen dem Knochen und der Sehnenplatte. Diese permanente Reibung (Schritt beim Laufen) führt zu einer schmerzhaften Reizung seitlich und leicht oberhalb des Knies.

Die Tapeanlage → So funktioniert's

1: Kleben Sie den Anker des Y-Tapes seitlich vorne an den Schienbeinhöcker. Das Tape ist zum Becken hin ausgerichtet. Strecken Sie das Knie und ziehen Sie das Bein leicht nach innen. Kleben Sie den langen Zügel des Y-Tapes mit leichtem Zug über die Außenseite des Oberschenkels bis zum Oberschenkelknorren.

2: Der vordere Zügel wird nun mit leichtem Zug nach vorne zum Becken angelegt, der hintere Zügel weiter nach oben zum Beckenkamm. Die Tapeenden sollten ohne Zug angelegt werden. Das Tape wird angerieben und fixiert.

3: Kleben Sie zusätzlich die Mitte eines I-Tapes unter starkem Zug nach beiden Seiten auf die schmerzhafte Stelle am Knie. Die Tapeenden sollten ohne Zug nach hinten und vorne auslaufen. Das Tape wird angerieben und fixiert.

Betroffene anatomische Körperstruktur

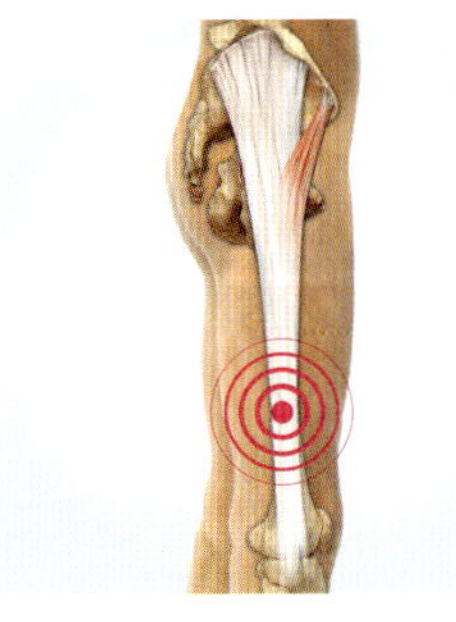

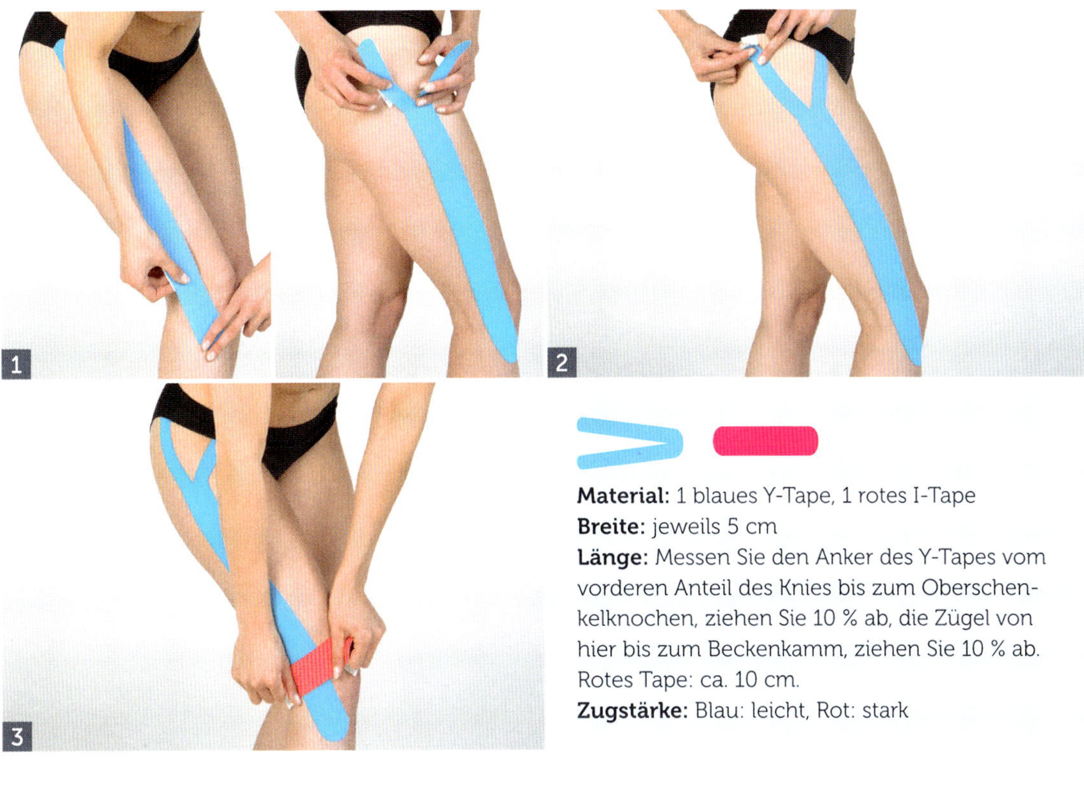

Material: 1 blaues Y-Tape, 1 rotes I-Tape
Breite: jeweils 5 cm
Länge: Messen Sie den Anker des Y-Tapes vom vorderen Anteil des Knies bis zum Oberschenkelknochen, ziehen Sie 10 % ab, die Zügel von hier bis zum Beckenkamm, ziehen Sie 10 % ab. Rotes Tape: ca. 10 cm.
Zugstärke: Blau: leicht, Rot: stark

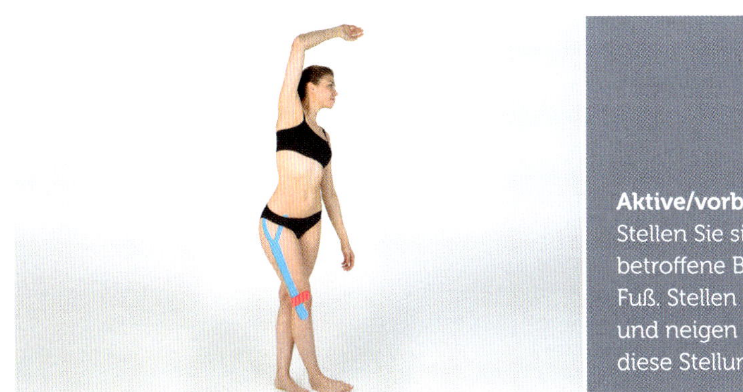

Aktive/vorbeugende Übung
Stellen Sie sich aufrecht hin und ziehen Sie das betroffene Bein nach innen über den anderen Fuß. Stellen Sie den Fuß ab. Heben Sie den Arm und neigen Sie sich zur Gegenseite. Halten Sie diese Stellung mindestens 5 Sekunden lang.

Hinweis › **Eine Sehnenreizung seitlich am Knie sollte sofort behandelt werden, da dieses Krankheitsbild leicht chronisch werden kann.**

Luxation der Kniescheibe

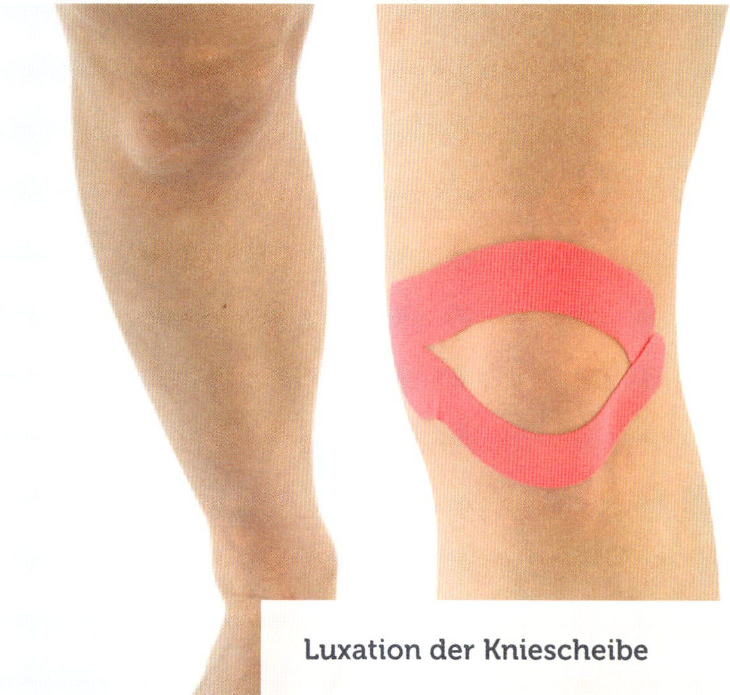

Luxation der Kniescheibe

Die Kniescheibe ist in die Sehne des großen Oberschenkelmuskels eingebettet und gleitet mit ihrer Rückseite über den Oberschenkelknochen, der eine „Gleitrinne" auf seiner Vorderseite für die Kniescheibe hat. Sollte diese Rinne nicht gut ausgebildet oder der innere Anteil des Oberschenkelmuskels zu schwach sein, kann es dazu kommen, dass die Kniescheibe zu weit außen steht, was zu Schmerzen oder zu einer Luxation der Kniescheibe führen kann. Auch im Sport kann es zu einer Luxation der Kniescheibe kommen, wenn unglücklicherweise ein starker Druck auf die Kniescheibe von innen nach außen ausgeführt wird.

Betroffene anatomische Körperstruktur

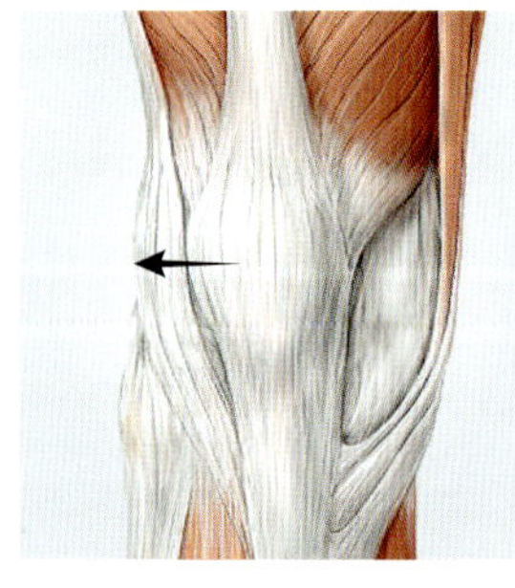

Die Tapeanlage → So funktioniert's

1: **Beugen Sie das betroffene Knie leicht an. Kleben Sie den Anker des roten Y-Tapes auf die Innenseite des Kniegelenks.**
2: **Beugen Sie das Knie ca. 60° an. Kleben Sie den oberen Zügel des Tapes mit mittlerem Zug entlang dem Oberrand der Kniescheibe im Halbkreis nach außen. Das Tapeende sollten ohne Zug angelegt werden. Das Tape wird angerieben und fixiert.**
3: **In der gleichen Ausgangsstellung wird der untere Zügel des Tapes mit gleicher Technik um den Unterrand der Kniescheibe nach außen angelegt, der Tapezügel wird ebenfalls angerieben und fixiert.**

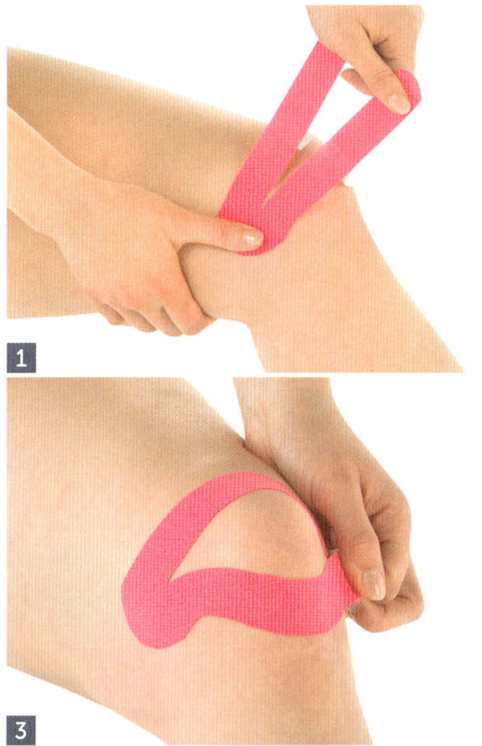

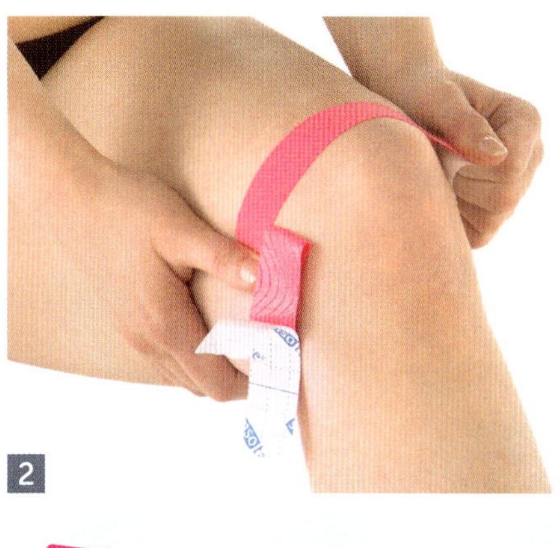

Material: 1 rotes Y-Tapes
Breite: 5 cm, Zügel je 2,5 cm
Länge: ca. 15 cm, je nach Breite des Knies
Zugstärke: mittel

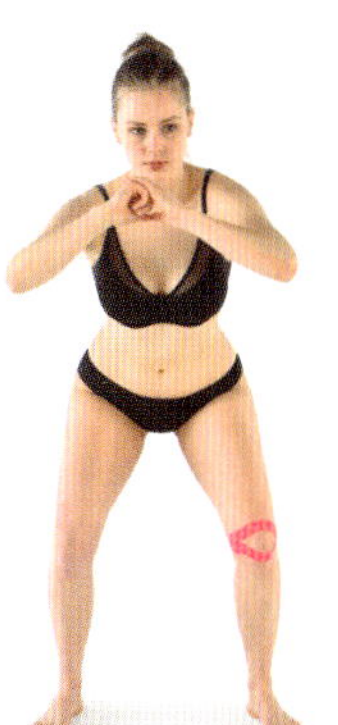

Aktive/vorbeugende Übung
Um die Kniescheibe aktiv in ihrem Gleitlager zu stabilisieren, können leichte „Kniebeugen" im Stand oder Einbeinstand durchgeführt werden. Es ist auf eine gute Beinachse zu achten. Bei der Kniebeugung sollte das Knie genau über den Fuß nach vorne wandern, es sollte nicht ins X-Bein gezogen werden!

Hinweis › **Verkürzte innere Oberschenkelmuskulatur (Adduktoren) zieht den Oberschenkel ins X-Bein. Dann ist die Gefahr größer, dass die Kniescheibe zu weit nach außen gezogen wird.**

Muskelzerrung (Oberschenkel)

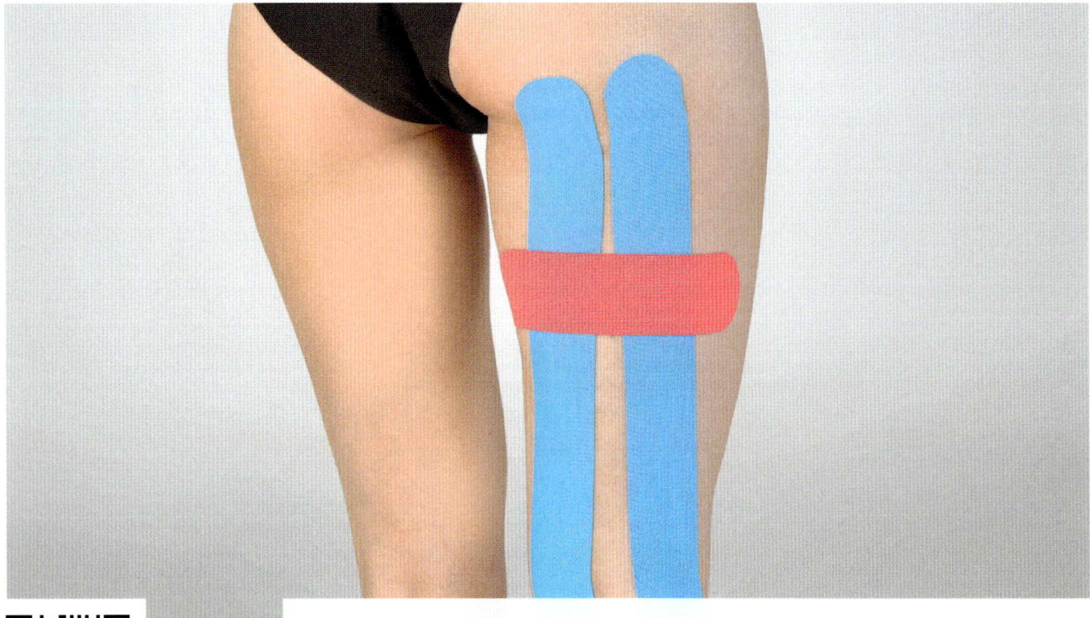

Video
Tapeanlage bei einer Zerrung des Oberschenkels

Muskelzerrung am Oberschenkel

Läufer zerren sich am häufigsten die hintere Oberschenkelmuskulatur, denn sie ist bei vielen Menschen verkürzt. Werden beim Laufen große Schritte gemacht oder wird ein Hindernis übersprungen, so ist die Muskulatur häufig nicht dehnfähig genug und es kommt leicht zu einer Zerrung. Diese schmerzt bei jedem Schritt, da sich der Läufer über diese Muskulatur abdrückt und die Hüfte streckt. Ebenso ist eine Dehnung der betroffenen Muskulatur sehr schmerzhaft.

Die Tapeanlage → So funktioniert's

1: **Stellen Sie sich aufrecht hin und legen Sie den Fuß auf einen Stuhl. Das Knie ist gestreckt und die Hüfte so weit gebeugt, wie es nicht schmerzt. Kleben Sie den Anker des ersten blauen I-Tapes oberhalb des Knies außen auf den hinteren Oberschenkel. Kleben Sie den Zügel des Tapes mit leichtem Zug über den äußeren hinteren Oberschenkel bis knapp unter das Gesäß. Das Tapeende sollte ohne Zug angelegt werden. Das Tape wird angerieben und fixiert.**

2: **Kleben Sie mit der gleichen Technik das zweite blaue I-Tape (parallel zum ersten Tape) innen auf den hinteren Oberschenkel. Das Tapeende sollte ohne Zug angelegt werden. Das Tape wird angerieben und fixiert.**

3: **Kleben Sie zusätzlich die Mitte eines I-Tapes unter starkem Zug nach beiden Seiten direkt auf die schmerzhafte Zerrung am Oberschenkel. Das Tape verläuft quer zu den ersten beiden Tapes. Die Tapeenden sollten ohne Zug angelegt werden. Das Tape wird angerieben und fixiert.**

Betroffene anatomische Körperstrukturen

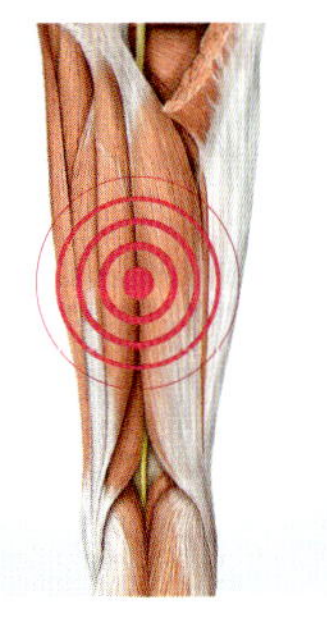

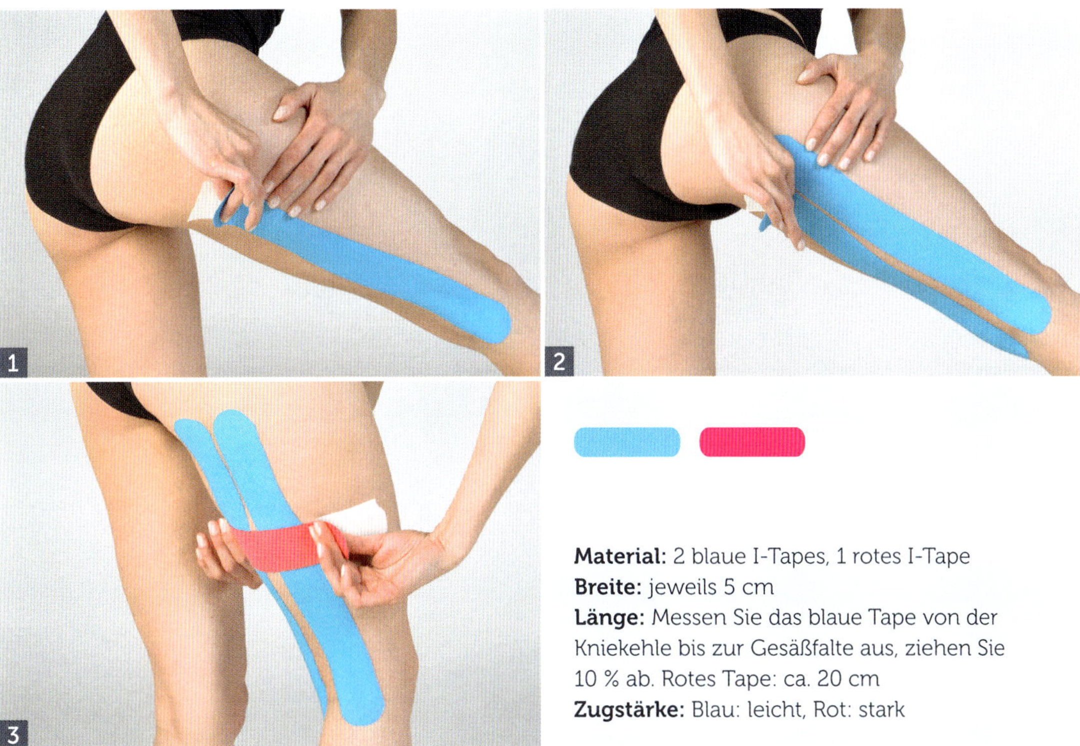

Material: 2 blaue I-Tapes, 1 rotes I-Tape
Breite: jeweils 5 cm
Länge: Messen Sie das blaue Tape von der Kniekehle bis zur Gesäßfalte aus, ziehen Sie 10 % ab. Rotes Tape: ca. 20 cm
Zugstärke: Blau: leicht, Rot: stark

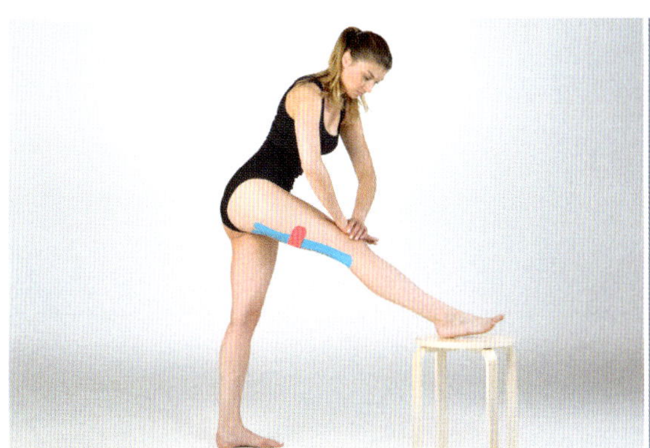

Aktive/vorbeugende Übung
Stellen Sie sich aufrecht hin. Strecken Sie das Bein und legen Sie den Fuß auf einem Stuhl ab. Lassen Sie den Rücken gerade und neigen Sie den Rumpf und das Becken nach vorne. Halten Sie diese Stellung mindestens 5 Sekunden lang. Die hintere Oberschenkelmuskulatur wird gedehnt und entspannt.

Hinweis › Wärme (Sauna, heißes Bad usw.) und Bewegungen im schmerzfreien Bereich (Radfahren im kleinen Gang) unterstützen die Regeneration.

Atemnot (Zwerchfell)

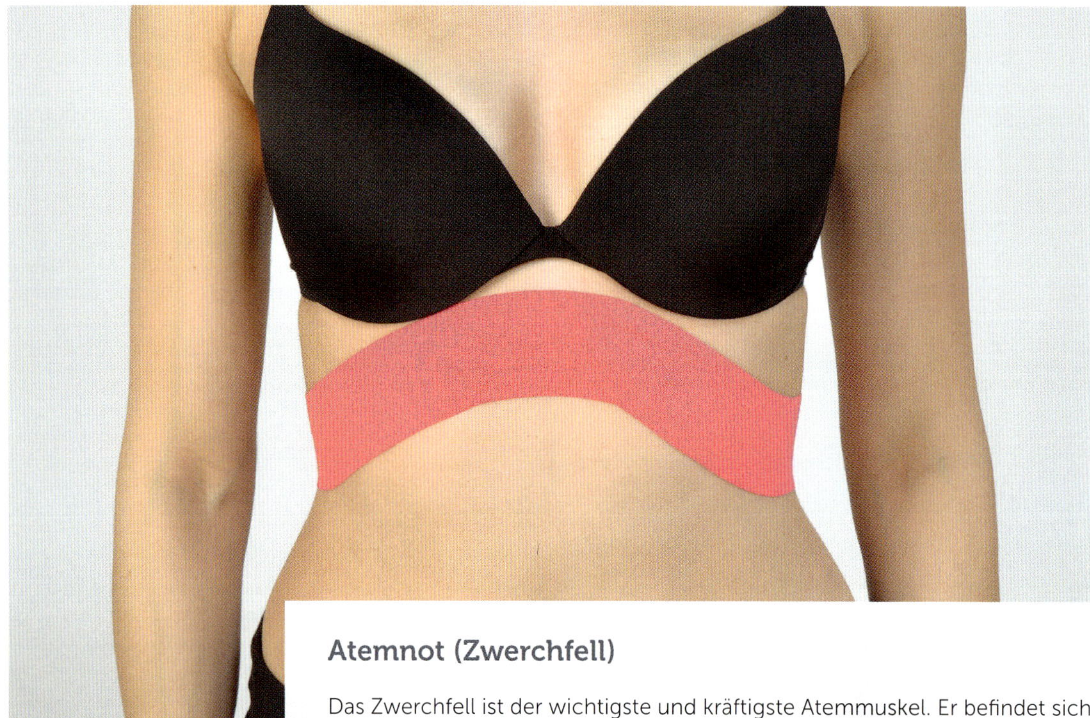

Atemnot (Zwerchfell)

Das Zwerchfell ist der wichtigste und kräftigste Atemmuskel. Er befindet sich innerhalb des Brustkorbs und sorgt dafür, dass sich die Lunge richtig entfaltet und somit über das Blut die Muskulatur mit Sauerstoff versorgt wird. Gerade bei Ausdauersportarten ist eine sehr gute und gleichmäßige Sauerstoffaufnahme wichtig, um die sportliche Leistungsfähigkeit zu erhalten. Konditionelle Schwächen können an einer mangelnden Sauerstoffaufnahmefähigkeit liegen. Das Tape aktiviert das Zwerchfell und unterstützt somit die Einatmung und Sauerstoffaufnahme.

Betroffene anatomische Körperstruktur

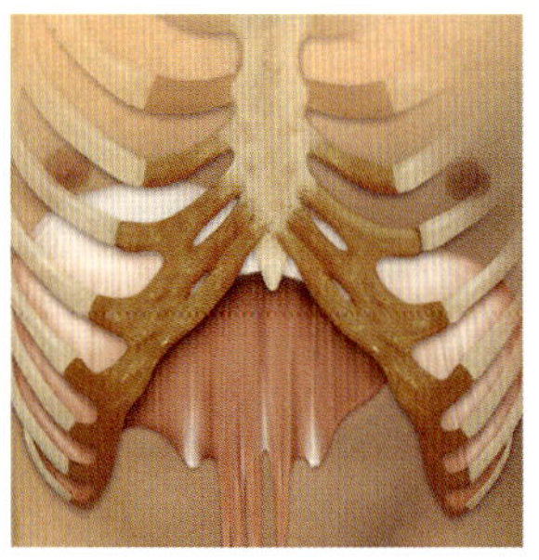

Die Tapeanlage → So funktioniert's

1: Stellen Sie sich aufrecht hin, neigen Sie den Rumpf leicht nach hinten und atmen Sie maximal ein. Halten Sie die Luft an. Kleben Sie den mittleren Anteil des I-Tapes ohne Zug von vorne auf die untere Spitze des Brustbeins.

2: Atmen Sie zwischendurch und nehmen Sie die Ausgangsstellung wieder ein. Kleben Sie einen Zügel mit leichtem Zug über Ihren Rippenbogen nach außen unten, seitlich am Körper verläuft er über den Rippenbogen nach hinten und leicht oben (kleines Bild). Das Tapeende läuft ohne Zug aus.

3: Zwischenatmen. Der zweite Zügel wird mit der gleichen Technik auf der anderen Seite des Brustkorbs angelegt. Das Tapeende läuft ohne Zug aus. Das Tape wird angerieben und fixiert.

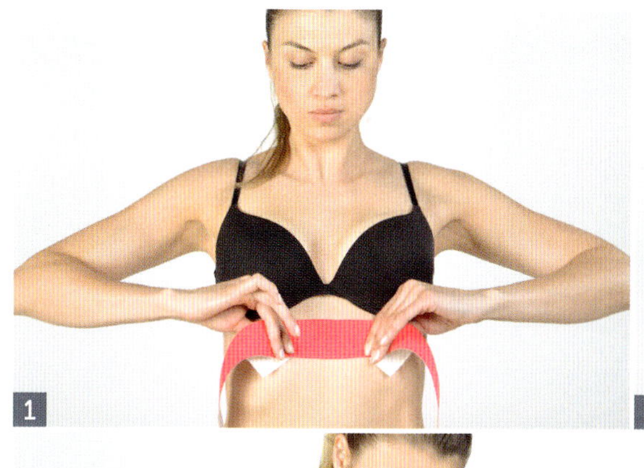
1

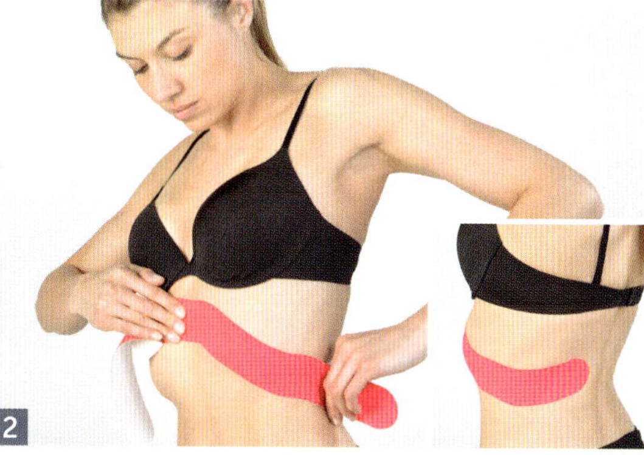
2

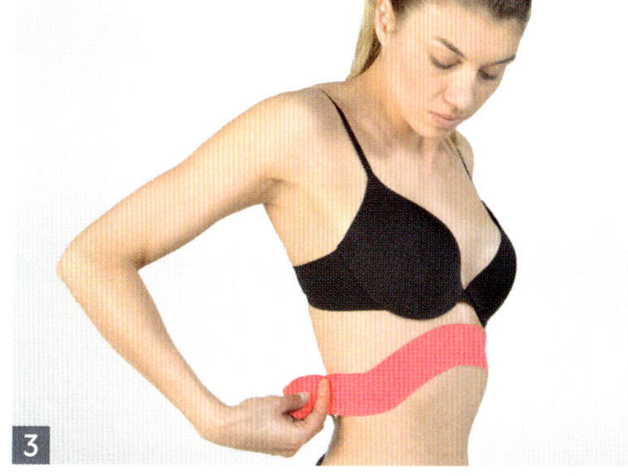
3

Material: 1 rotes I-Tape
Breite: 5 cm
Länge: Messen Sie das Tape von der Brustbeinspitze bis zum seitlichen Rippenbogen ab. Nehmen Sie dann die doppelte Länge.
Zugstärke: leicht

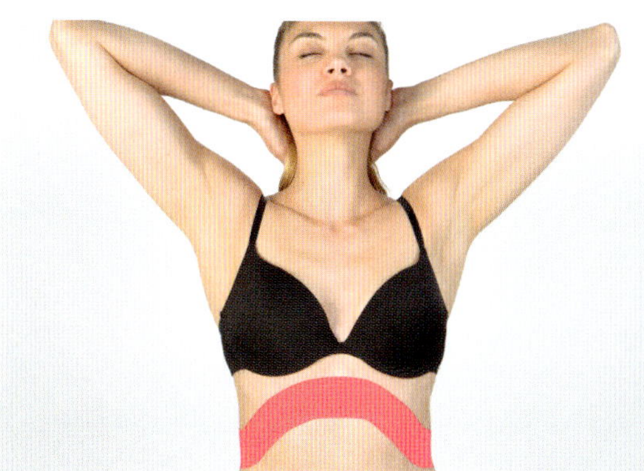

Aktive/vorbeugende Übung
Stellen Sie sich aufrecht hin oder legen Sie sich flach auf den Boden. Heben Sie die Arme über den Kopf. Atmen Sie tief, sodass sich bei der Einatmung die Bauchdecke hebt und bei der Ausatmung wieder senkt. Führen Sie mehrere tiefe Atemzüge durch.

Hinweis › Langes Sitzen in krummer Körperhaltung vermindert die Zwerchfellaktivität. Eine aufrechte Körperhaltung und Schwimmen hingegen aktivieren das Zwerchfell.

Tennisellenbogen

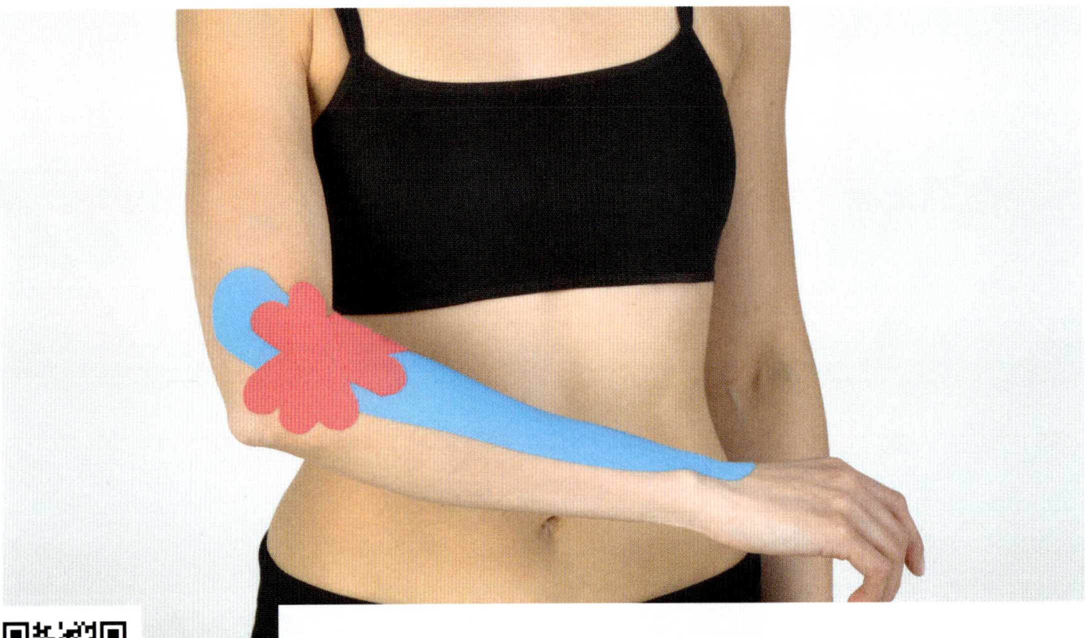

Video
Tapeanlage bei einem Tennisellenbogen

Tennisellenbogen

Da Sie Ihren Schläger kraftvoll festhalten müssen, werden die Finger fest gebeugt und das Handgelenk leicht hoch gezogen. Bei einem Tennisellenbogen kommt es zu einer Reizung der Muskulatur, die das Handgelenk hochzieht. Die Ursprungssehnen befinden sich seitlich am Ellenbogen. Hier treten i.d.R. die größten Schmerzen auf. Das Tape löst die verspannte Muskulatur und entspannt die gereizte Sehne.

Die Tapeanlage → So funktioniert's

Auf S. 66 wird ein Tape zur Behandlung von seitlichen Unterarmschmerzen erklärt. Dieses Tape sollten Sie als Grundlage verwenden, der weitere Aufbau der Tapeanlage wird nachfolgend erläutert.

Betroffene anatomische Körperstrukturen

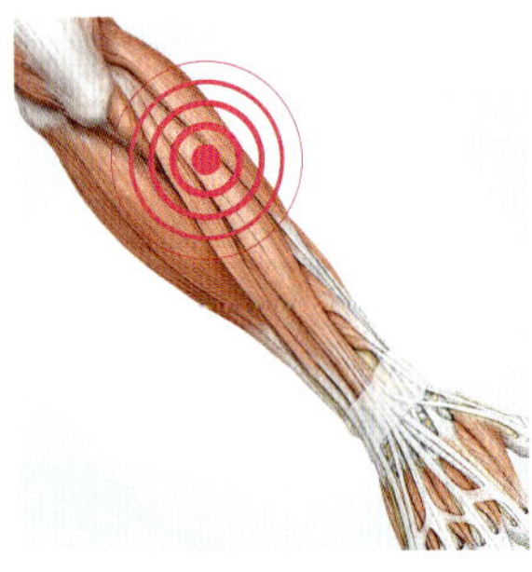

1: Legen Sie den Unterarm auf der Unterlage ab, sodass die Handfläche nach unten zeigt. Kleben Sie die Mitte des roten I-Tapes auf den schmerzhaftesten Punkt am äußeren Unterarm.
2: Halten Sie die Armstellung bei, kleben Sie den Zügel des Tapes mit starkem Zug über den Unterarm zum äußeren Ellenbogenbereich, den zweiten Zügel ebenso zum inneren Ellenbogenbereich. Die Tapeenden sollten ohne Zug angelegt werden. Das Tape wird angerieben und fixiert.
3: Ein zweites Tape wird mit der gleichen Technik, quer zum ersten Tape angelegt. Diagonal dann ein drittes und viertes Tape, sodass ein Stern entsteht. Alle Tapeenden werden ohne Zug angelegt. Alle Tapes werden jeweils angerieben und fixiert.

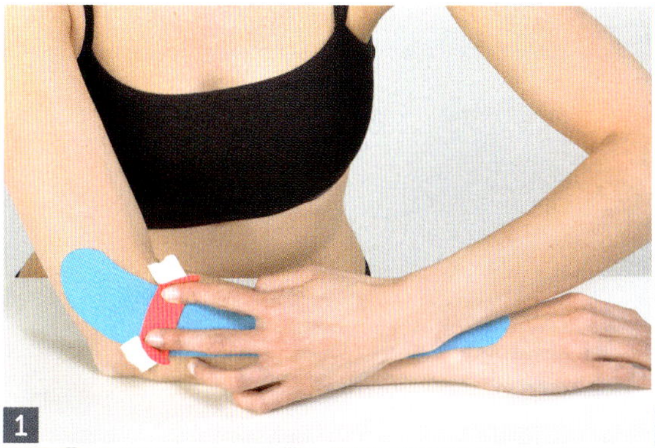

1. Tape: s. S. 66, zusätzlich:

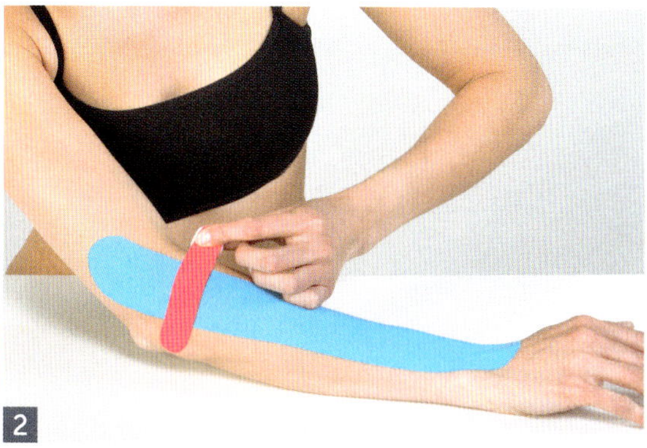

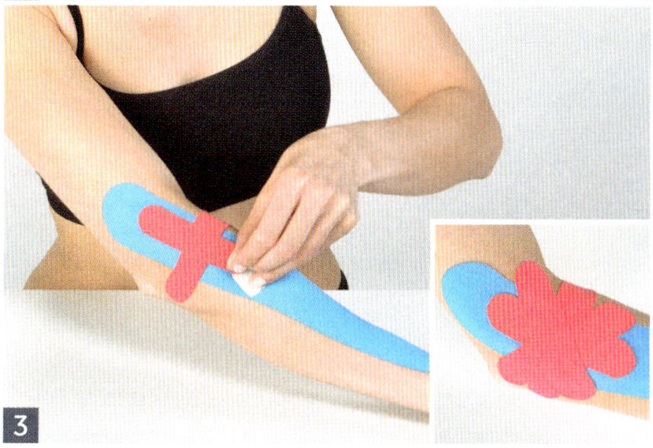

Material: 4 rote I-Tapes
Breite: jeweils 2,5 cm
Länge: jeweils ca. 10 cm
Zugstärke: stark

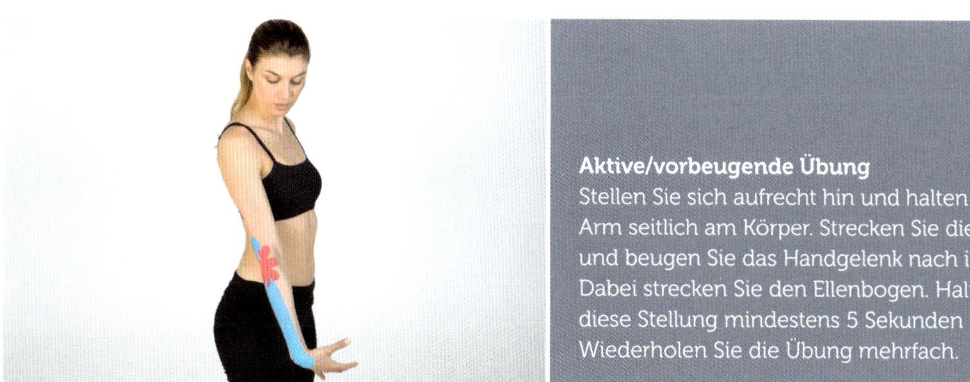

Aktive/vorbeugende Übung
Stellen Sie sich aufrecht hin und halten Sie den Arm seitlich am Körper. Strecken Sie die Finger und beugen Sie das Handgelenk nach innen. Dabei strecken Sie den Ellenbogen. Halten Sie diese Stellung mindestens 5 Sekunden lang. Wiederholen Sie die Übung mehrfach.

Hinweis › Um die Muskulatur zu lockern und zu entspannen, sollten Sie das Handgelenk viel (mit wenig Kraft) im schmerzfreien Bereich bewegen. Wärme (warmes Bad, Sauna usw.) führt zu einer verstärkten Durchblutung und unterstützt die Regeneration.

Schulter-Sehnen-Schmerz

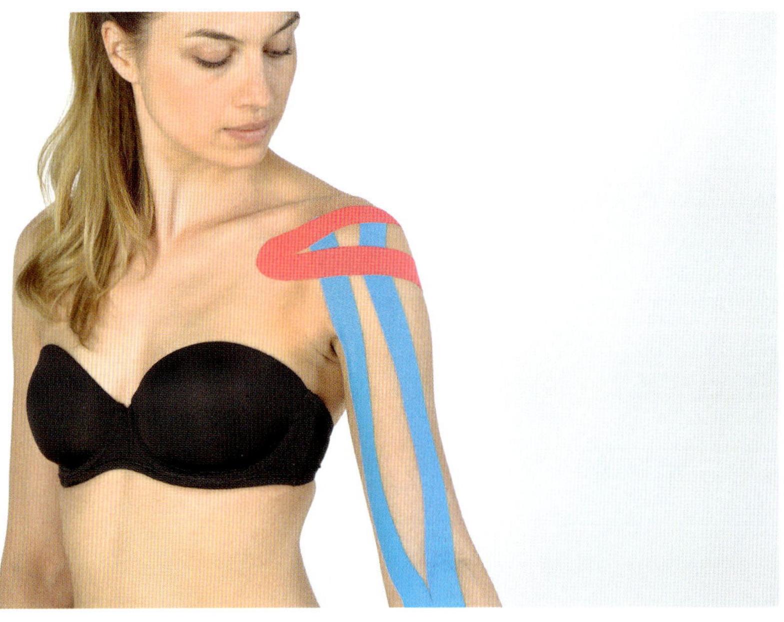

Schulter-Sehnen-Schmerz

Durch kraftvolle Schläge sind die Schulter und die umgebende Muskulatur stark belastet. Die Sehne des Bizepsmuskels sorgt dafür, dass der Oberarmkopf in der Gelenkpfanne stabilisiert wird und die Schulter nicht auskugelt. Durch die kurzen und heftigen Belastungen beim Tennis kann es zu einer Reizung der Bizepssehne und der Gelenkkapsel des Schultergelenks kommen.

Die Tapeanlage → So funktioniert's

Auf S. 40 wird ein Tape zur Behandlung des Bizepsmuskels erklärt. Dieses Tape nehmen Sie bitte als Grundlage für die weitere Tapeanlage.

Betroffene anatomische Körperstrukturen

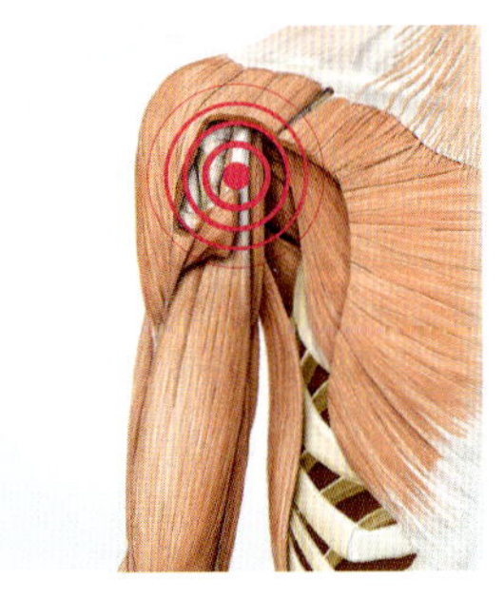

1: Kleben Sie den Anker des roten Y-Tapes ca. 2 Fingerbreit unter das Schlüsselbein, die Zügel weisen nach außen. Der Hauptschmerzpunkt sollte genau in der Gabelung der beiden Tapezügel liegen.

2: Kleben Sie den ersten Zügel des Y-Tapes mit mäßigem Zug um den Oberarmkopf nach hinten. Lassen Sie das Tapeende ohne Zug auslaufen.

3: Kleben Sie den zweiten Zügel mit gleicher Technik ebenfalls um den Oberarmkopf, sodass ein leichtes V entsteht. Lassen Sie das Tapeende ohne Zug auslaufen. Das Tape wird angerieben und fixiert.

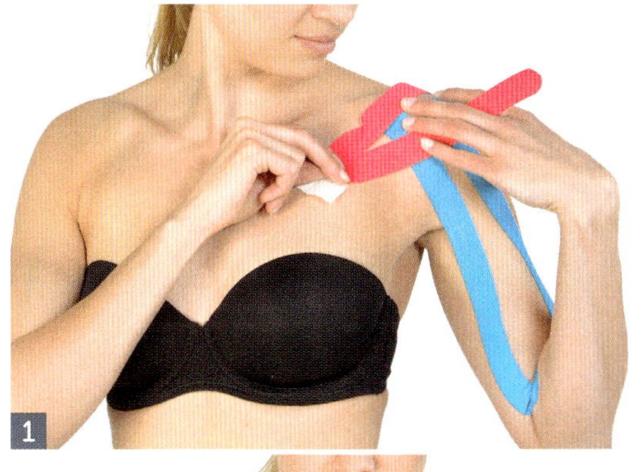

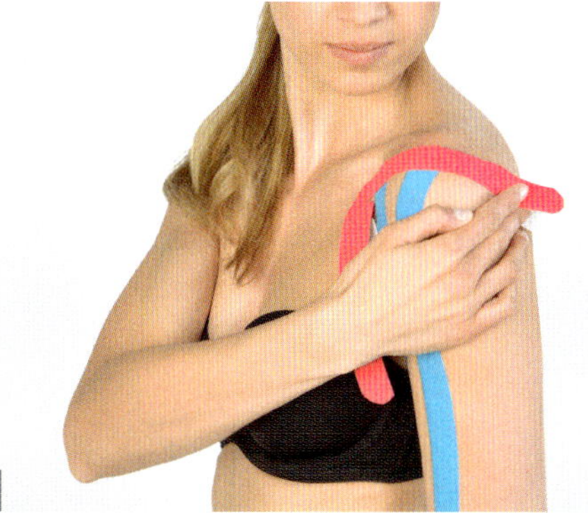

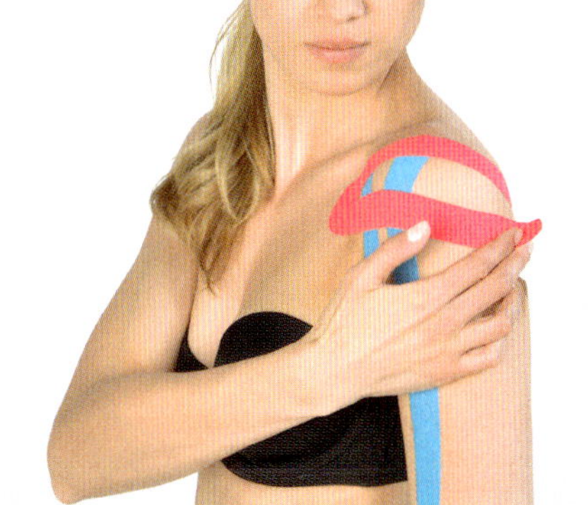

1. Tape: s. S. 40, zusätzlich:

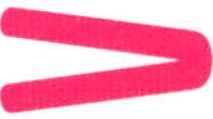

Material: 1 rotes Y-Tape
Breite: 5 cm
Länge: ca. 20 cm
Zugstärke: mäßig

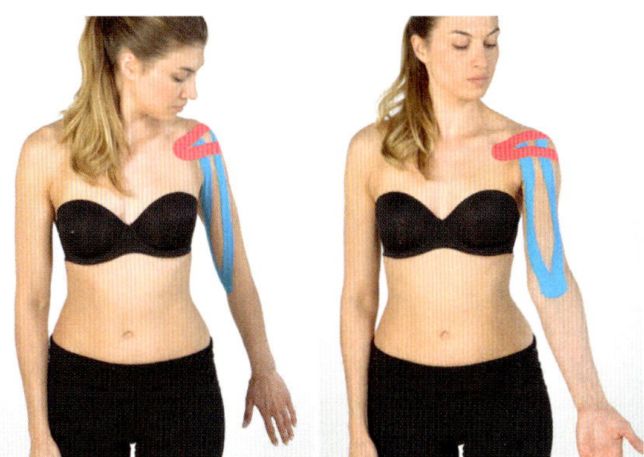

Aktive/vorbeugende Übung
Versuchen Sie im Alltag den Ellenbogen und die Schulter viel im schmerzfreien Bereich zu bewegen (Armpendel). Als Übung strecken Sie den Ellenbogen und drehen Sie die Daumen nach innen (Innendrehung des Unterarms), bewegen Sie den Arm dabei nach hinten. Wiederholen Sie diese Bewegung mehrfach.

Hinweis › **Sollte auch die seitliche Armhebung schmerzhaft sein, könnte es sich auch um eine Schleimbeutelentzündung oder Einklemmung einer Sehne unter dem Schulterdach handeln.**

Schleimbeutelentzündung (Schulter)

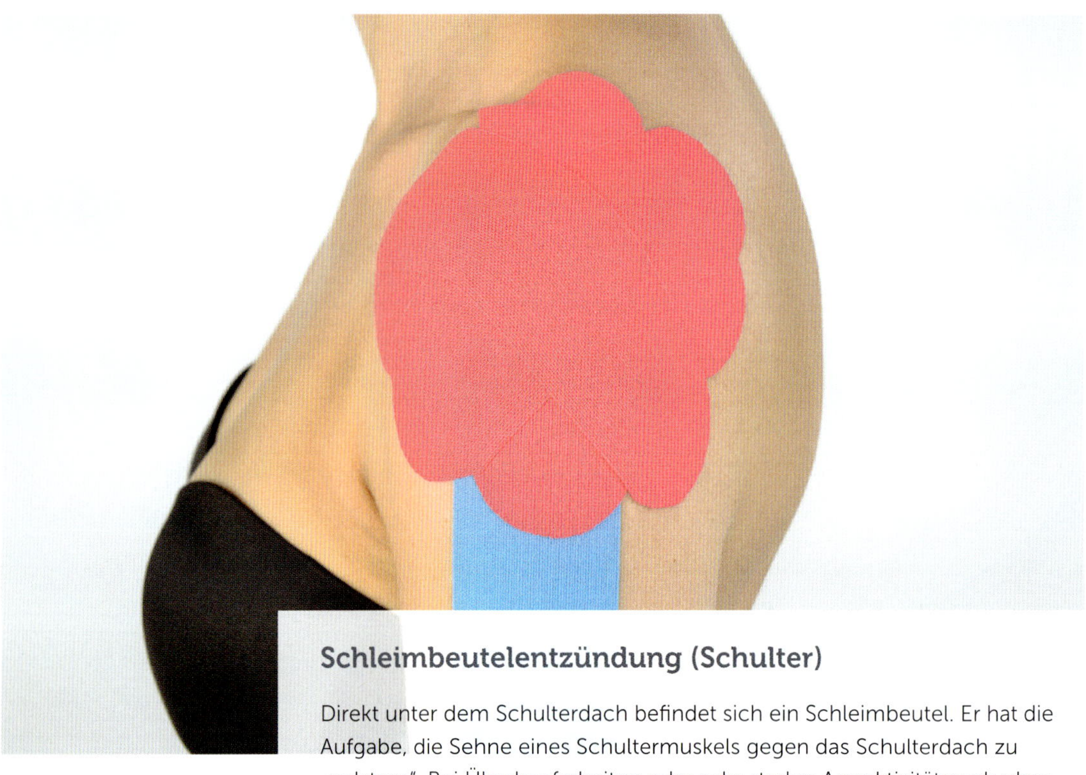

Schleimbeutelentzündung (Schulter)

Direkt unter dem Schulterdach befindet sich ein Schleimbeutel. Er hat die Aufgabe, die Sehne eines Schultermuskels gegen das Schulterdach zu „polstern". Bei Überkopfarbeiten oder sehr starker Armaktivität nach oben und außen (Aufschlag beim Tennis oder Überkopfbälle), kann es zu einer Reizung des Schleimbeutels kommen, der sich schlimmstenfalls entzünden kann. Die Armbewegung nach außen und oben ist dann sehr schmerzhaft, da der Schleimbeutel gedrückt wird.

Die Tapeanlage → So funktioniert's

1: **Lassen Sie den Arm neben dem Körper hängen. Kleben Sie den Anker des blauen I-Tapes mittig auf die Außenseite des Oberarms. Legen Sie den Zügel mit leichtem Zug nach oben zum Schulterdach hin an. Lassen Sie das Tapeende ohne Zug auslaufen. Das Tape wird angerieben und fixiert.**

2: **Kleben Sie die Mitte des roten I-Tapes auf den schmerzhaftesten Punkt direkt auf den Schleimbeutel, kleben Sie den Zügel des Tapes mit starkem Zug nach vorne über die Schulter, den zweiten Zügel ebenso nach hinten über die Schulter. Die Tapeenden sollten ohne Zug angelegt werden. Das Tape wird angerieben und fixiert.**

3: **Ein zweites Tape wird mit der gleichen Technik, quer zum ersten Tape angelegt. Ggf. dann ein drittes und viertes Tape diagonal, sodass ein Stern entsteht. Alle Tapeenden sollten ohne Zug angelegt werden. Alle Tapes werden jeweils angerieben und fixiert.**

Betroffene anatomische Körperstruktur

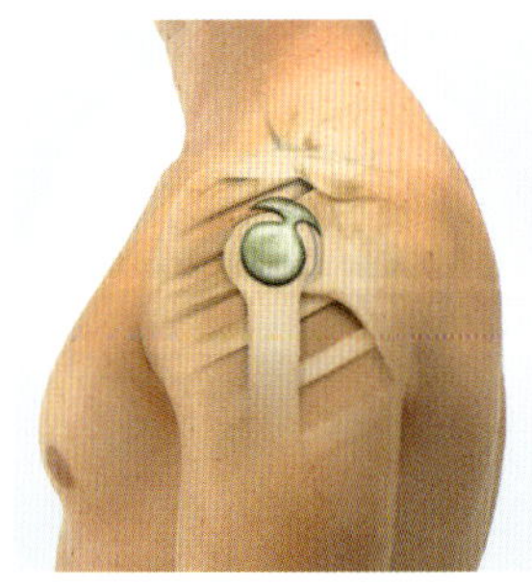

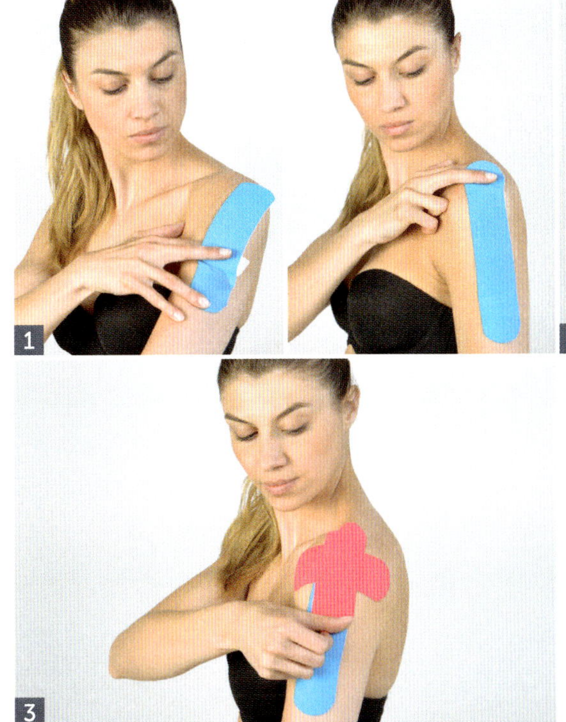

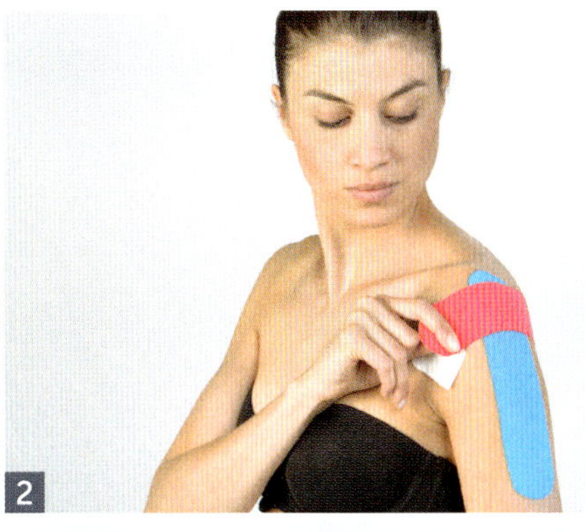

Material: 1 blaues I-Tape, 2–4 rote I-Tapes
Breite: jeweils 5 cm
Länge: Messen Sie das blaue Tape von der Mitte des Oberarms bis zum Schulterdach aus, ziehen Sie 10 % ab. Rotes Tape: jeweils ca. 15 cm
Zugstärke: Blau: leicht, Rot: stark

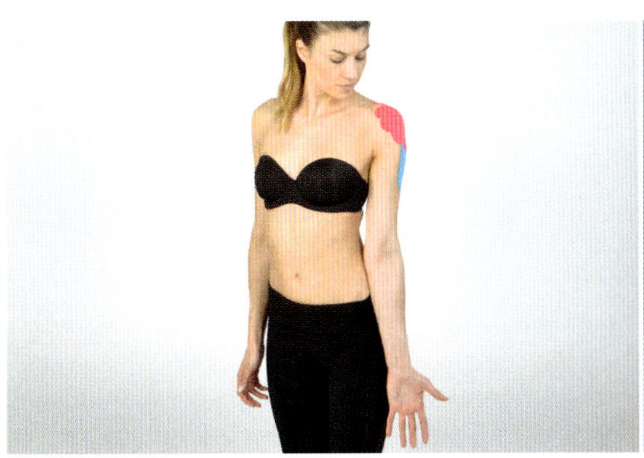

Aktive/vorbeugende Übung
Stellen Sie sich aufrecht hin und lassen Sie den Arm locker neben dem Körper hängen. Drehen Sie den Arm nach außen (Daumen zeigt nach außen/hinten) und ziehen Sie den Arm kräftig nach innen zu Ihrem Körper hin. Wiederholen Sie diese Bewegung mehrfach.

Hinweis › Ein Sturz auf die Schulter oder auf den ausgestreckten Arm kann zu einer Verletzung und Entzündung des Schleimbeutels führen.

Golferellenbogen

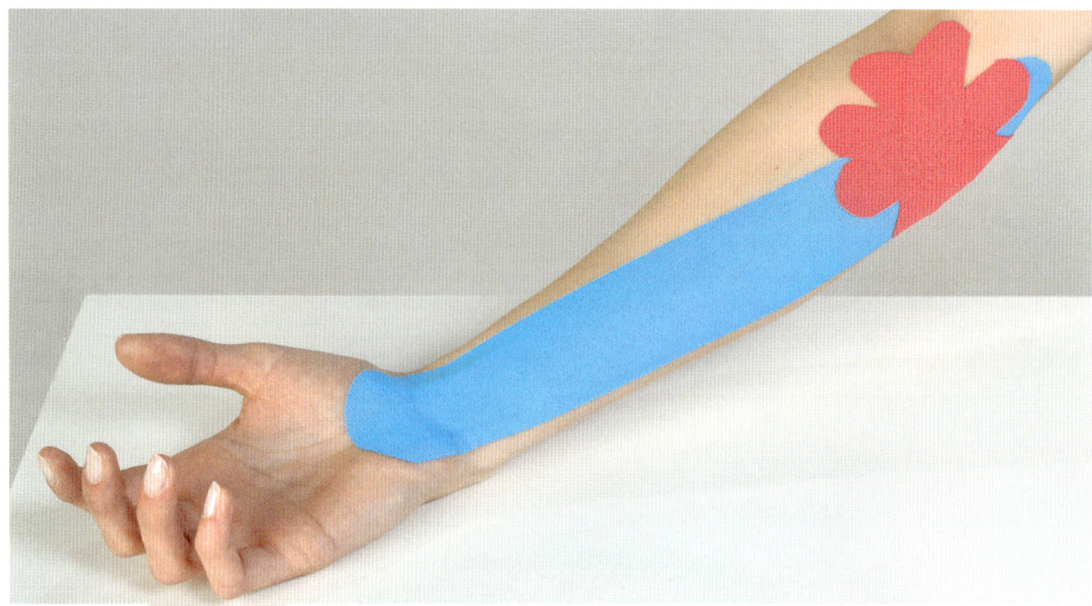

Video
Tapeanlage bei einem Golferellenbogen

Golferellenbogen

Die Muskulatur der Fingerbeuger verläuft von der Innenseite des Ellenbogens über die Innenseite des Unterarms. Bei einem Golferellenbogen kommt es zu einer Reizung dieser Muskulatur, da Sie Ihren Schläger kraftvoll festhalten. Am inneren Ellenbogens treten i.d.R. die größten Schmerzen auf. Das Tape löst die verspannte Muskulatur und entspannt die gereizte Sehne.

Die Tapeanlage → So funktioniert's

Auf S. 56 wird ein Tape zur Behandlung der Handgelenks- und Fingerbeuger erklärt. Dieses Tape sollten Sie als Grundlage verwenden, der weitere Aufbau der Tapeanlage wird hier erläutert.

Betroffene anatomische Körperstrukturen

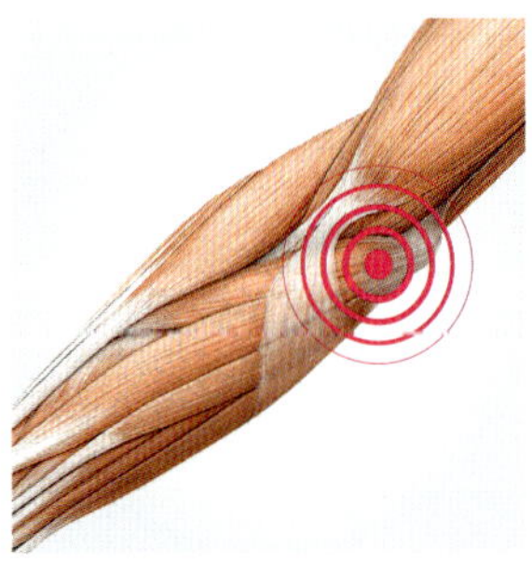

1: Legen Sie den Unterarm auf der Unterlage ab, sodass die Handfläche nach innen/oben zeigt. Ziehen Sie das Handgelenk zurück. Kleben Sie die Mitte des roten I-Tapes auf den schmerzhaftesten Punkt am inneren Unterarm.
2: Halten Sie die Armstellung bei, kleben Sie den Zügel des Tapes mit starkem Zug nach vorne in Richtung Ellenbeuge, den zweiten Zügel ebenso nach hinten zur Ellenbogenspitze. Die Tapeenden sollten ohne Zug angelegt werden.
3: Ein zweites Tape wird mit der gleichen Technik, quer zum ersten Tape angelegt. Diagonal dann ein drittes und viertes Tape, sodass ein Stern entsteht (kleines Bild). Alle Tapeenden sollten ohne Zug angelegt werden. Alle Tapes werden jeweils angerieben und fixiert.

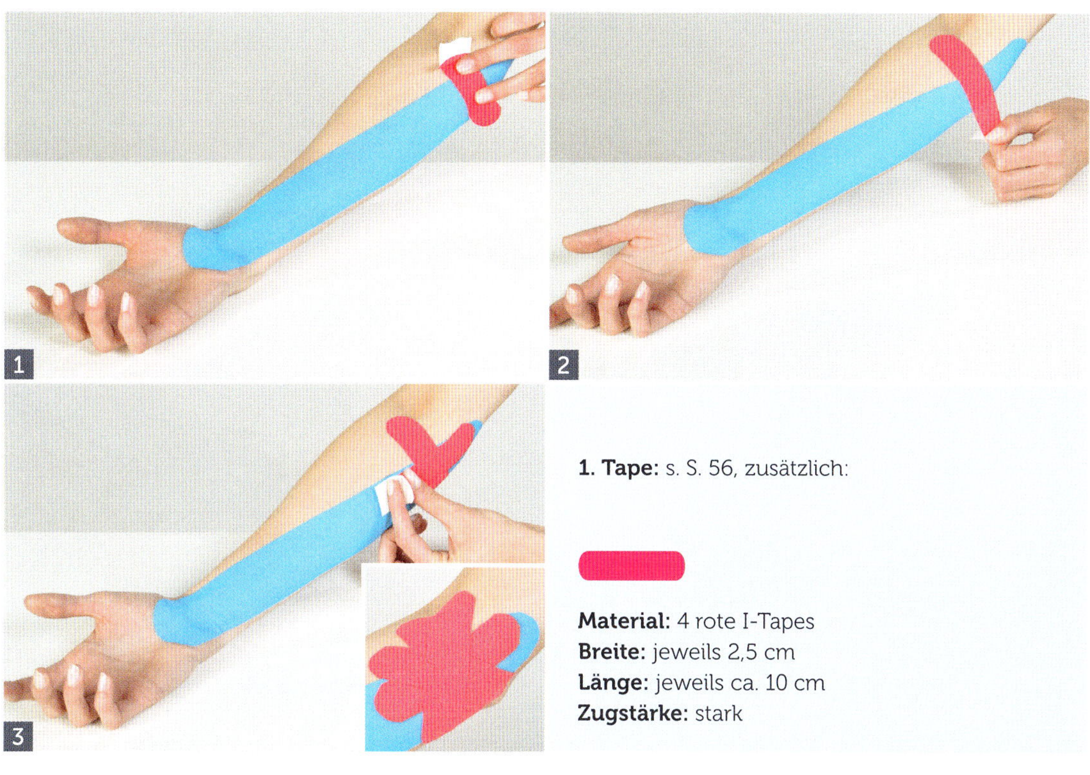

1. Tape: s. S. 56, zusätzlich:

Material: 4 rote I-Tapes
Breite: jeweils 2,5 cm
Länge: jeweils ca. 10 cm
Zugstärke: stark

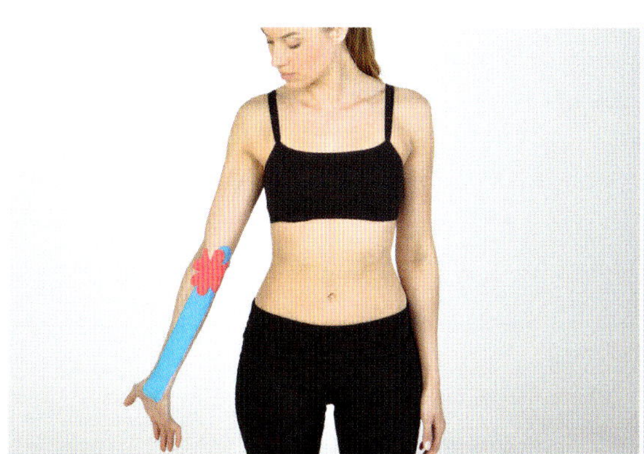

Aktive/vorbeugende Übung
Stellen Sie sich aufrecht hin und lassen Sie den Arm locker neben dem Körper hängen. Strecken Sie die Finger, ziehen Sie das Handgelenk zurück und strecken Sie den Ellenbogen. Dabei drehen Sie den Unterarm nach außen. Halten Sie diese Stellung mind. 5 Sekunden lang. Wiederholen Sie diese Übung mehrfach.

Hinweis › Kraftsport o. Ä., bei dem Hanteln oder andere Gegenstände festgehalten werden, kann zu einer weiteren Reizung der betroffenen Muskulatur führen, daher sollte er vermieden werden.

Golferschulter (Schulterschmerz)

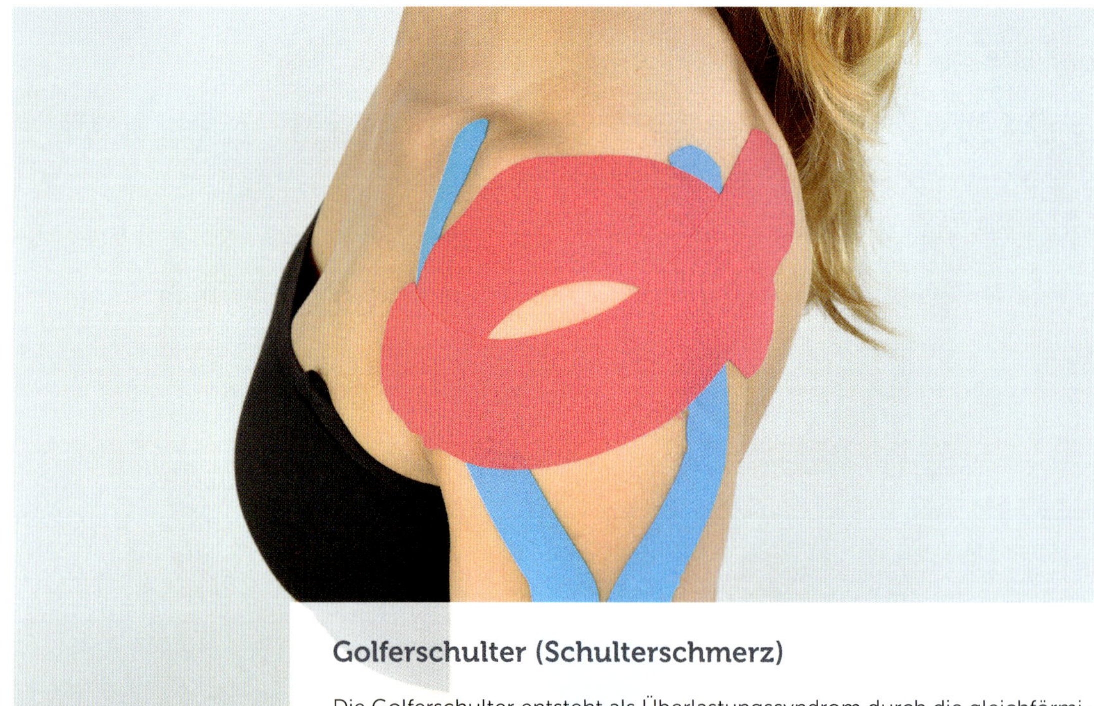

Golferschulter (Schulterschmerz)

Die Golferschulter entsteht als Überlastungssyndrom durch die gleichförmigen Bewegungen, wie sie beim Golfsport durch regelmäßiges Üben auf der Driving Range, aber auch auf der Runde ausgeführt werden. Hierbei kann es zu einer Überbelastung der Schultermuskulatur (Rotatorenmanschette) kommen. Weiterhin kann das Schultereckgelenk (s. S. 34) durch die Überbelastung betroffen sein.

Die Tapeanlage → So funktioniert's

Auf S. 36 wird ein Tape zur Behandlung des Deltamuskels erklärt. Dieses Tape nehmen Sie bitte als Grundlage für die weitere Tapeanlage. Bitte lassen Sie sich das folgende Tape von einem Partner oder Sportkollegen kleben.

Betroffene anatomische Körperstrukturen

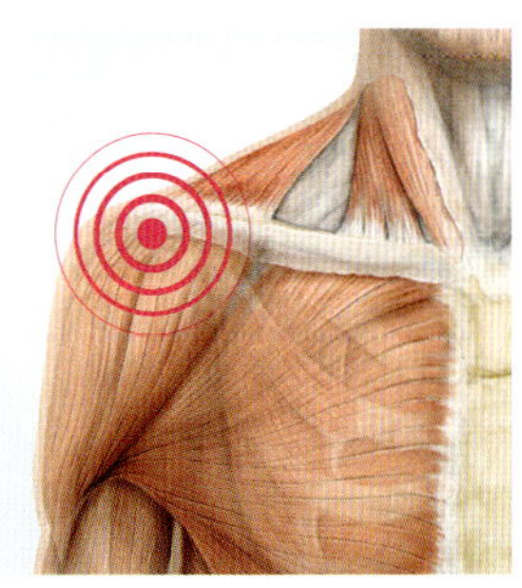

1: Setzen Sie sich aufrecht auf einen Stuhl und lassen Sie den Arm hängen, drehen Sie den Arm leicht nach außen. Kleben Sie die mittlere Hälfte des roten I-Tapes unter starkem Zug nach beiden Seiten über das Schultereckgelenk. Lassen Sie die Bandenden ohne Zug nach vorne und hinten auslaufen (kleines Bild). Das Tape wird angerieben und fixiert.

2: Kleben Sie den Anker des zweiten roten I-Tapes leicht zur Mitte versetzt von vorne auf die Schulter.

3: Kleben Sie das Tape mit starkem Zug schulterdachnah um die Schulter. Das Tapeende sollte ohne Zug nach hinten über das Schulterblatt auslaufen. Das Tape wird angerieben und fixiert.

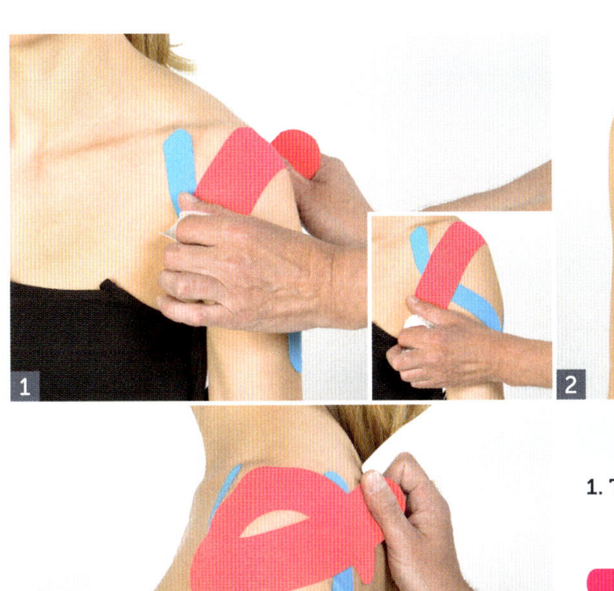

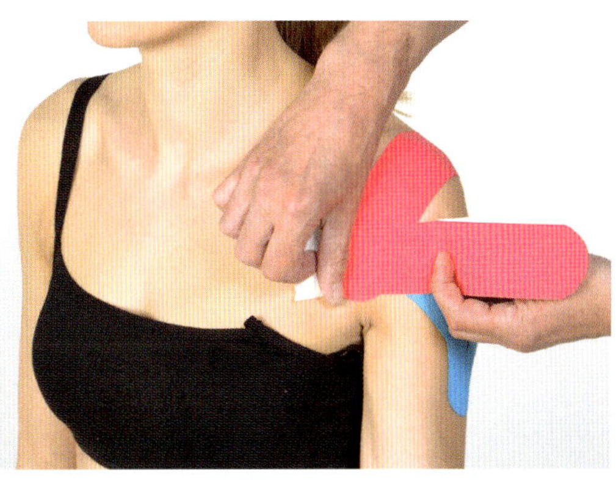

1. Tape: s. S. 36, zusätzlich:

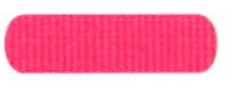

Material: 2 rote I-Tapes
Breite: jeweils 5 cm
Länge: jeweils ca. 20 cm
Zugstärke: stark

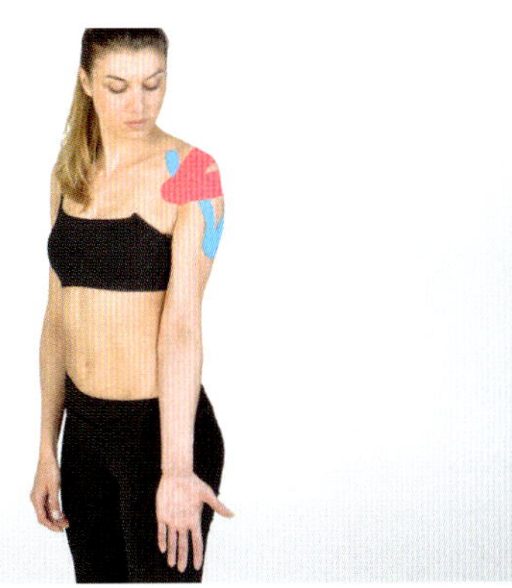

Aktive/vorbeugende Übung
Stellen Sie sich aufrecht hin und lassen Sie den Arm neben dem Körper hängen. Drehen Sie den Arm kräftig nach außen und ziehen Sie den Arm zum Körper. Dabei drücken Sie die Schulter nach unten. Halten Sie diese Stellung mindestens 5 Sekunden lang.

Hinweis › Überkopfarbeiten sollten vermieden werden, sie verstärken die Symptomatik. Ein lockerer Armpendel und Wärme fördern die Regeneration.

Rückenschmerz

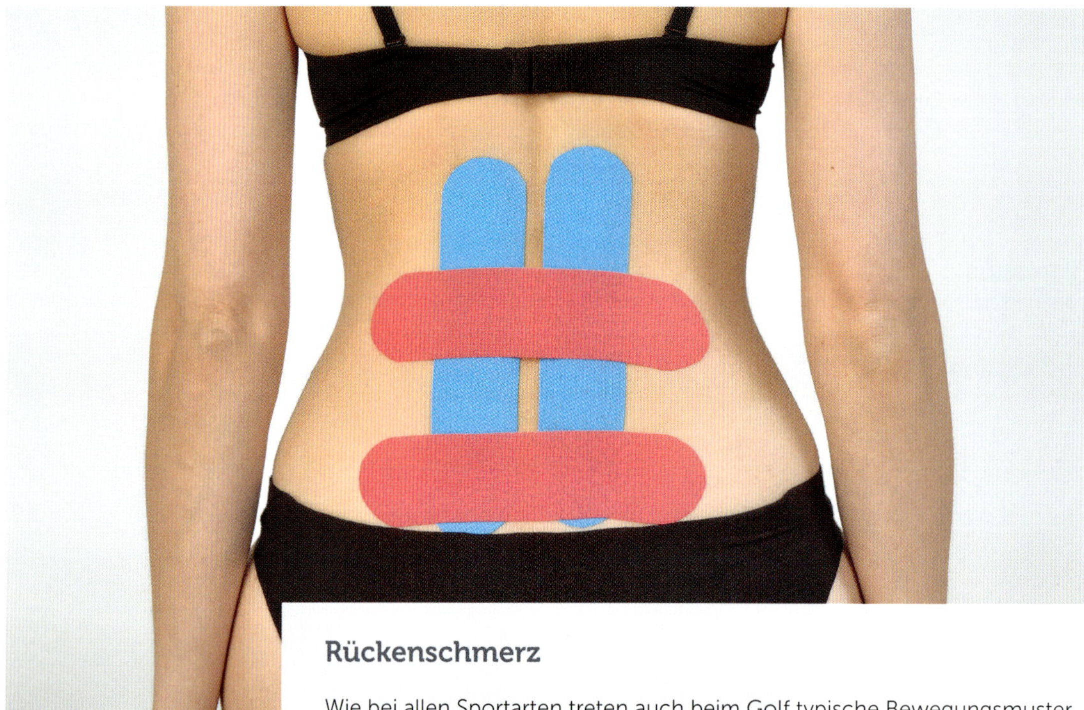

Rückenschmerz

Wie bei allen Sportarten treten auch beim Golf typische Bewegungsmuster auf. So holen die meisten Rechtshänder durch eine Körperdrehung nach rechts aus und schlagen den Ball, indem der Körper und somit die Wirbelsäule kräftig nach links gedreht wird. Die „Schlagdrehung" wird mit deutlich mehr Kraft durchgeführt. Diese starke Verdrehung der Wirbelsäule kann zu einer Überlastung der entsprechenden Muskulatur oder zu einer schmerzhaften Überbeweglichkeit in Segmenten der Wirbelsäule führen.

Die Tapeanlage → So funktioniert's

Auf S. 100 wird ein Tape zur Behandlung der Rückenstrecker im Lendenwirbelbereich erklärt. Dieses Tape nehmen Sie bitte als Grundlage für die weitere Tapeanlage. Bitte lassen Sie sich das folgende Tape von einem Partner oder Sportkollegen kleben.

1: Zusätzlich zu den beiden blauen I-Tapes wird ein quer verlaufendes rotes I-Tape im Bereich der unteren Lendenwirbelsäule angebracht. Hierzu wird der mittlere Anteil des Tapes unter starkem Zug nach beiden Seiten quer über die Lendenwirbelsäule angelegt.

2: Die Tapeenden sollten ohne Zug nach rechts und links auslaufen.

3: Kleben Sie mit der gleichen Technik ein zweites rotes I-Tape über den oberen Bereich der Lendenwirbelsäule. Die Tapeenden sollten ohne Zug auslaufen. Beide Tapes werden jeweils angerieben und fixiert.

Betroffene anatomische Körperstrukturen

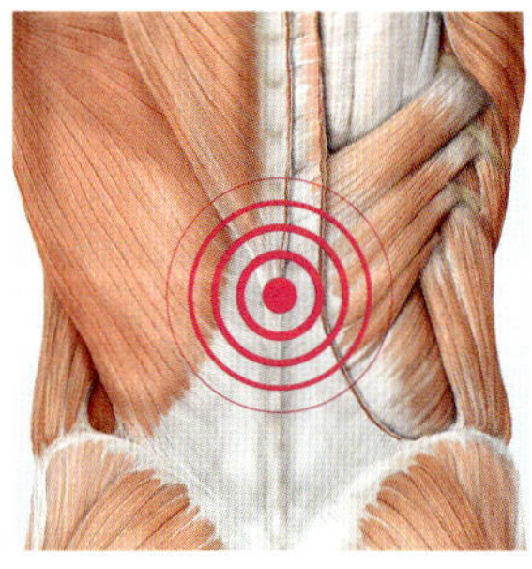

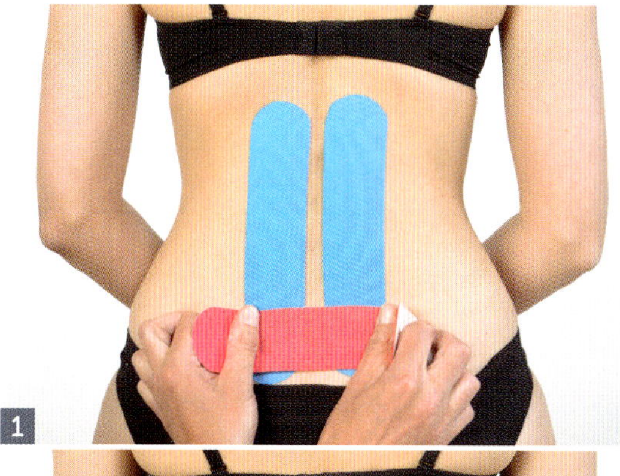

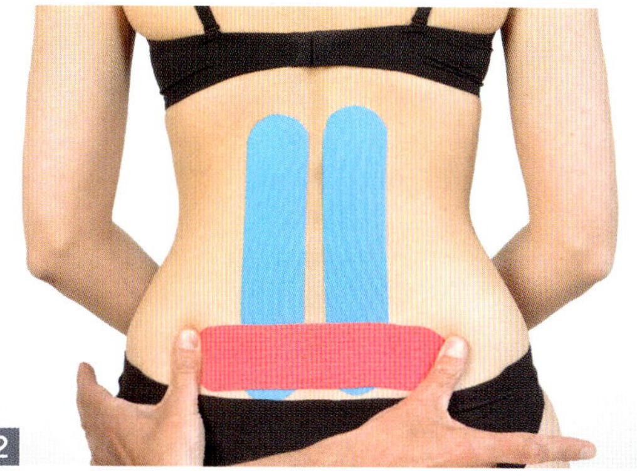

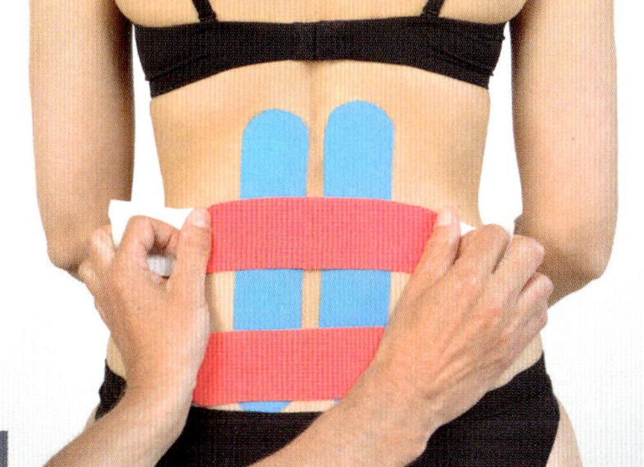

1. Tape: s. S. 100, zusätzlich:

Material: 2 rote I-Tapes
Breite: jeweils 5 cm
Länge: jeweils ca. 20 cm
Zugstärke: stark

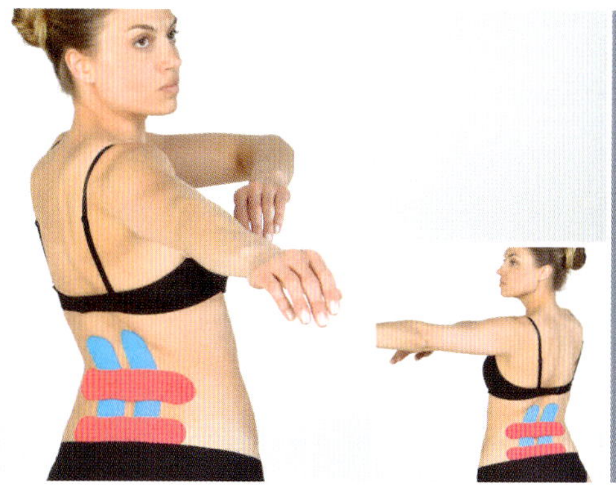

Aktive/vorbeugende Übung
Stellen Sie sich aufrecht hin und halten Sie die Arme waagerecht nach vorne. Drehen Sie den Kopf und den Körper weit nach rechts, indem Sie die Arme als Pendel einsetzen und sie horizontal in einer Kreisbahn weit nach rechts bewegen. Verharren Sie kurz in der maximalen Drehung. Drehen Sie nun locker zur Gegenseite (kleines Bild) und wiederholen Sie die Drehung nach rechts (Ausholbewegung beim Golf).

Hinweis › **Wenn ausstrahlende Schmerzen ins Bein oder ein Taubheitsgefühl am Bein oder Fuß auftreten, so sollte ein Arzt aufgesucht werden, um eine Schädigung der Bandscheibe auszuschließen.**

Skidaumen

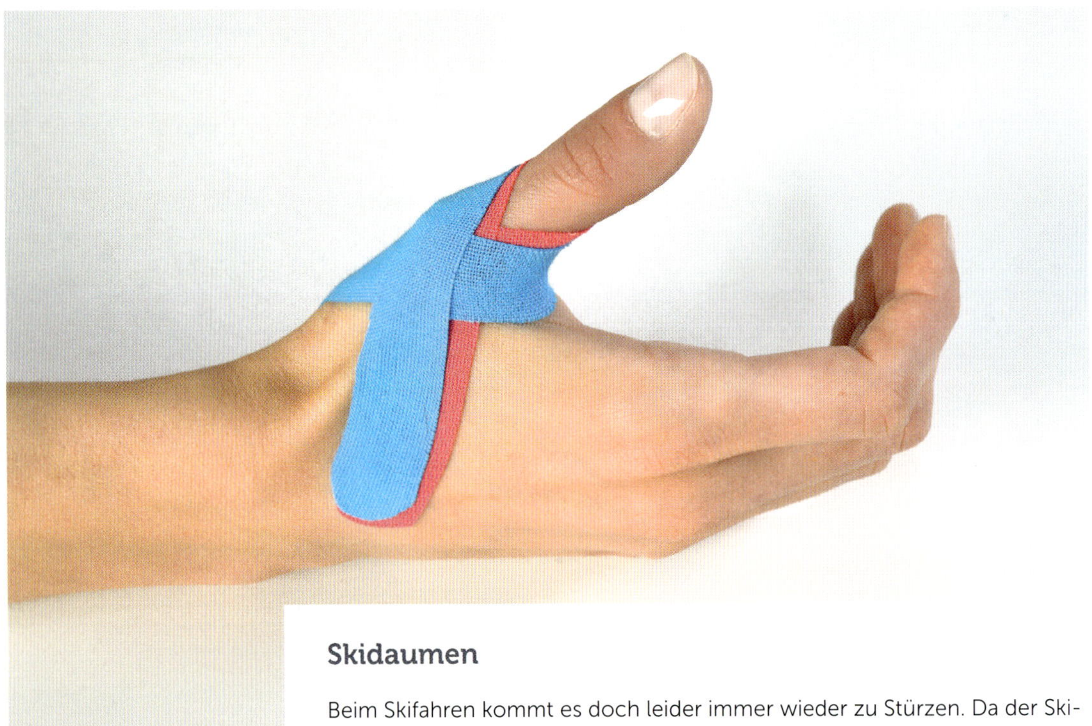

Skidaumen

Beim Skifahren kommt es doch leider immer wieder zu Stürzen. Da der Skistock normalerweise mit einer Schlaufe am Handgelenk gesichert ist, kann es sein, dass bei einem Sturz der Skistock bzw. die Stockschlaufe den Daumen in eine weite Abspreizung drückt. Bei einer übermäßigen Belastung kann es zu einem Bänderriss und einer Kapselverletzung im Daumengrundgelenk kommen. Diese Verletzung ist sehr schmerzhaft und bedarf dringend einer mechanischen Ruhe.

Die Tapeanlage → So funktioniert's

Betroffene anatomische Körperstrukturen

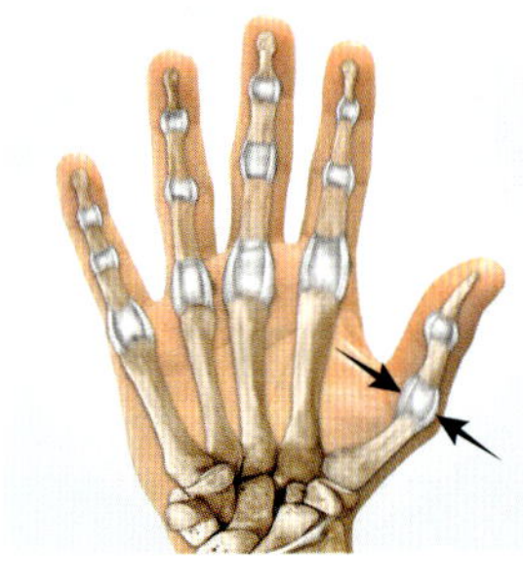

1: Öffnen Sie locker die Hand und spreizen Sie den Daumen leicht ab. Kleben Sie die Mitte des roten I-Tapes von oben auf das Daumengrundgelenk (kleines Bild). Ziehen Sie nun den inneren Zügel mit starkem Zug um den Daumen, sodass das Tape unter Zug wieder über das schmerzhafte Gelenk verläuft. Das Tapeende sollte ohne Zug angelegt werden.

2: Kleben Sie den zweiten Zügel des I-Tapes über den Daumenballen. Das Tapeende sollte ohne Zug angelegt werden. Das Tape wird angerieben und fixiert.

3: Zur weiteren Stabilisation kann ein zweites, blaues I-Tape leicht versetzt mit gleicher Technik angelegt werden. Die Tapeenden sollten ohne Zug angelegt werden. Das Tape wird angerieben und fixiert.

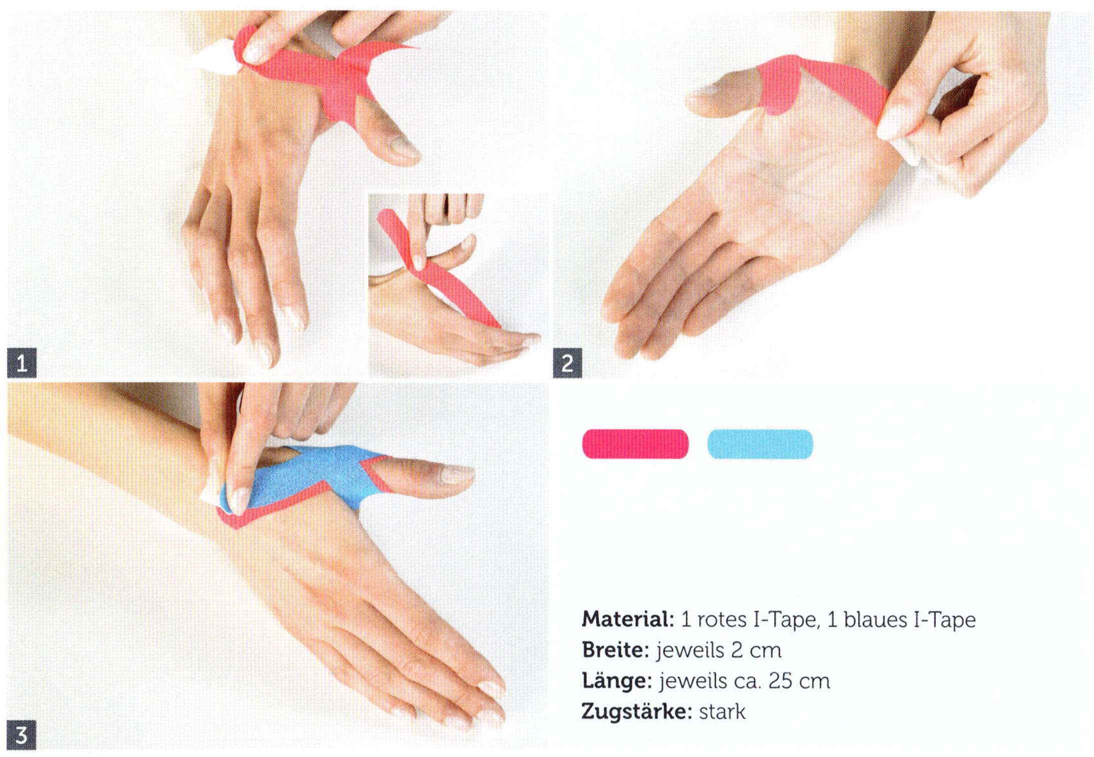

Material: 1 rotes I-Tape, 1 blaues I-Tape
Breite: jeweils 2 cm
Länge: jeweils ca. 25 cm
Zugstärke: stark

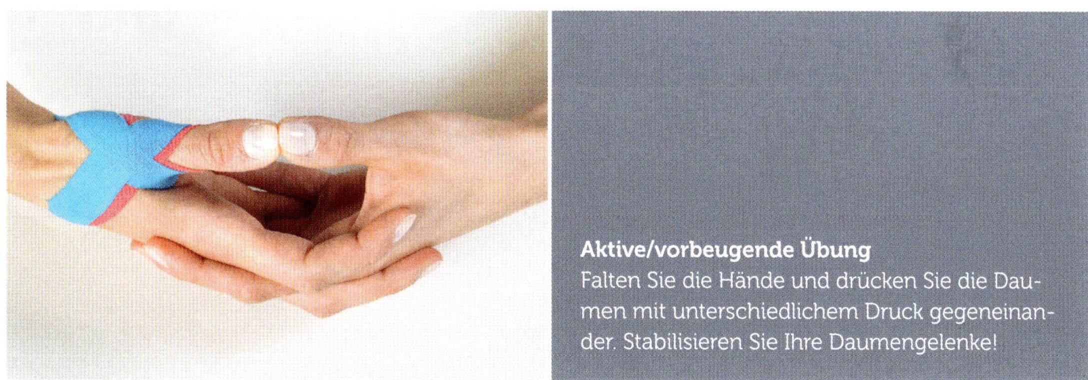

Aktive/vorbeugende Übung
Falten Sie die Hände und drücken Sie die Daumen mit unterschiedlichem Druck gegeneinander. Stabilisieren Sie Ihre Daumengelenke!

Hinweis › Viele Skistöcke besitzen einen Mechanismus, der die Schlaufe im Falle eines Sturzes vom Skistock löst. Dadurch kann eine massive Krafteinwirkung auf den Daumen vermieden werden.

Bänderverletzung (Knie)

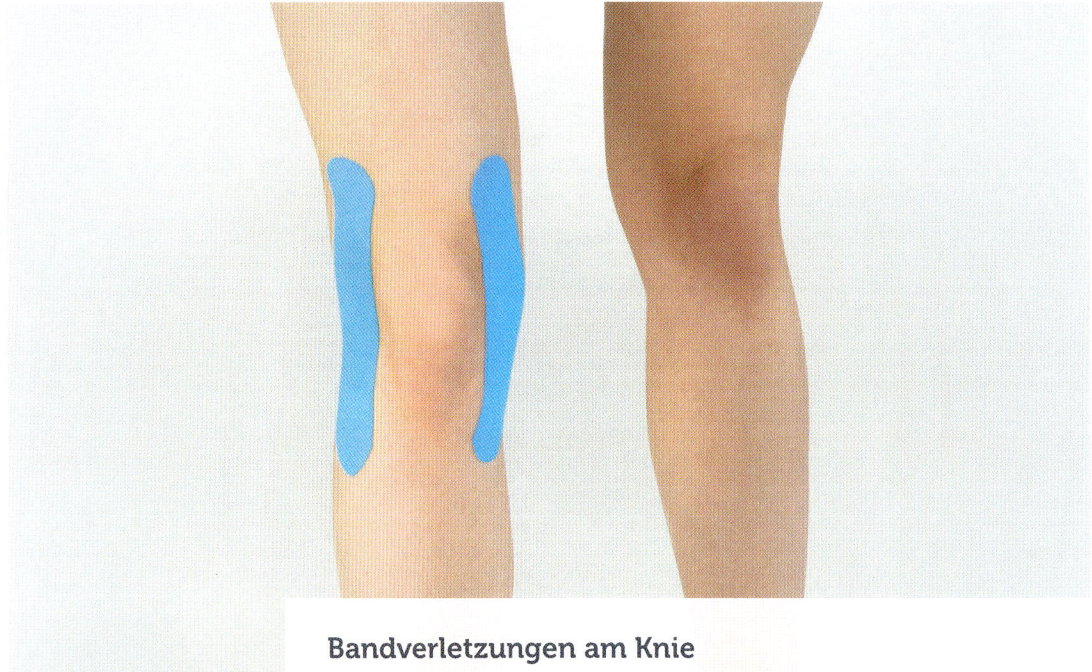

Bandverletzungen am Knie

Der Carving-Ski hat das Skifahren sicherlich vereinfacht und den Krafteinsatz auf der Piste reduziert. Trotzdem ist bei jedem Schwung, besonders bei steileren Abfahrten, der Kanteneinsatz zwingend vonnöten! Durch diesen Kanteneinsatz wird das Knie des Talskis nach innen ins X-Bein gedrückt. Das bedeutet eine hohe Belastung für das Knieinnenband. Wenn dieser Kanteneinsatz nicht gehalten werden kann, man verkantet und das Knie nach außen schlägt, kann daraus auch eine Überbelastung des Außenbandes entstehen. Je nach Intensität der einwirkenden Kraft kann es zu einer Reizung, Überdehnung und gar zu einem Riss des Außenbandes kommen.

Betroffene anatomische Körperstrukturen

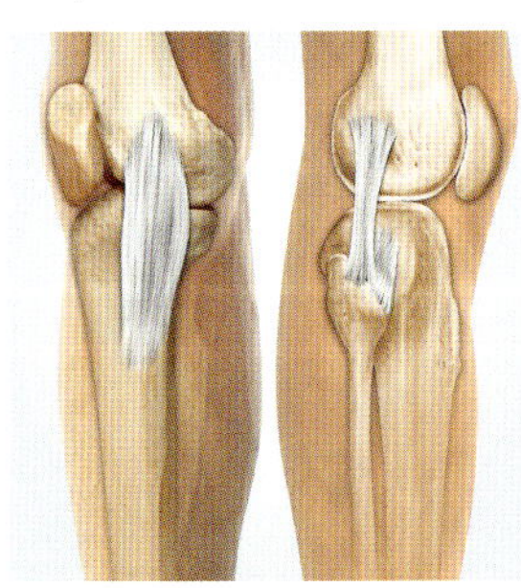

Die Tapeanlage → So funktioniert's

1: Strecken Sie das Knie. Kleben Sie den mittleren Anteil des I-Tapes (2/3 des Bandes) mit starkem Zug nach beiden Seiten von innen auf das schmerzhafte Innenband.

2: Beugen Sie das Knie ca. 90° an. Kleben Sie die Tapeenden ohne Zug in Richtung Vorderseite des Unterschenkels und Oberschenkels an. Das Tape wird angerieben und fixiert.

3: Bei Schmerzen im Bereich des Außenbandes kleben Sie das I-Tape mit der gleichen Technik auf die Außenseite des Knies über das schmerzhafte Außenband. Das Tape wird angerieben und fixiert.

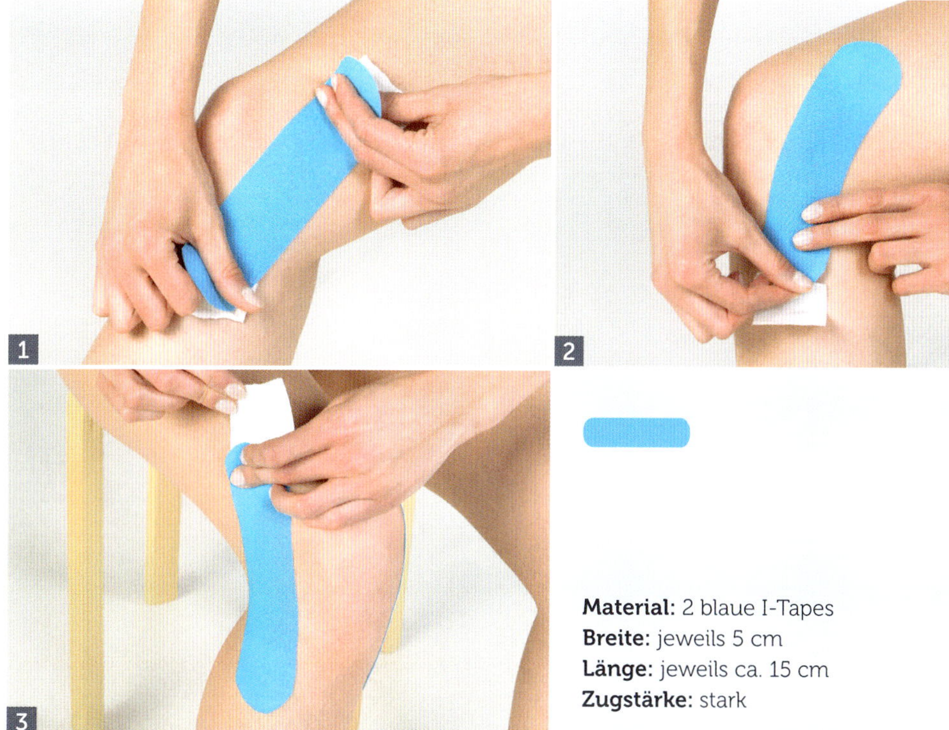

Material: 2 blaue I-Tapes
Breite: jeweils 5 cm
Länge: jeweils ca. 15 cm
Zugstärke: stark

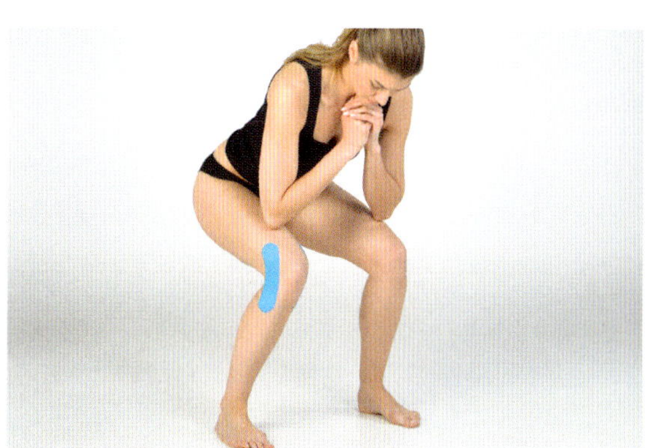

Aktive/vorbeugende Übung
Stellen Sie sich aufrecht hin, Füße und Knie zeigen nach vorne. Gehen Sie in eine möglichst tiefe „Abfahrtshocke". Verlagern Sie nun Ihr Gewicht wechselseitig von einem auf das andere Bein. Führen Sie mindestens 5 Wiederholungen durch. Achten Sie bitte darauf, dass die Knie nicht nach innen oder außen fallen!

Hinweis › Langes Sitzen mit übereinandergeschlagenen Beinen (X-Bein) oder das Sitzen im Schneidersitz (O-Bein) führt ebenfalls zu einer verstärkten Belastung der Seitenbänder und zu einer Gewohnheitshaltung. Das kann das Verletzungsrisiko erhöhen.

Werferschulter (Schulterschmerz)

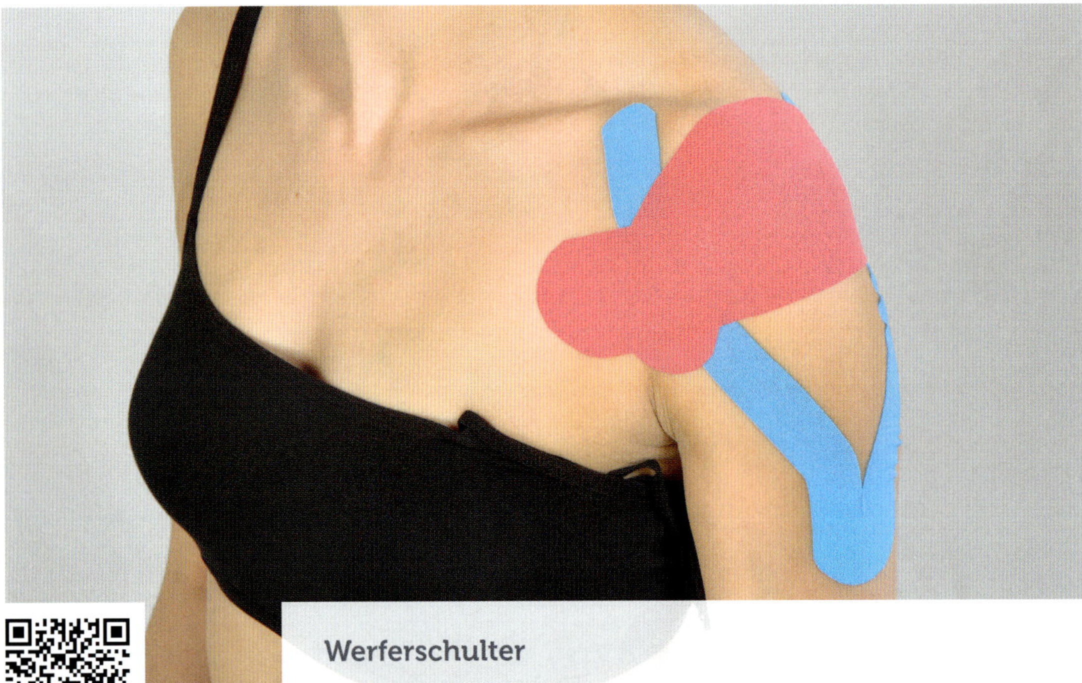

Video
Tapeanlage bei einer Werferschulter (Schulterschmerz)

Werferschulter

Bei der Ausholphase des Wurfs kann es zur Einklemmung eines Schultermuskels unter dem Schulterdach kommen. Das ist in der Regel sehr schmerzhaft. Im Weiteren kann es zu Schädigungen im Bereich der Bizepssehne kommen (s. S. 40).

Die Tapeanlage → So funktioniert's

Auf S. 36 wird ein Tape zur Behandlung des Deltamuskels erklärt. Dieses Tape nehmen Sie bitte als Grundlage für die weitere Tapeanlage. Bitte lassen Sie sich das folgende Tape von einem Partner oder Sportkollegen kleben.

Betroffene anatomische Körperstrukturen

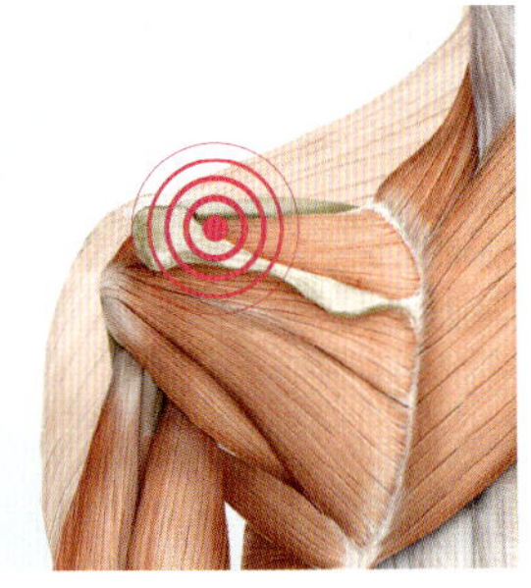

1: Setzen Sie sich aufrecht auf einen Stuhl und lassen Sie den Arm hängen. Kleben Sie die mittlere Hälfte des roten I-Tapes unter maximalen Zug nach beiden Seiten über das Schultereckgelenk.
2: Lassen Sie die Bandenden ohne Zug nach vorne/unten und hinten/unten auslaufen. Das Tape wird angerieben und fixiert.
3: Das zweite rote I-Tape wird unterhalb des Schultereckgelenks mit der gleichen Technik angelegt. Lassen Sie das vordere und hintere Tapeende ohne Zug nach unten/innen auslaufen. Das Tape wird angerieben und fixiert.

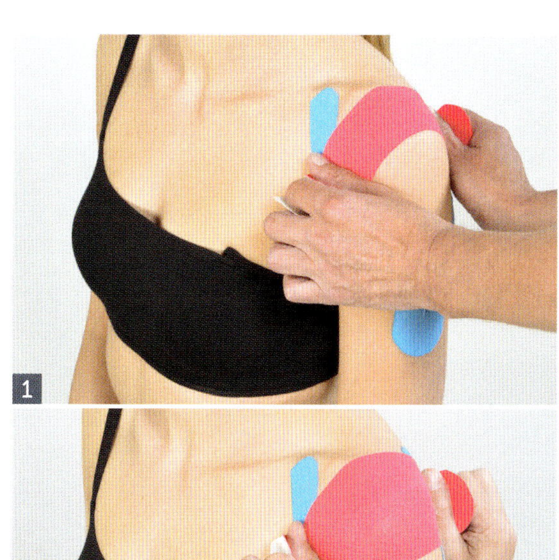

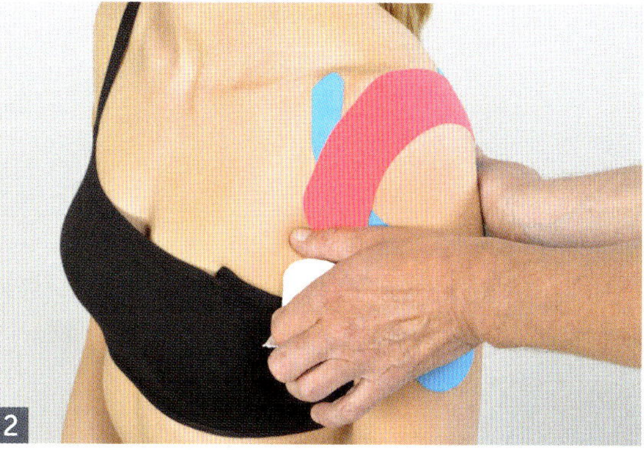

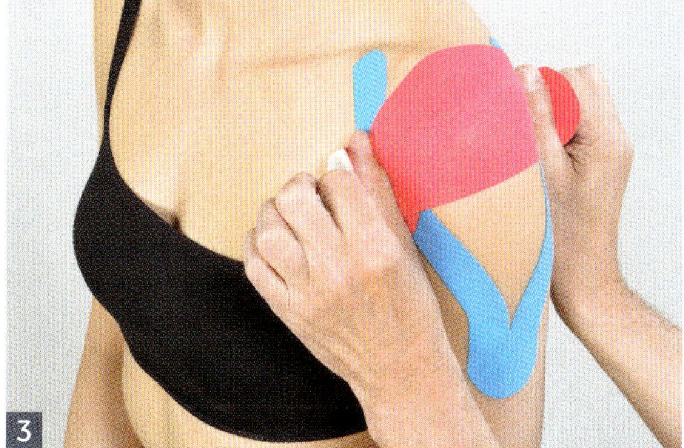

1. Tape: s. S. 36, zusätzlich:

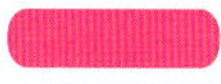

Material: 2 rote I-Tapes
Breite: jeweils 5 cm
Länge: jeweils ca. 25 cm
Zugstärke: stark

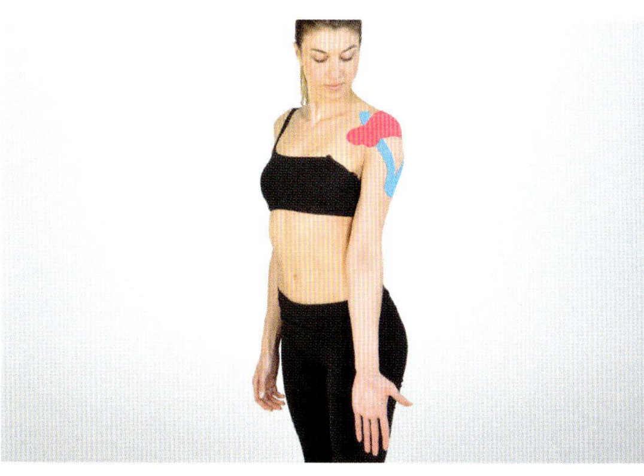

Aktive/vorbeugende Übung
Durch die Ausholbewegung wird die betroffene Sehne immer wieder gereizt, daher sollte die Muskulatur aktiviert werden, die den Oberarmkopf nach unten zieht. Stellen Sie sich aufrecht hin und lassen Sie den Arm neben dem Körper hängen. Drehen Sie den Arm kräftig nach außen und ziehen Sie den Arm zum Körper. Dabei drücken Sie die Schulter nach unten. Halten Sie diese Stellung mindestens 5 Sekunden lang.

Hinweis › **Kräftige Abspreizbewegungen des Arms sollten vermieden werden (z. B. Überkopfarbeiten), da sie die Einklemmung der Sehne noch unterstützen.**

Instabilität der Schulter

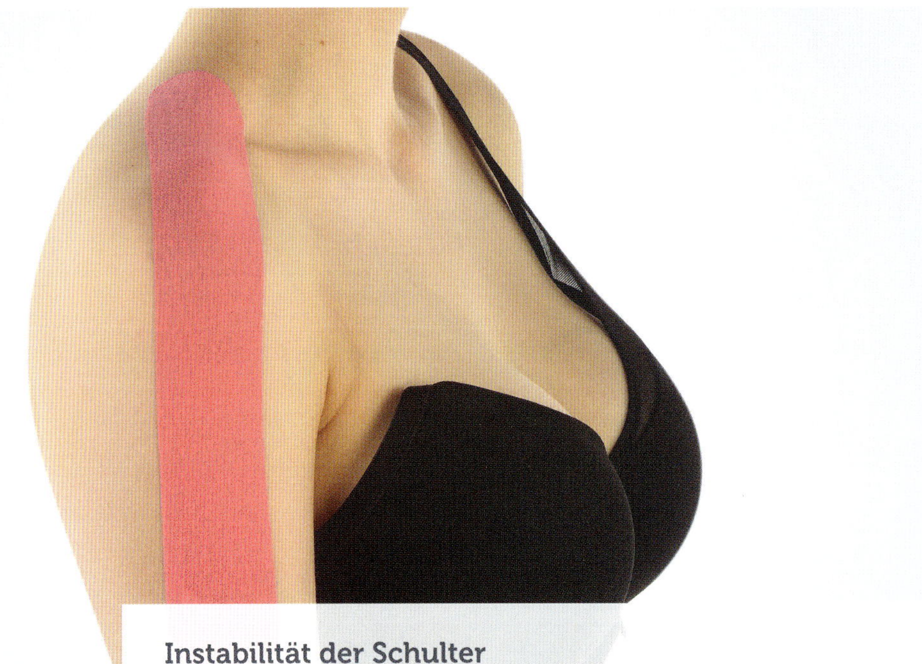

Instabilität der Schulter

Das Schultergelenk ist das Gelenk mit der größten Beweglichkeit des menschlichen Körpers. Aufgrund der großen Beweglichkeit ist es aber leider auch das Gelenk, das am häufigsten ausgekugelt wird. Hierbei springt der Kopf des Oberarmknochens aus der Gelenkpfanne der Schulter. Eine Vorstufe dieser Luxation ist eine Instabilität der Schulter. Gerade im Handball kommt es immer wieder vor, dass einem Spieler beim Wurf in den Arm gegriffen wird. Hierbei entstehen enorme Kräfte auf das Gelenk und die umliegende Muskulatur. Kann die Muskulatur das Gelenk nicht optimal stabilisieren, droht eine Instabilität. Das Tape zentriert und stabilisiert den Oberarmkopf in der Gelenkpfanne.

Betroffene anatomische Körperstrukturen

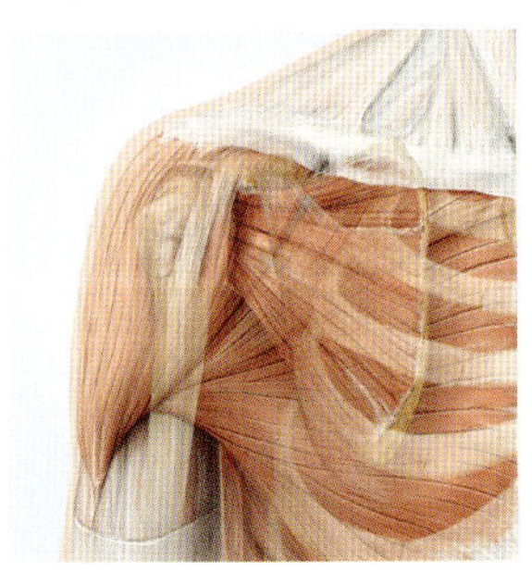

Die Tapeanlage → So funktioniert's

1: **Kleben Sie den Anker des roten I-Tapes ca. 10 cm oberhalb des Schulterdachs auf dem Trapezmuskel.**

2: **Spreizen Sie den Arm ca. 90° ab. Ziehen Sie das rote I-Tape mit mittlerem Zug bis zum unteren Anteil des Oberarms. Hier wird der untere Anker fixiert. Es entsteht ein kleiner Spalt zwischen der Haut und dem Tape. Das Tapeende sollte ohne Zug angelegt werden.**

3: **Fixieren Sie den unteren Anker und führen Sie Arm zum Körper. Dadurch legt sich das Tape straff um das Schultergelenk. Das Tape wird angerieben und fixiert.**

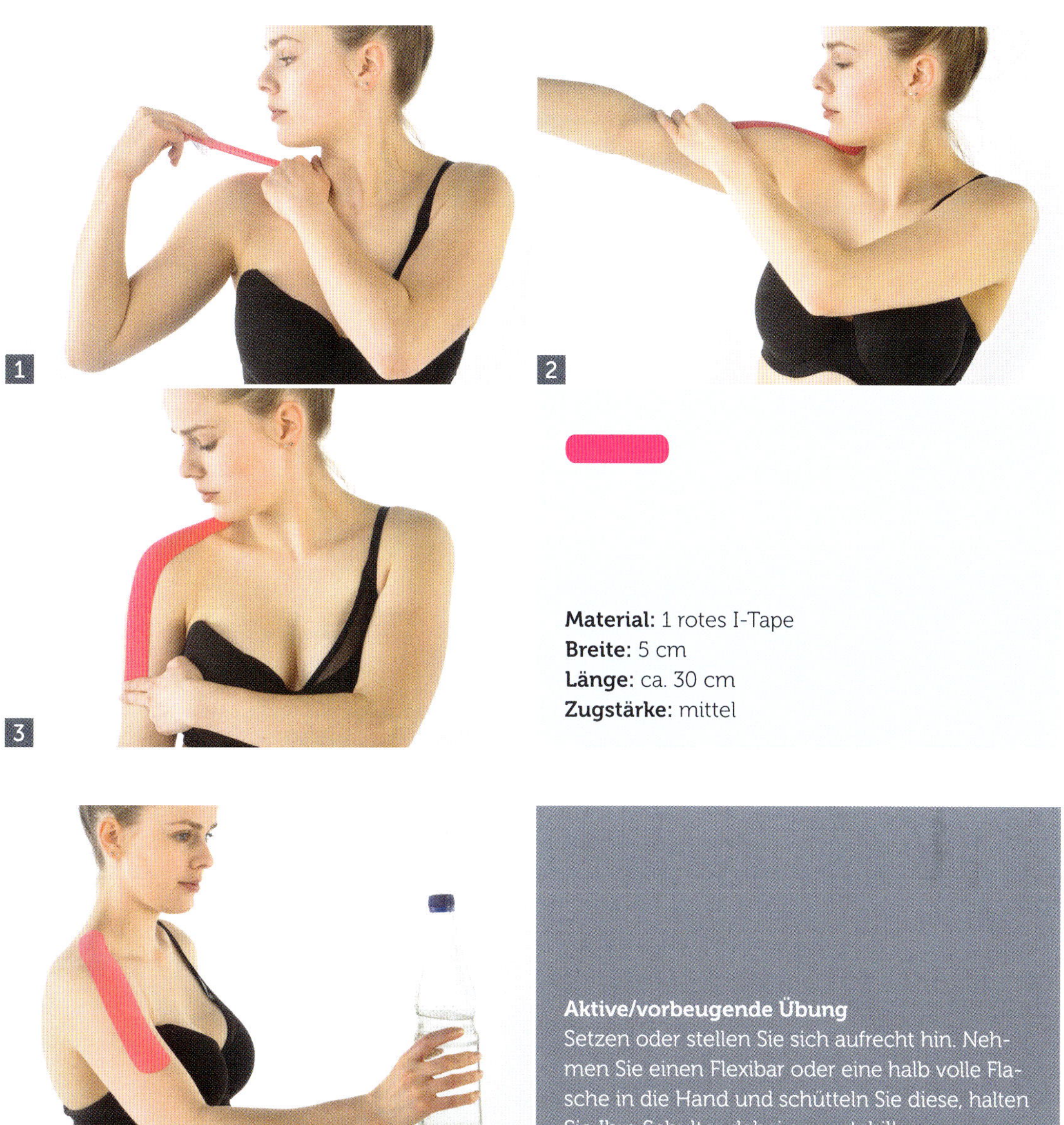

Material: 1 rotes I-Tape
Breite: 5 cm
Länge: ca. 30 cm
Zugstärke: mittel

Aktive/vorbeugende Übung
Setzen oder stellen Sie sich aufrecht hin. Nehmen Sie einen Flexibar oder eine halb volle Flasche in die Hand und schütteln Sie diese, halten Sie Ihre Schulter dabei ganz stabil!

Hinweis › **Eine instabile Schulter kann zu einer Verletzung der Gelenklippe des Schultergelenks führen, dieses gilt es dringend zu vermeiden!**

Fingerverletzung/Überstreckung

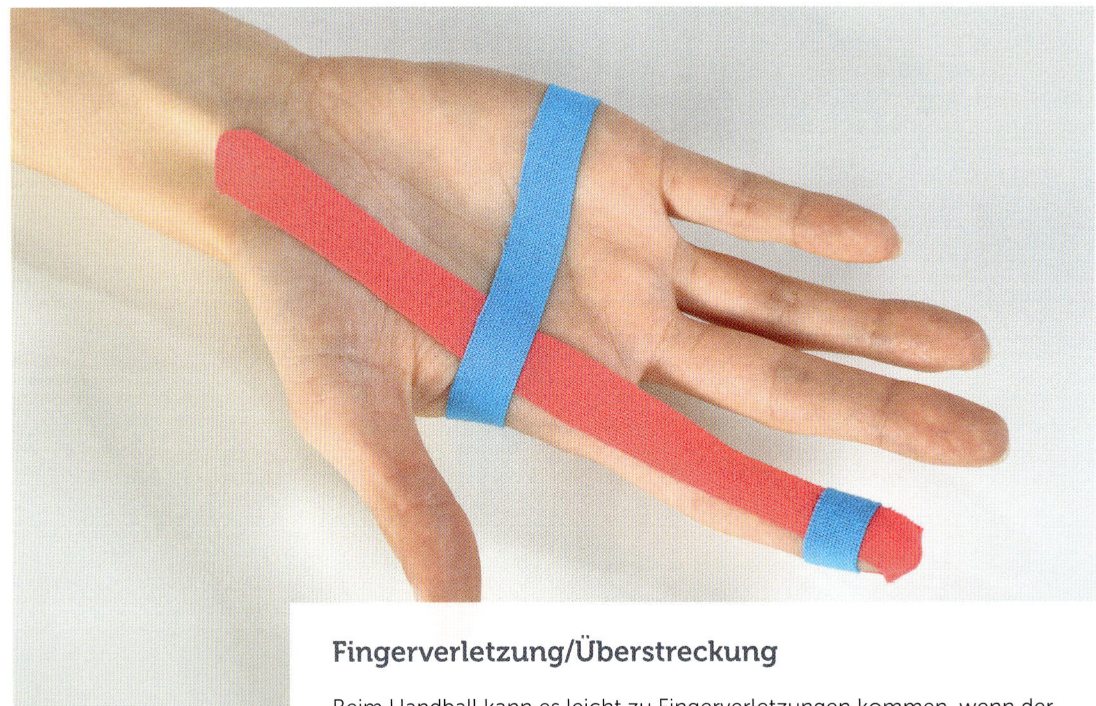

Fingerverletzung/Überstreckung

Beim Handball kann es leicht zu Fingerverletzungen kommen, wenn der Ball direkt auf die Fingerspitze trifft und der Finger abknickt. Das passiert beim Fangen des Balls oder im Zweikampf. Häufig kommt es hierbei zu Verletzungen der Bänder und der Gelenkkapsel. Wird ein Finger überstreckt, sollten die betroffenen Gelenke stabilisiert werden.

Betroffene anatomische Körperstrukturen

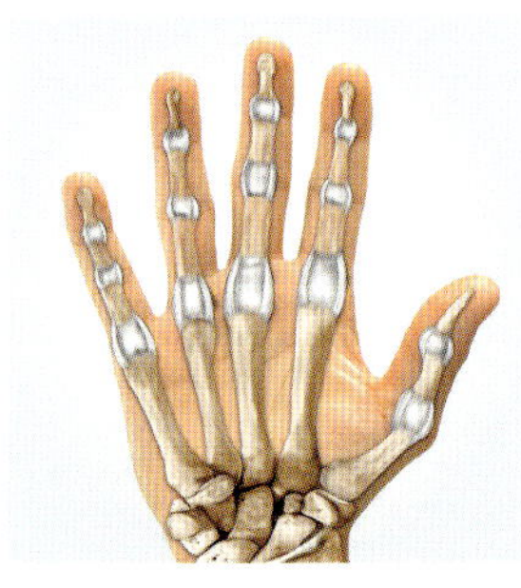

Die Tapeanlage → So funktioniert's

1: Kleben Sie den Anker des roten I-Tapes auf die Fingerspitze des betroffenen Fingers. Richten Sie das Tape im Verlauf des Fingers aus.

2: Beugen Sie den Finger leicht an. Ziehen Sie das Tape mit mittlerem Zug zum Grundgelenk des betroffenen Fingers und kleben Sie das Tape (ca. Mitte des Bandes) auf, sodass ein Spalt zwischen Tape und Finger entsteht. Lassen Sie das Tapeende ohne Zug zum Handgelenk auslaufen (kleines Bild).

3: Strecken Sie den Finger, hierdurch haftet sich das Tape am Finger an (großes Bild). Das Tape wird angerieben und fixiert. Zur Sicherung werden zwei oder mehr Querstreifen ohne Zug angebracht, angerieben und fixiert (kleines Bild).

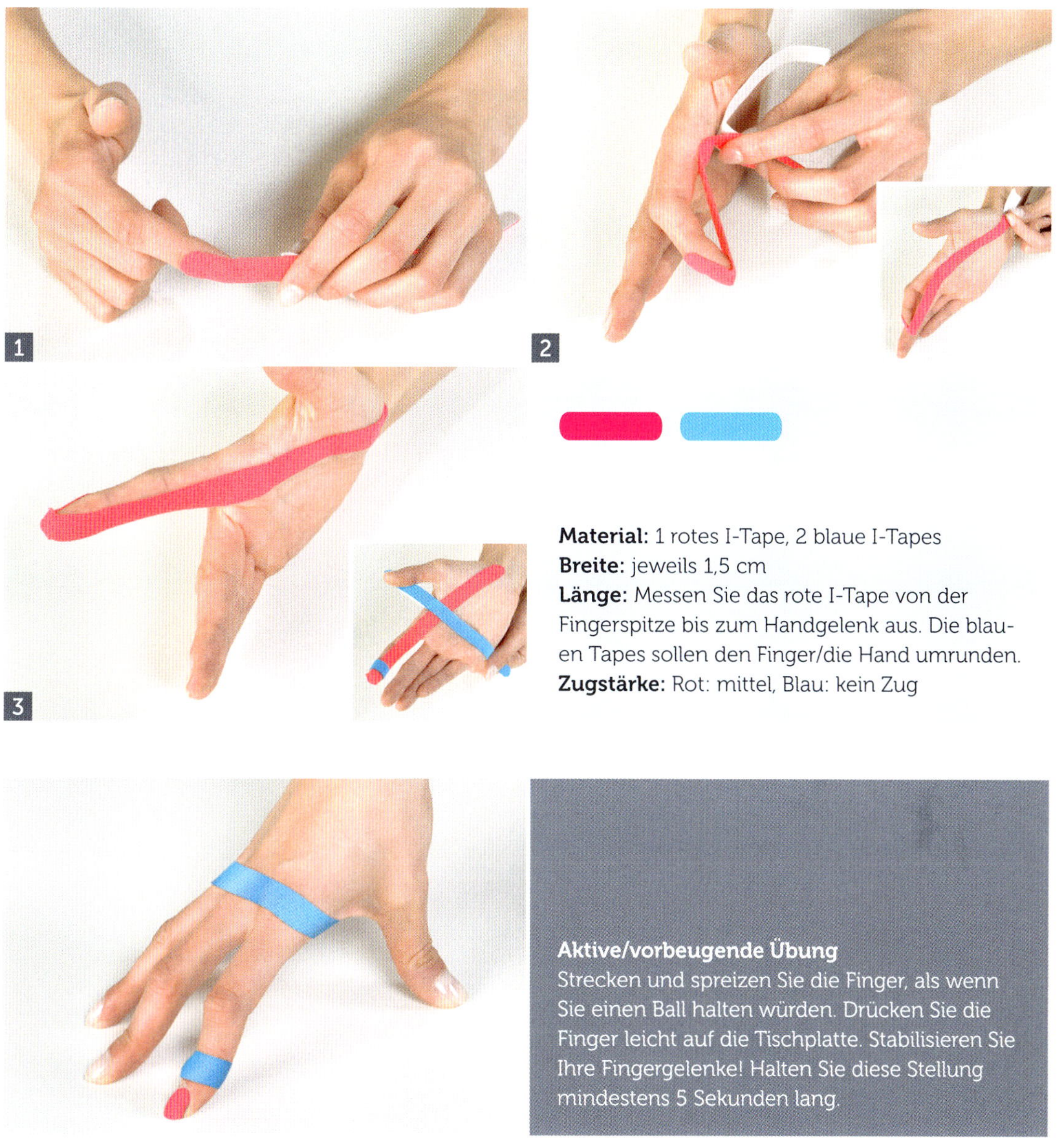

Material: 1 rotes I-Tape, 2 blaue I-Tapes
Breite: jeweils 1,5 cm
Länge: Messen Sie das rote I-Tape von der Fingerspitze bis zum Handgelenk aus. Die blauen Tapes sollen den Finger/die Hand umrunden.
Zugstärke: Rot: mittel, Blau: kein Zug

Aktive/vorbeugende Übung
Strecken und spreizen Sie die Finger, als wenn Sie einen Ball halten würden. Drücken Sie die Finger leicht auf die Tischplatte. Stabilisieren Sie Ihre Fingergelenke! Halten Sie diese Stellung mindestens 5 Sekunden lang.

Hinweis › **Führen Sie regelmäßig einen festen Faustschluss durch, um die verletzten Strukturen zu schützen und die Beugemuskulatur zu kräftigen.**

Fingerverletzung/Seitenbänder

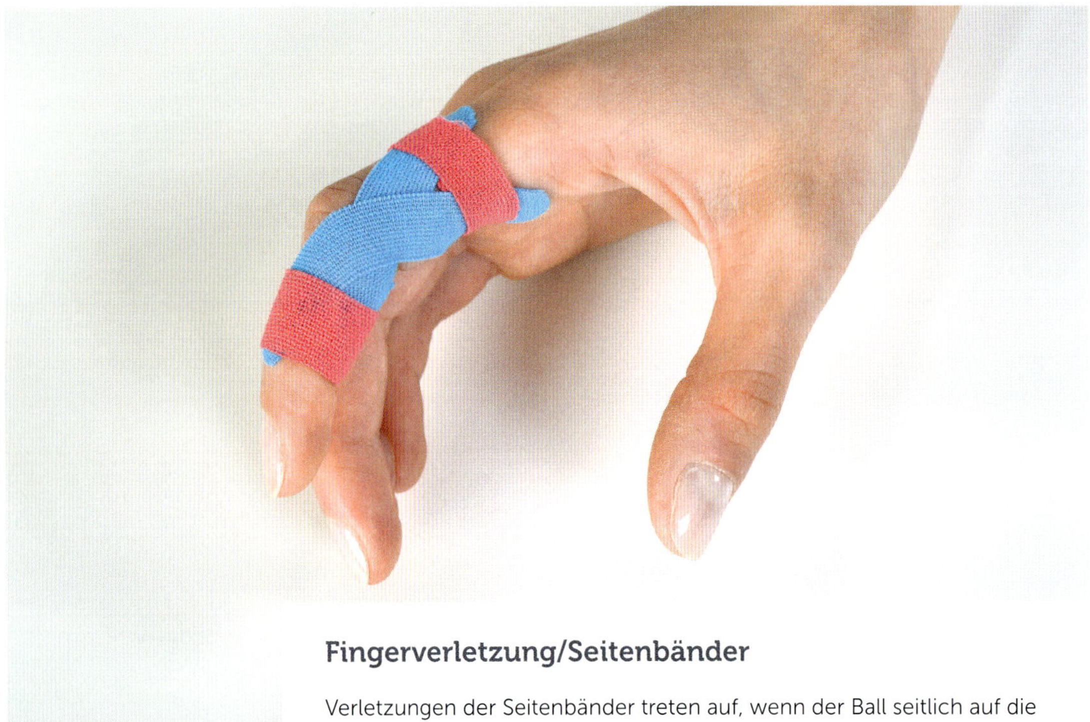

Fingerverletzung/Seitenbänder

Verletzungen der Seitenbänder treten auf, wenn der Ball seitlich auf die Fingerspitze oder den Finger trifft. Das passiert beim Fangen des Balls oder im Zweikampf. Häufig kommt es hierbei zu Verletzungen der Bänder und der Gelenkkapsel.

Betroffene anatomische Körperstrukturen

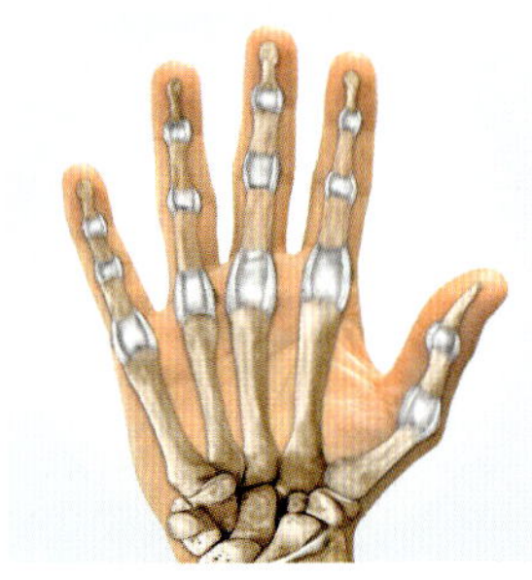

Die Tapeanlage → So funktioniert's

1: Kleben Sie zuerst 2 Fixierstreifen ober- und unterhalb des betroffenen Gelenks. Diese Tapes sollten den Finger nicht umrunden, sondern unten offen sein (kleines Bild). Die Tapes werden angerieben und fixiert.

2: Beugen Sie den Finger leicht an. Kleben Sie den Anker des blauen I-Tapes im Bereich der Fingerspitze auf die Unterseite des Fingers. Ziehen Sie den Zügel des I-Tapes mit starkem Zug diagonal über das betroffene Band bis zur Rückseite des Fingers (handnah). Das Tape wird angerieben und fixiert.

3: Mit der gleichen Technik kleben Sie nun ein zweites I-Tape diagonal zum ersten Tape über das betroffene Band, reiben es an und fxieren es. Zur Stabilisierung des Tapes sollten noch zwei Fixierungsstreifen angelegt werden (kleines Bild).

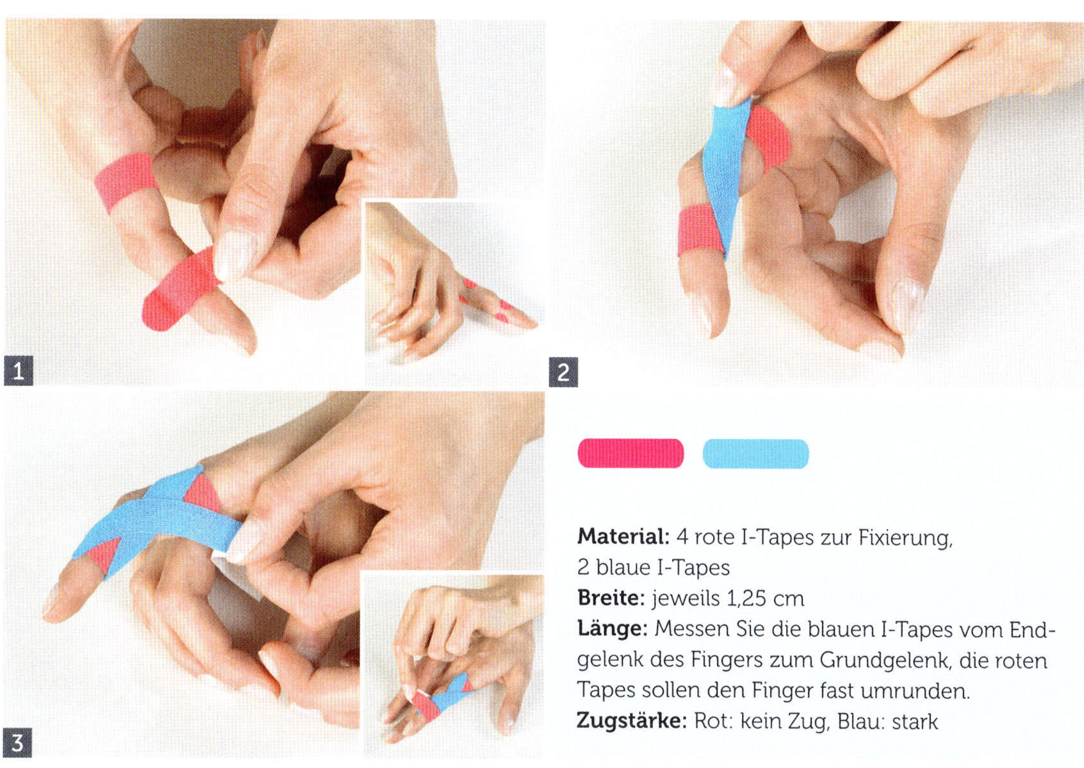

Material: 4 rote I-Tapes zur Fixierung, 2 blaue I-Tapes
Breite: jeweils 1,25 cm
Länge: Messen Sie die blauen I-Tapes vom Endgelenk des Fingers zum Grundgelenk, die roten Tapes sollen den Finger fast umrunden.
Zugstärke: Rot: kein Zug, Blau: stark

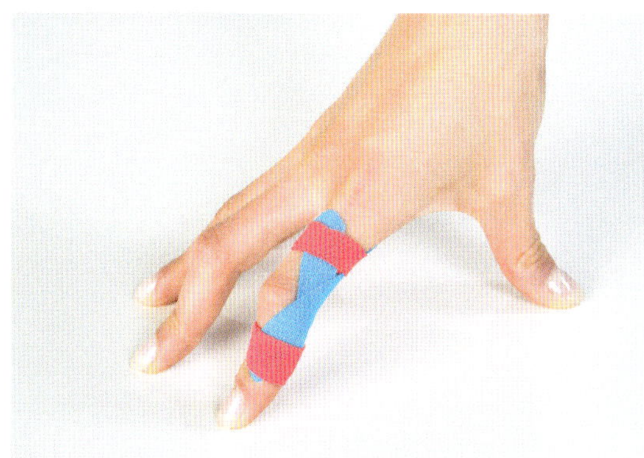

Aktive/vorbeugende Übung
Strecken und spreizen Sie die Finger, als wenn Sie einen Ball halten würden. Drücken Sie die Finger leicht gegeneinander oder auf eine Tischplatte. Stabilisieren Sie Ihre Fingergelenke!

Hinweis › **Halten Sie Ihre Hände warm (Handbad, Dusche, Sauna), um die Durchblutung zu fördern und die Regeneration zu beschleunigen.**

Adduktorenprobleme/weiche Leiste

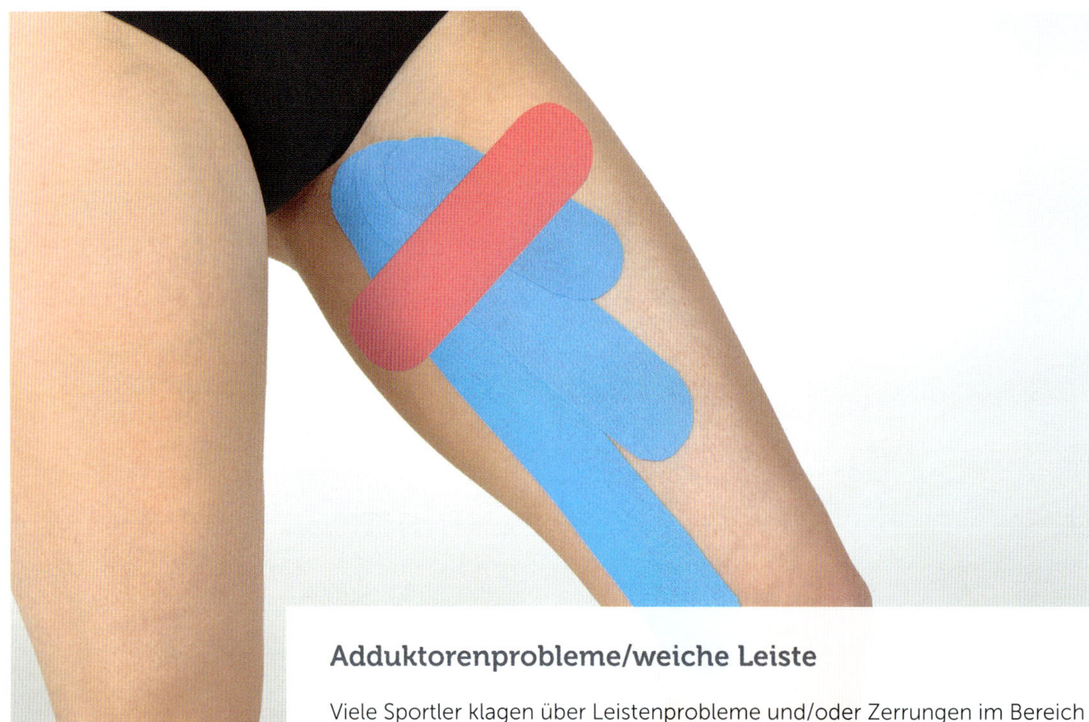

Adduktorenprobleme/weiche Leiste

Viele Sportler klagen über Leistenprobleme und/oder Zerrungen im Bereich der inneren Oberschenkelmuskulatur (Adduktoren). Die Adduktoren ziehen das Bein nach innen und stabilisieren die Hüfte im Stand. Sind die Muskeln verkürzt (durch Sitzen mit übereinandergeschlagenen Beinen) oder zu schwach, so kann es im Sport (Grätsche/Ausfallschritt o. Ä.) leicht zu einer Zerrung dieser Muskulatur kommen.

Die Tapeanlage → So funktioniert's

1: Stellen Sie sich aufrecht hin und spreizen Sie das Bein schräg nach vorne ab. Kleben Sie den Anker des ersten blauen I-Tapes an die Innenseite des Knies. Kleben Sie nun den Zügel mit leichtem Zug über die Innenseite des Oberschenkels in Richtung Schambein. Lassen Sie das Tapeende ohne Zug auslaufen. Das Tape wird angerieben und fixiert (kleines Bild).

2: Halten Sie die Ausgangsstellung bei. Kleben Sie den Anker des zweiten I-Tapes, ca. 1/3 in Richtung Leiste versetzt, auf die Innen-/Vorderseite des Oberschenkels. Kleben Sie den Zügel mit leichtem Zug über die Innenseite des Oberschenkels in Richtung Schambein. Lassen Sie das Tapeende ohne Zug auslaufen. Das Tape wird angerieben und fixiert. Ein drittes Tape wird mit gleicher Technik, 1/3 zur Leiste versetzt, angelegt (kleines Bild).

3: Kleben Sie die Mitte eines roten I-Tapes unter starkem Zug nach beiden Seiten auf die schmerzhafte Stelle im Leistenbereich. Die Tapeenden sollen ohne Zug auslaufen. Das Tape wird angerieben und fixiert.

Betroffene anatomische Körperstrukturen

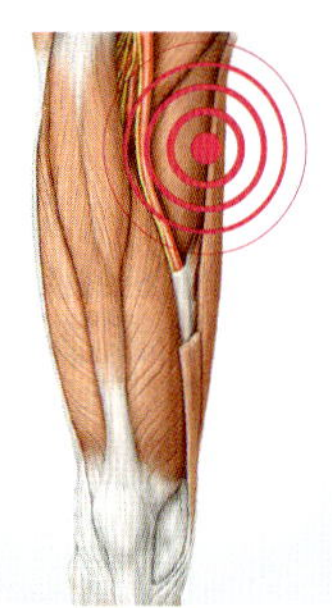

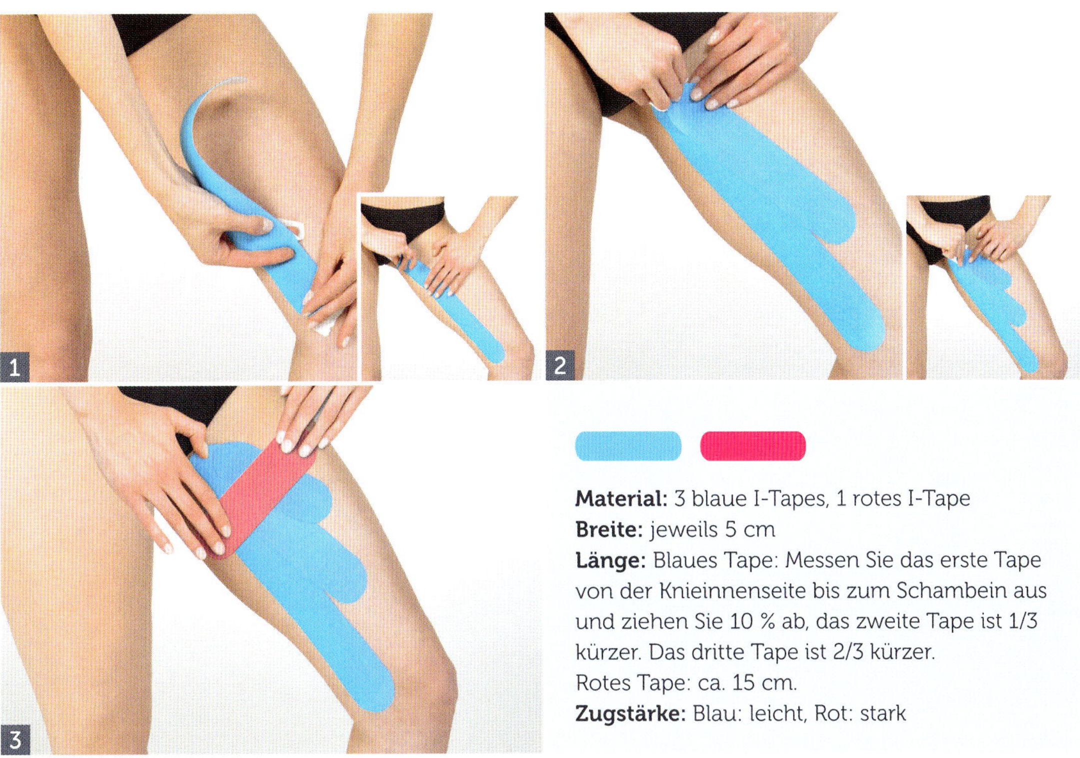

Material: 3 blaue I-Tapes, 1 rotes I-Tape
Breite: jeweils 5 cm
Länge: Blaues Tape: Messen Sie das erste Tape von der Knieinnenseite bis zum Schambein aus und ziehen Sie 10 % ab, das zweite Tape ist 1/3 kürzer. Das dritte Tape ist 2/3 kürzer.
Rotes Tape: ca. 15 cm.
Zugstärke: Blau: leicht, Rot: stark

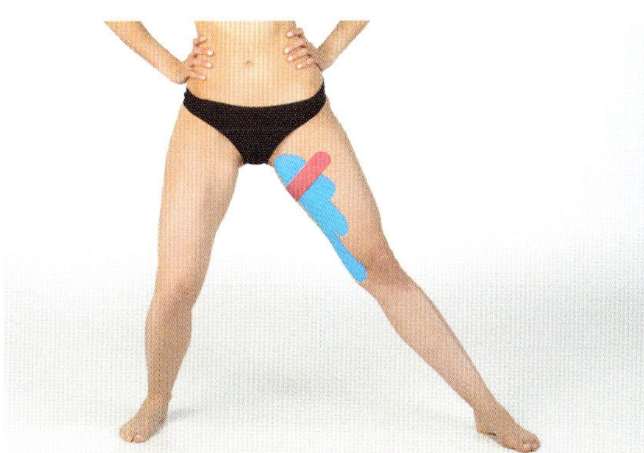

Aktive/vorbeugende Übung
Stellen Sie sich aufrecht hin. Spreizen Sie das betroffene Bein zur Seite hin ab. Schieben Sie Ihr Becken so weit in die Gegenrichtung, dass ein leichtes Ziehen in der Leiste zu spüren ist. Halten Sie diese Stellung mindestens 5 Sekunden lang.

Hinweis › **Wenn Sie viel am Schreibtisch sitzen, achten Sie bitte darauf, dass Sie nicht langfristig die Beine übereinanderschlagen (Verkürzung der Adduktoren) oder sehr breitbeinig sitzen (Überdehnung und Abschwächung der Muskulatur!).**

Bauchmuskelzerrung

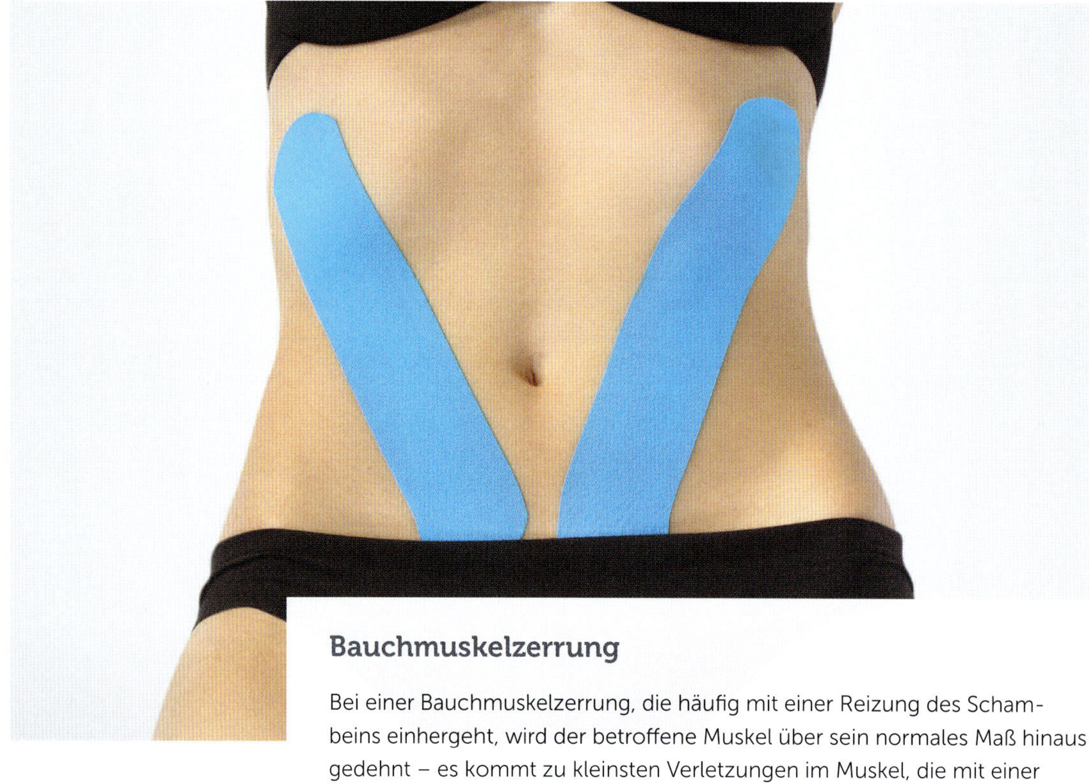

Bauchmuskelzerrung

Bei einer Bauchmuskelzerrung, die häufig mit einer Reizung des Schambeins einhergeht, wird der betroffene Muskel über sein normales Maß hinaus gedehnt – es kommt zu kleinsten Verletzungen im Muskel, die mit einer Einblutung und/oder Schwellung verbunden sein können. Auch übermäßig beanspruchte Muskeln können sich zerren, wenn eine zu hohe Kraft auf den Muskel wirkt und einige Muskelfasern reißen. Weitere typische Muskelzerrungen im Sport sind: Adduktorenzerrung (s. S. 198), Wadenzerrung (s. S. 156) oder eine Zerrung der hinteren Oberschenkelmuskulatur (s. S. 170).

Betroffene anatomische Körperstrukturen

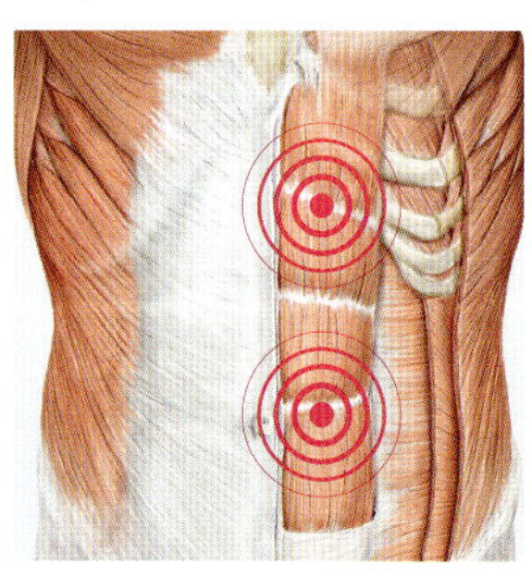

Die Tapeanlage → So funktioniert's

1: Stellen Sie sich aufrecht hin oder legen Sie sich flach auf den Boden. Kleben Sie den Anker des I-Tapes im Bereich des Schambeins auf die Bauchdecke, sodass das Tape leicht von der Mitte nach außen versetzt anliegt.

2: Bleiben Sie gestreckt und kleben Sie den Zügel des Tapes mit leichtem Zug gerade nach oben bis zum Rippenbogen. Das Tapeende sollte ohne Zug über den Rippenbogen angelegt werden. Legen Sie mit der gleichen Technik ein zweites Tape auf die andere Seite an. Das Tape wird angerieben und fixiert.

3: Sollte der Schmerz seitlicher sein (schräge Bauchmuskulatur), so legen Sie das Tape mit der gleichen Technik, aber in schrägem Verlauf zu den seitlichen Rippen hin an. Das Tapeende sollte ohne Zug angelegt werden. Das Tape wird angerieben und fixiert.

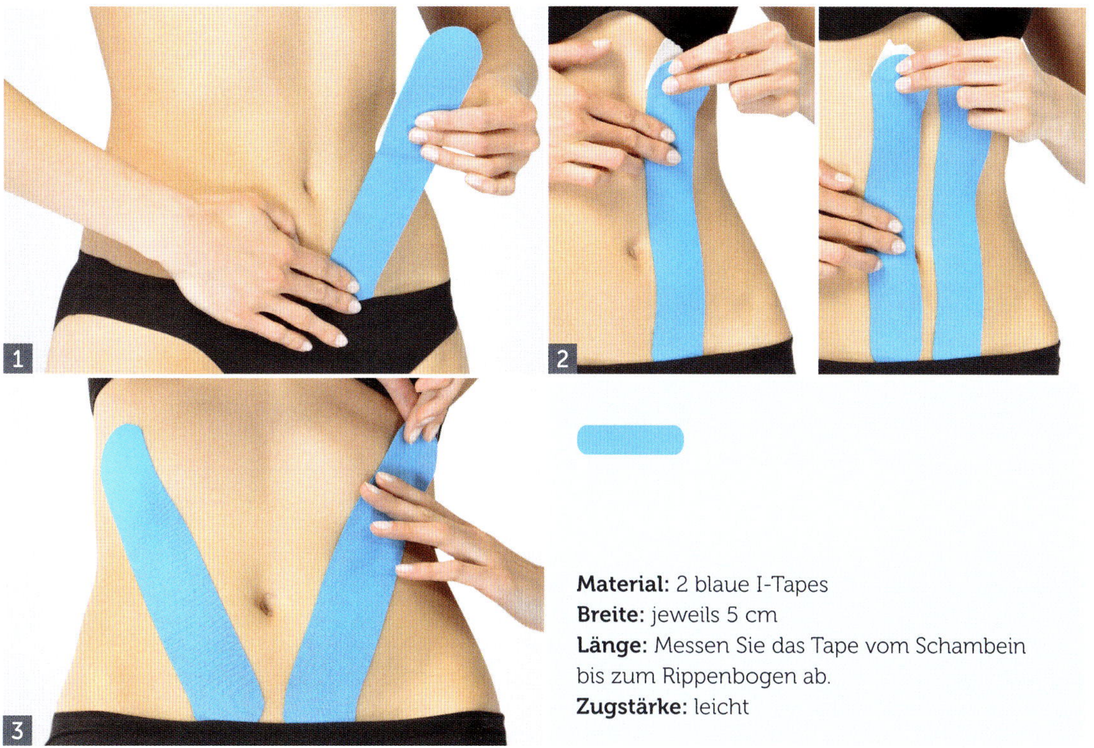

Material: 2 blaue I-Tapes
Breite: jeweils 5 cm
Länge: Messen Sie das Tape vom Schambein bis zum Rippenbogen ab.
Zugstärke: leicht

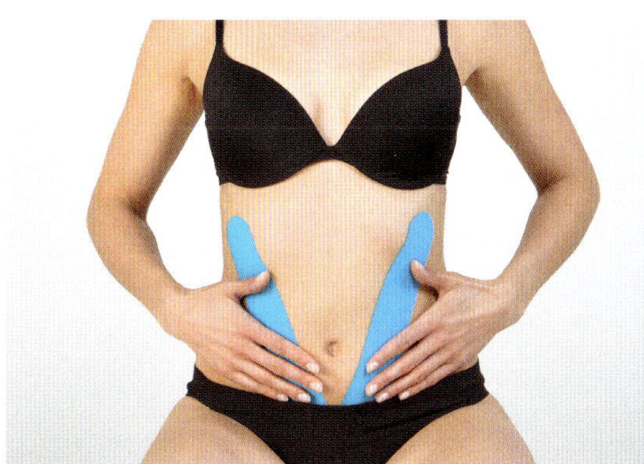

Aktive/vorbeugende Übung
Stellen/setzen Sie sich aufrecht hin oder legen Sie sich flach auf den Boden, sodass die Wirbelsäule gestreckt und die Bauchmuskulatur gedehnt ist. Nun atmen Sie mehrere Atemzüge tief ein und aus, sodass sich die Bauchdecke vor- und zurückbewegt.

Hinweis › Bei einer Zerrung sollte in den ersten 20 Minuten gekühlt werden, um eine Einblutung in den Muskel und somit eine Schwellung zu vermeiden. Später sind leichte Bewegungen im schmerzfreien Bereich günstig, damit das Gewebe gut durchblutet wird und sich so schneller regeneriert. Wärme unterstützt die Heilung, sie kann ab dem zweiten Tag angewendet werden.

Überlastung der Unterarmmuskulatur

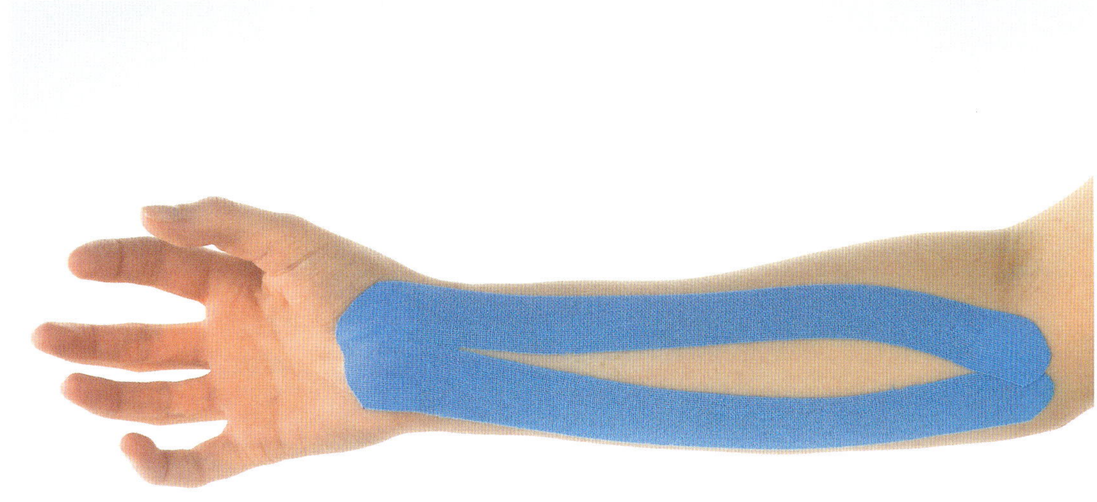

Überlastung der Unterarmmuskulatur

Die Unterarmmuskulatur ist beim Klettern oder beim Kraftsport sehr gefordert, da ein Teil des Körpergewichts über die Hände gehalten wird. Egal, ob Klettergriffe angewendet werden oder eine Hantel gehalten wird, die Fingerbeuger und die Handgelenksmuskeln stehen unter starker Beanspruchung. Gerade bei Anfängern oder bei hohen Belastungen kann es zu Überforderung und Schmerzen der Unterarmmuskulatur kommen. Das Tape wirkt dem entgegen und entspannt die gesamte innere Unterarmmuskulatur.

Betroffene anatomische Körperstrukturen

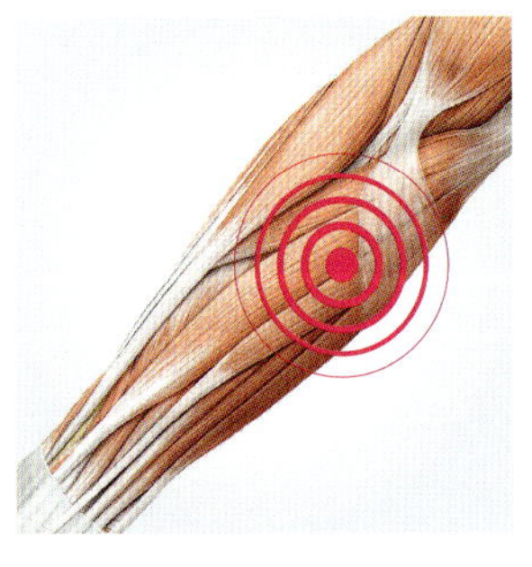

Die Tapeanlage → So funktioniert's

1: Kleben Sie den unteren Anker des blauen Y-Tapes auf die Innenseite des Handgelenks und reiben Sie ihn richtig fest.
2: Ziehen Sie das Handgelenk hoch. Legen Sie nun den ersten Tapezügel mit leichtem Zug über die Innenseite des Unterarms bis zum inneren Ellenbogen an. Der Außenrand des Tapezügels verläuft dabei entlang der Elle. Das Tapeende läuft ohne Zug aus.
3: Der zweite Tapezügel wird mit der gleichen Technik über die Außenseite des Unterarms ebenfalls bis zum inneren Ellenbogen angelegt. Das Tape wird angerieben und fixiert.

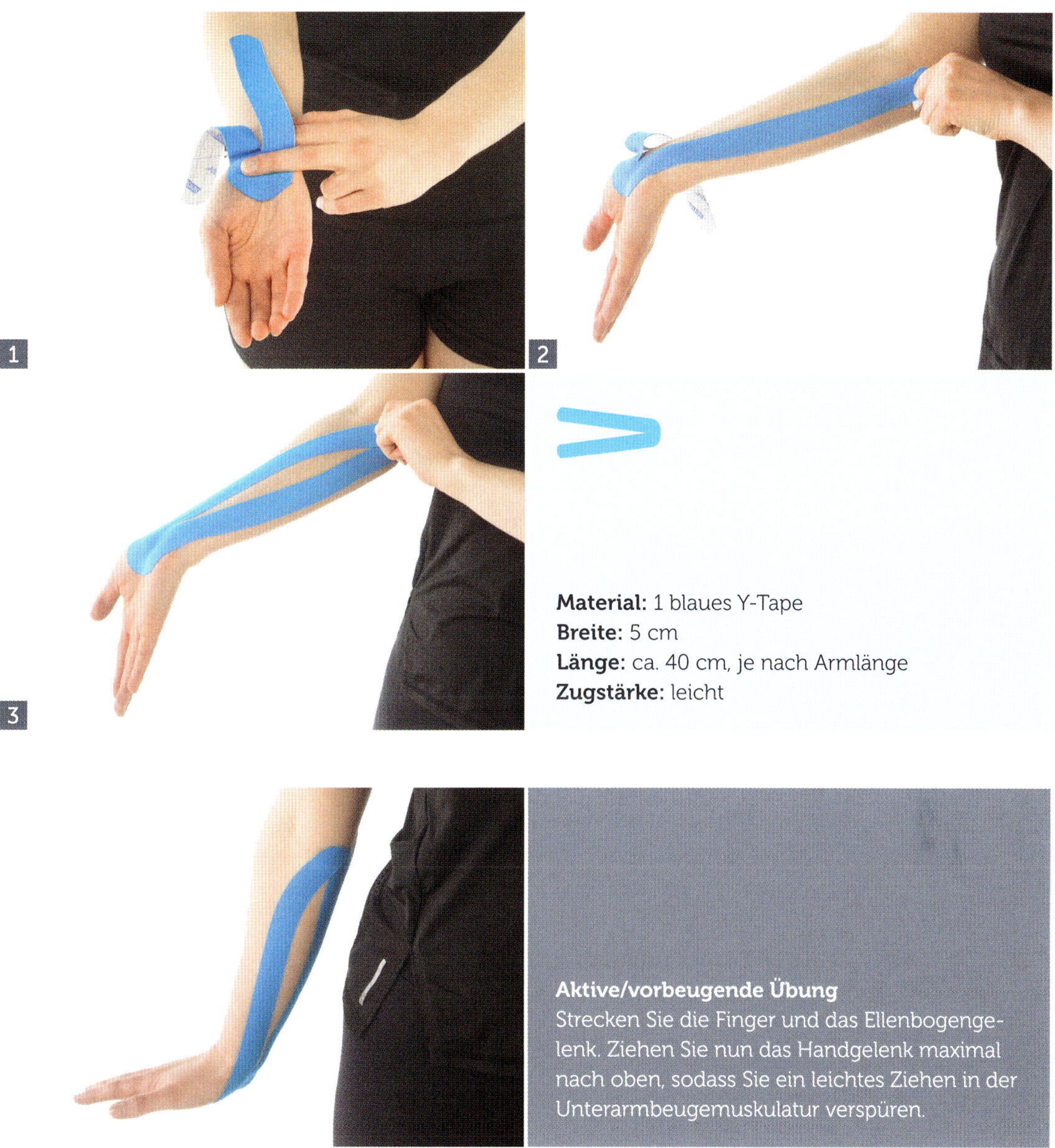

Material: 1 blaues Y-Tape
Breite: 5 cm
Länge: ca. 40 cm, je nach Armlänge
Zugstärke: leicht

Aktive/vorbeugende Übung
Strecken Sie die Finger und das Ellenbogengelenk. Ziehen Sie nun das Handgelenk maximal nach oben, sodass Sie ein leichtes Ziehen in der Unterarmbeugemuskulatur verspüren.

Hinweis › Eine lange andauernde Überlastung der Fingerbeuger kann zu einer Sehnenreizung am Ellenbogen (Golferellenbogen) führen oder im Bereich des Handgelenks zu einem Karpaltunnelsyndrom!

Instabilität des Handgelenks

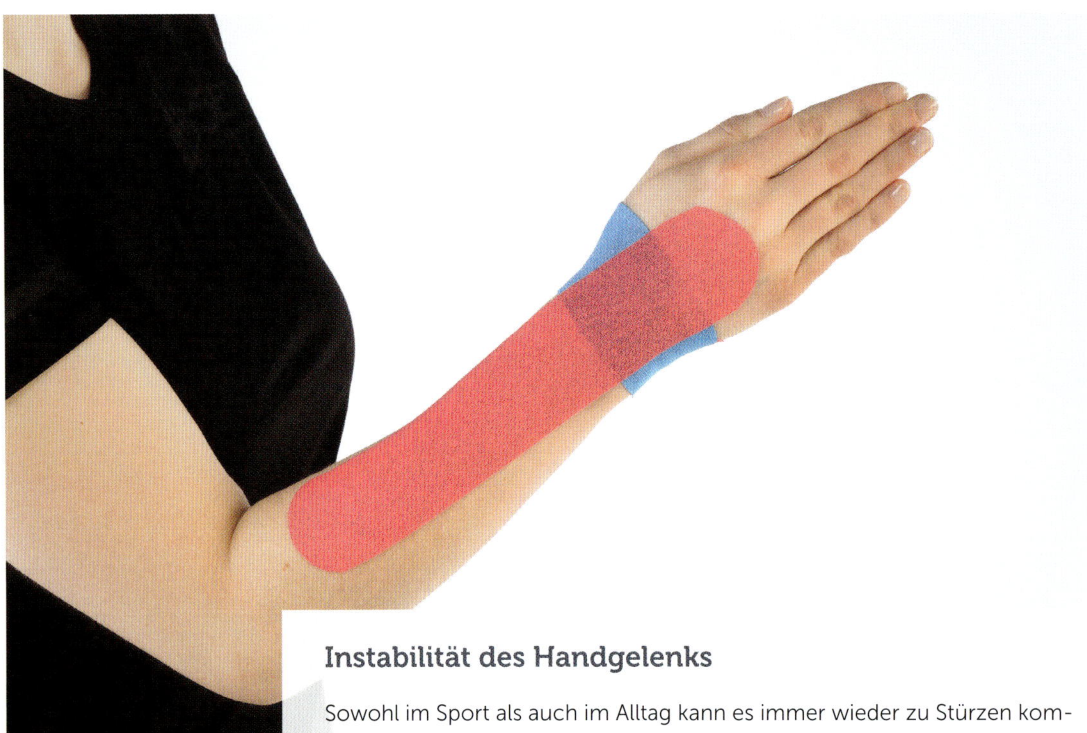

Instabilität des Handgelenks

Sowohl im Sport als auch im Alltag kann es immer wieder zu Stürzen kommen. In der Regel stützt man sich reflexartig mit den Händen ab. Unterschiedliche Bänder oder auch die Gelenkkapsel des Handgelenks können verletzt werden. Auf S. 70 wurde beschrieben, wie ein schmerzlinderndes und aktivierendes Tape auf der schmerzhaften Region angebracht wird. Das hier gezeigte Tape verleiht dem Handgelenk noch einmal sehr viel mehr Stabilität!

Betroffene anatomische Körperstrukturen

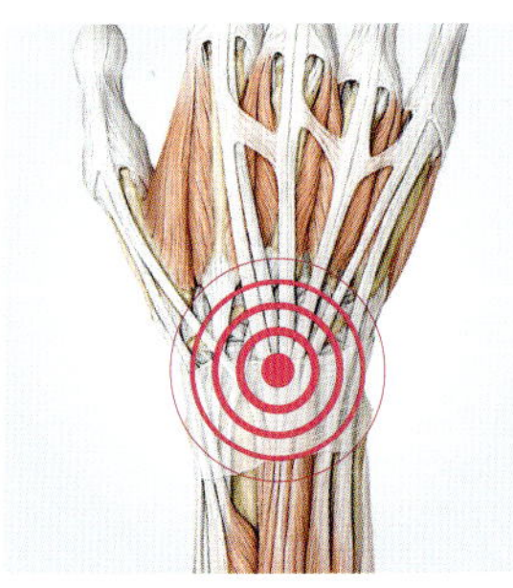

Die Tapeanlage → So funktioniert's

Das auf S. 70 beschriebene Tape nehmen Sie bitte als Grundlage für die weitere Tapeanlage.

1: **Ziehen Sie das Handgelenk ca. 45° hoch. Kleben Sie den unteren Anker knöchelnah auf den Handrücken und reiben Sie ihn richtig fest.**
2: **Ziehen Sie nun das Tape mit mittlerem Zug zur oberen Hälfte des Unterarms, das Tapeende läuft ohne Zug aus. Fixieren Sie jetzt den oberen Anker. Es entsteht ein Spalt zwischen dem Handgelenk und dem Tape.**
3: **Halten Sie den oberen Anker fest und beugen Sie das Handgelenk nach unten, das Tape passt sich dadurch dem Handgelenk an und stabilisiert es. Das Tape wird angerieben und fixiert.**

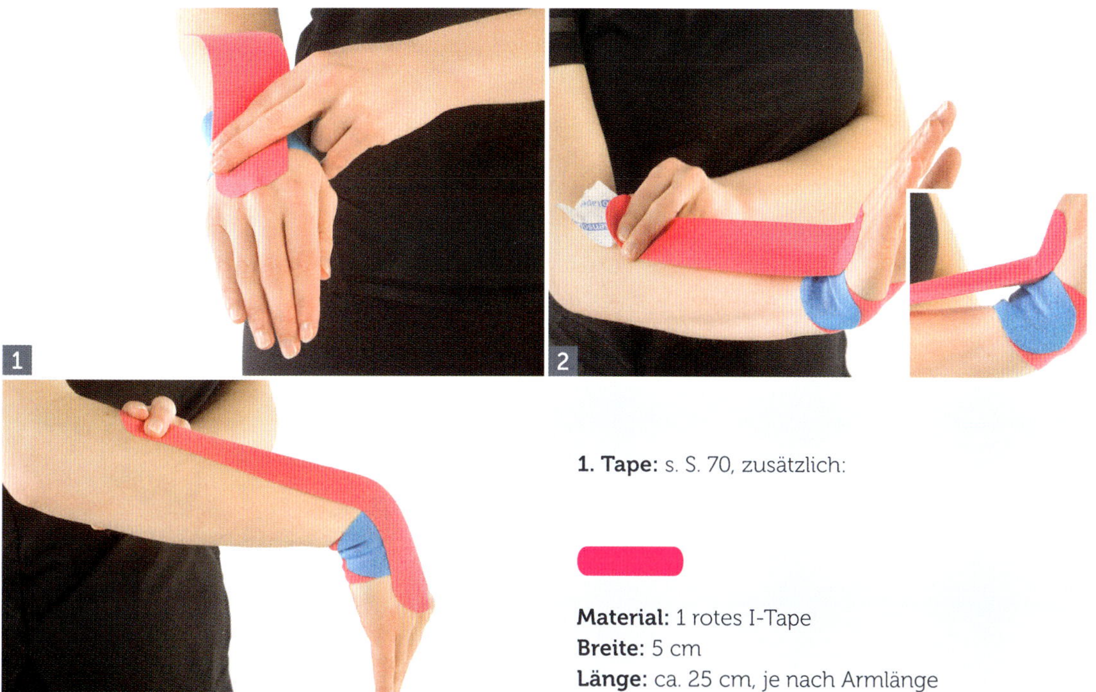

1. Tape: s. S. 70, zusätzlich:

Material: 1 rotes I-Tape
Breite: 5 cm
Länge: ca. 25 cm, je nach Armlänge
Zugstärke: mittel

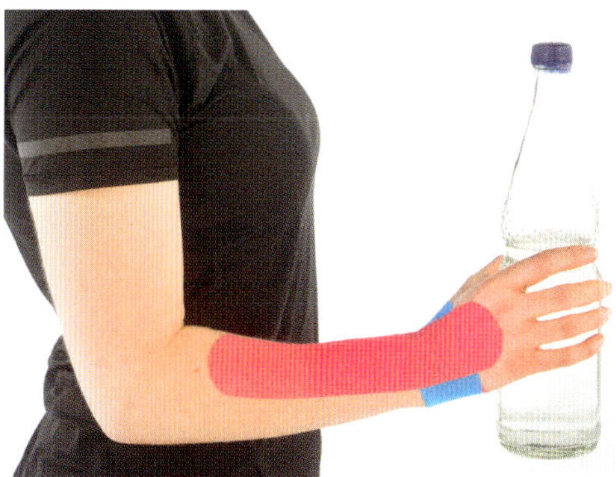

Aktive/vorbeugende Übung
Nehmen Sie einen leichten Gegenstand in die Hand und schütteln Sie diesen in unterschiedlichen Beuge- und Streckstellungen des Handgelenks, halten Sie Ihr Handgelenk in der jeweilige Stellung ganz stabil!

Hinweis › Sollte es zu ausstrahlenden Schmerzen, Kribbeln oder Taubheitsgefühlen in den Fingern kommen, sollte ein Arzt aufgesucht werden, um eine Nervenverletzung auszuschließen!

Reizung der Bizepssehne

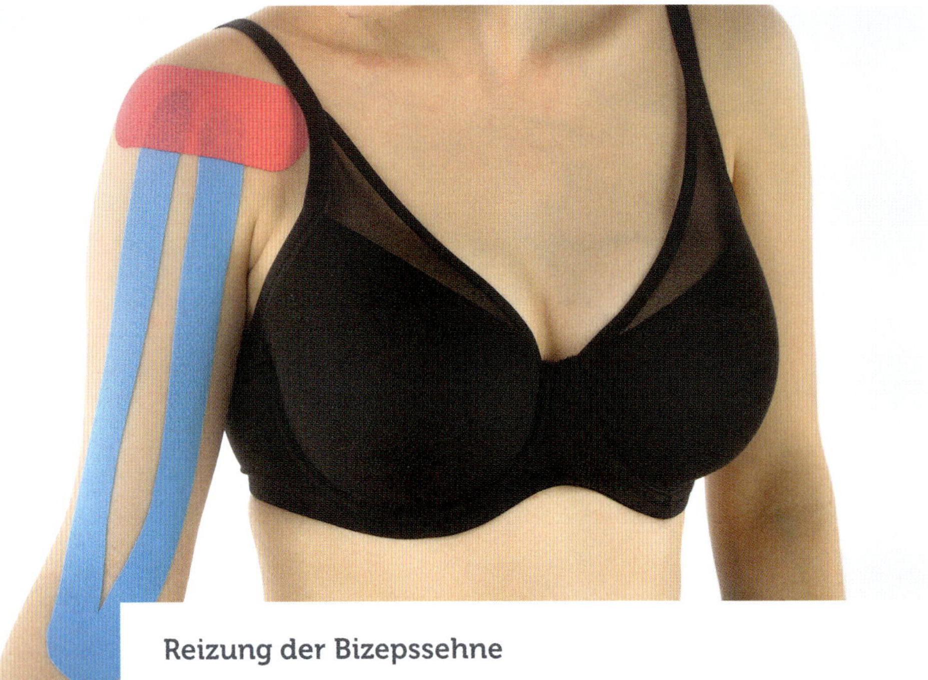

Reizung der Bizepssehne

Der Bizepsmuskel ist ein kräftiger Ellenbogenbeuger und Stabilisator des Schultergelenks. Sowohl beim Hanteltraining als auch beim Klettern (Klimmzug) ist der Muskel sehr aktiv. Im Bereich der Schulter verlaufen die beiden Sehnen des Muskels zum Fortsatz des Schulterblatts und um den Oberarmkopf zum Rand der Gelenkpfanne. Die Sehne, die um den Oberarmkopf zieht, kann bei hoher Aktivität des Muskels schmerzhaft sein, da sie durch eine knöcherne Rinne verläuft und mechanisch gereizt wird. Meist bei der Armhebung oder Armdrehung im Schultergelenk kommt es dann zum Auslösen der Schmerzen. Dieses Kombinationstape entspannt den Muskel, führt so zu einer verbesserten Durchblutung und fördert somit Heilung der Sehne.

Betroffene anatomische Körperstrukturen

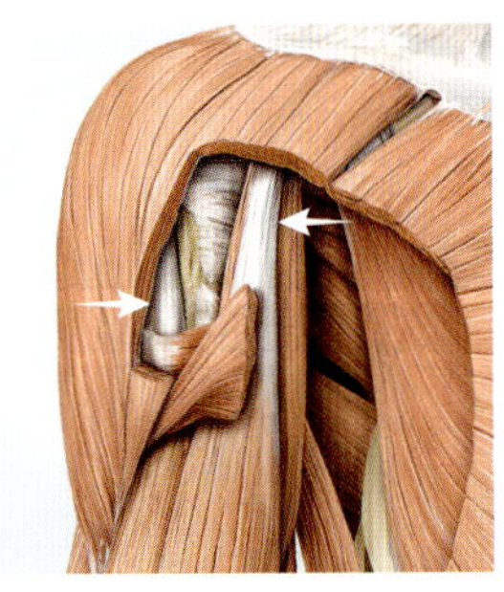

Die Tapeanlage → So funktioniert's

Auf S. 40 wird das Tape zur Behandlung des Bizepsmuskels erklärt. Nehmen Sie bitte dieses Tape als Grundlage für die weitere Tapeanlage.

1: Lassen Sie den betroffenen Arm locker neben dem Körper hängen. Kleben Sie die Mitte des roten I-Tapes direkt über die schmerzhafte Stelle des Schultergelenks.

2: Ziehen Sie nun den äußeren Anteil des roten I-Tapes mit mittlerem Zug nach außen über den Oberarmkopf. Das Tapeende läuft ohne Zug aus.

3: Mit der gleichen Technik ziehen Sie den zweiten Anteil des I-Tapes nach innen. Das Tape wird angerieben und fixiert.

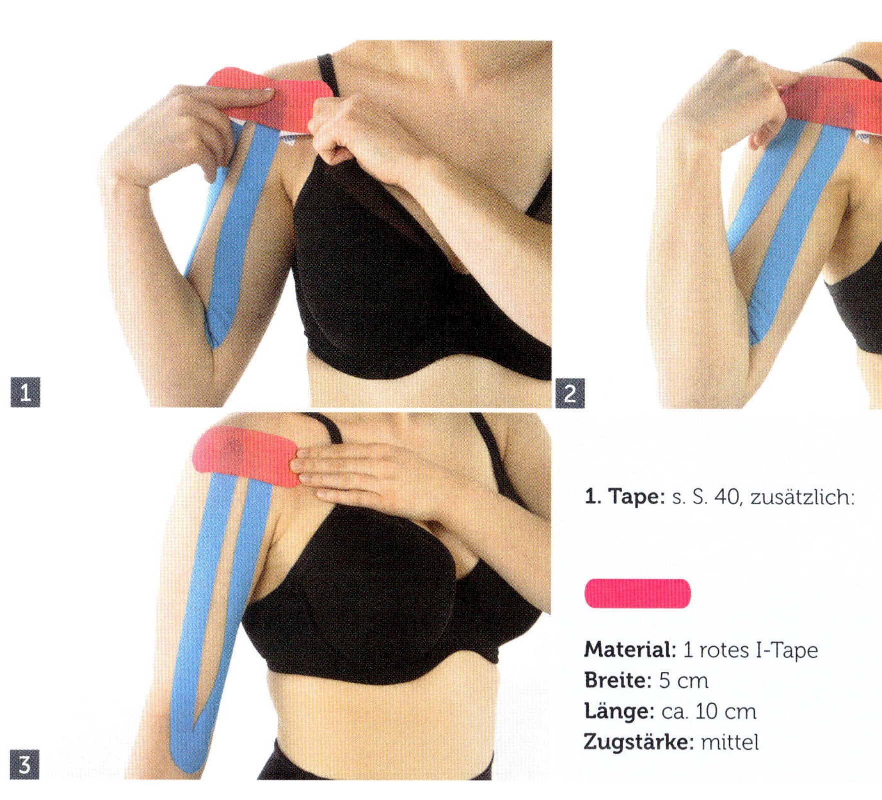

1. Tape: s. S. 40, zusätzlich:

Material: 1 rotes I-Tape
Breite: 5 cm
Länge: ca. 10 cm
Zugstärke: mittel

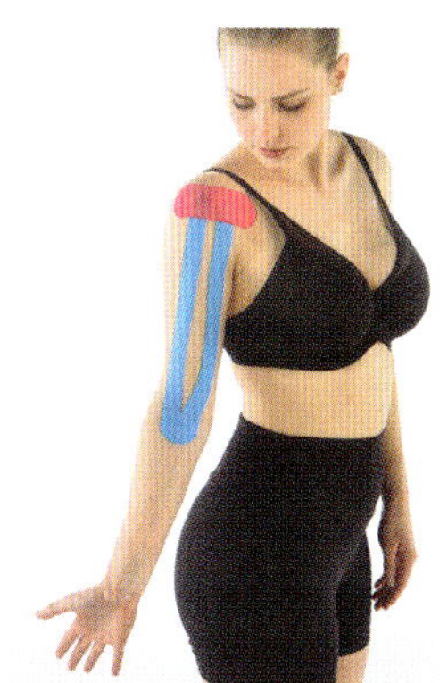

Aktive/vorbeugende Übung
Öffnen Sie die Hand und strecken Sie kräftig den Ellenbogen. Führen Sie ein Außendrehung im Schultergelenk durch und ziehen Sie das Schulterblatt nach hinten und unten.

Hinweis › Überkopfarbeiten oder Sportarten über Kopf sollten vermieden werden, um die Bizepssehne nicht weiter zu reizen!

Hinterer Schulterschmerz (Trizepsmuskel)

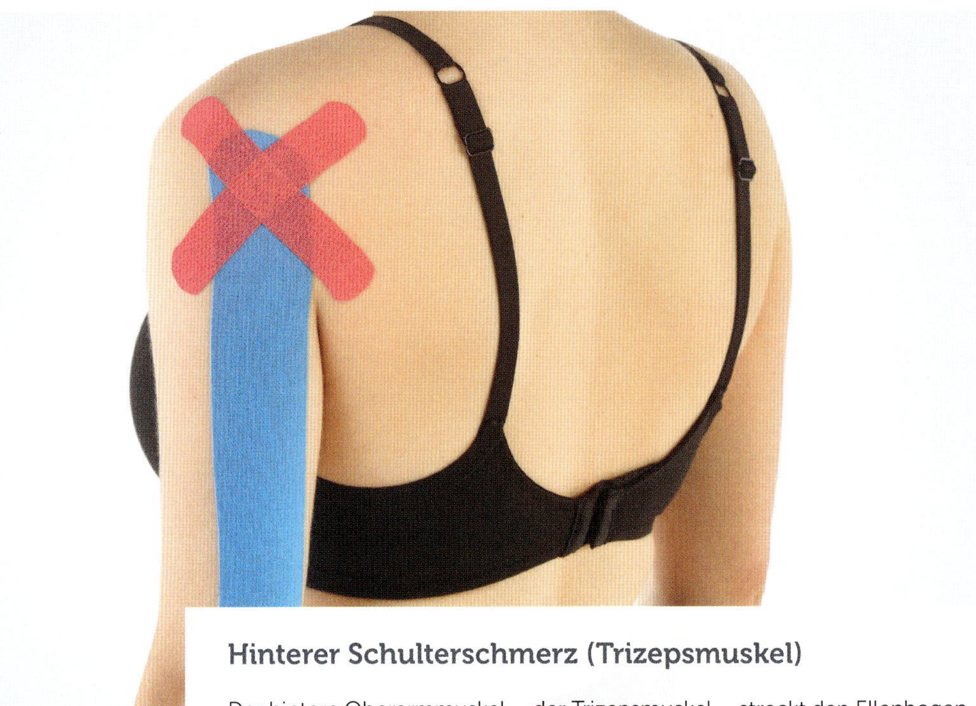

Hinterer Schulterschmerz (Trizepsmuskel)

Der hintere Oberarmmuskel – der Trizepsmuskel – streckt den Ellenbogen und stabilisiert das Schultergelenk von hinten. Beim Klettern kommt der Muskel z. B. beim Stütz oder beim Hochziehen (Streckung im Schultergelenk) zum Einsatz. Beim Kraftsport wird er gerne beim Hanteltraining, Seilzug, Dips o. Ä. aktiviert. Ist die Intensität zu hoch, kann es zu einer Reizung im schulternahen, sehnigen Bereich kommen. Dieses Kombinationstape entspannt den Muskel, führt zu einer verbesserten Durchblutung und fördert somit die Heilung der Sehne.

Die Tapeanlage → So funktioniert's

Auf S. 50 wird das Tape zur Behandlung des Trizepsmuskels erklärt. Nehmen Sie bitte dieses Tape als Grundlage für die weitere Tapeanlage. Lassen Sie sich das weitere Tape von einem Partner anlegen.

1: Lassen Sie den betroffenen Arm locker neben dem Körper hängen und beugen Sie den Ellenbogen maximal an. Ziehen Sie das erste rote I-Tape mit mittlerem Zug auseinander und kleben Sie die Mitte des Tapes direkt über die schmerzhafte Stelle des Schultergelenks.

2: Die Tapeenden laufen ohne Zug aus und werden kräftig angerieben und fixiert.

3: Das zweite I-Tape wird mit der gleichen Technik im 90°-Winkel zum ersten Tape über der schmerzhaften Region angelegt.

Betroffene anatomische Körperstrukturen

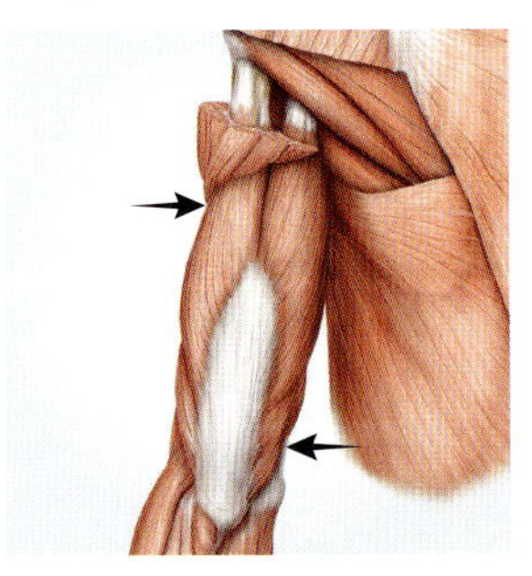

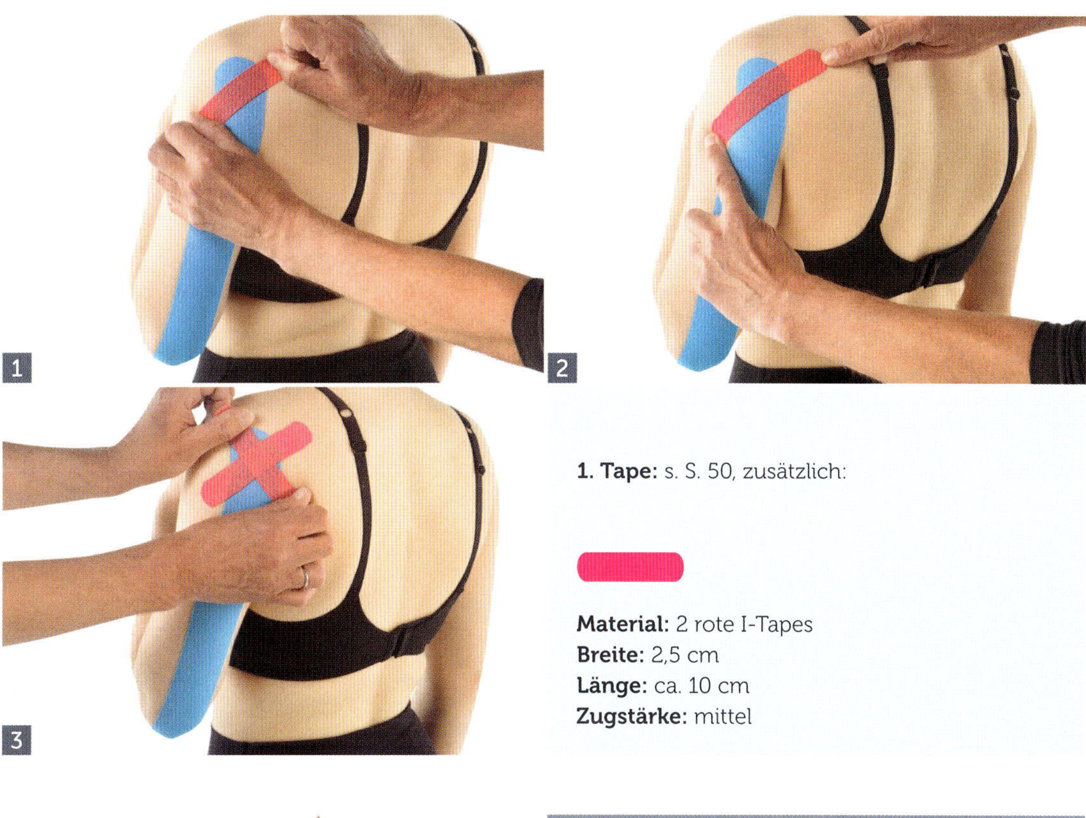

1. Tape: s. S. 50, zusätzlich:

Material: 2 rote I-Tapes
Breite: 2,5 cm
Länge: ca. 10 cm
Zugstärke: mittel

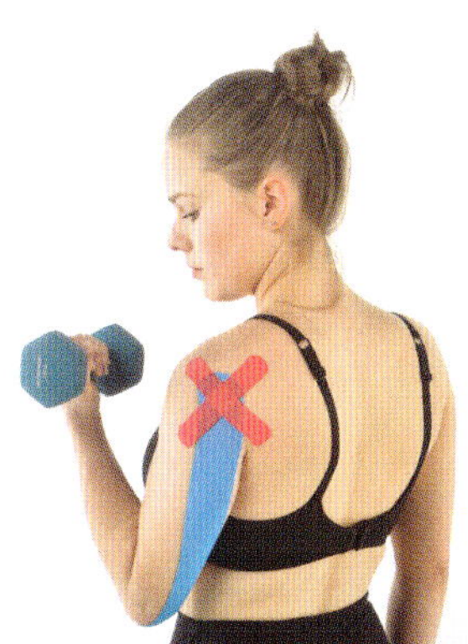

Aktive/vorbeugende Übung
Neben der Übung auf S. 51 sollten Sie leichte Kräftigungsübungen für den Bizepsmuskel durchführen, denn die Aktivierung dieses Muskels führt zur reflektorischen Entspannung des Trizepsmuskels.

Hinweis › Vermeiden Sie eine lange Ruhigstellung des Schultergelenks, da es sekundär zu Verkürzungen der Muskulatur und der Gelenkkapsel kommen kann. Bewegen Sie die Schulter im schmerzfreien Bereich!

Verkürzung der Brustmuskulatur

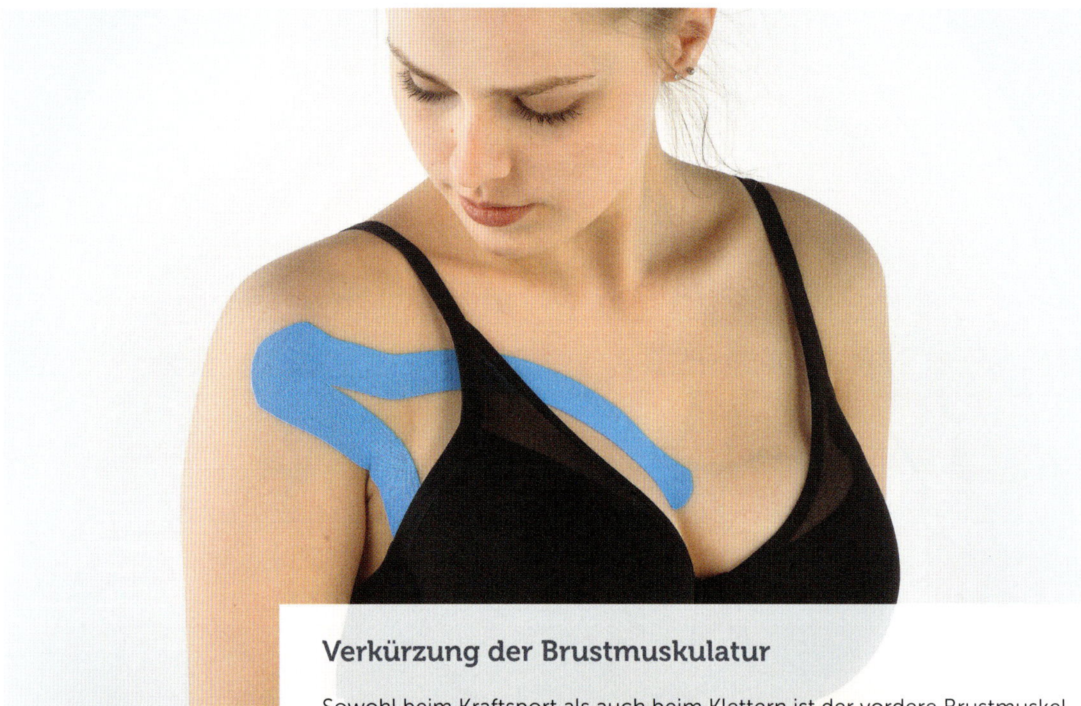

Verkürzung der Brustmuskulatur

Sowohl beim Kraftsport als auch beim Klettern ist der vordere Brustmuskel sehr aktiv, er bewegt den Arm nach vorne (Bankdrücken, Liegestütz usw.) und auch nach innen und unten (Hochziehen an der Kletterwand). Um den Muskel zu kräftigen, wird er gerne zu intensiv trainiert (Butterfly o. Ä.). Werden die Muskeln der Gegenfunktion (Schulterblatt- und Rückenmuskulatur der Brustwirbelsäule) nicht entsprechend mittrainiert, kann es zu Verkürzungen der vorderen Muskulatur kommen. Folgen können sein, dass es schwerer fällt, die Brustwirbelsäule zu strecken oder die Arme endgradig zu heben. Im Weiteren kann die verkürzte Muskulatur auf Adern und Nerven drücken, die den Arm versorgen, was z. B. zu einem Kribbeln/Einschlafen des Arms oder der Finger führen kann.

Betroffene anatomische Körperstrukturen

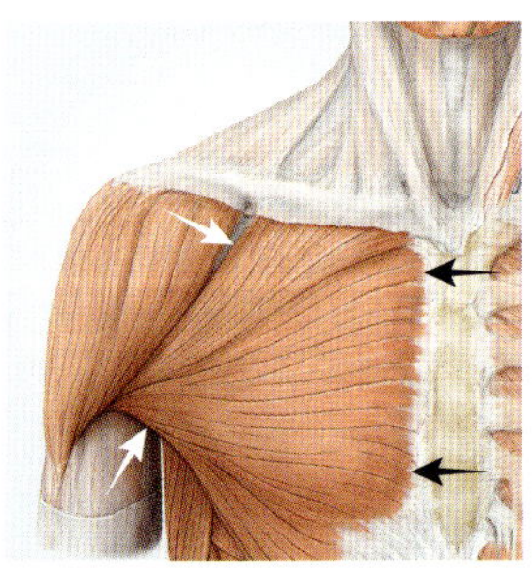

Die Tapeanlage → So funktioniert's

1: Lassen Sie den betroffenen Arm neben dem Körper hängen. Richten Sie das Tape horizontal aus. Kleben Sie den Anker des blauen Y-Tapes auf den Oberarmkopf.

2: Bewegen Sie nun den Arm nach hinten und führen Sie eine Außendrehung durch. Ziehen Sie den oberen Tapezügel mit leichtem Zug unterhalb des Schlüsselbeins zum Brustbein hin. Das Tapeende läuft ohne Zug aus.

3: Mit der gleichen Technik wird der untere Zügel unterhalb der Brust bis zur unteren Spitze des Brustbeins angelegt. Das Tape wird angerieben und fixiert.

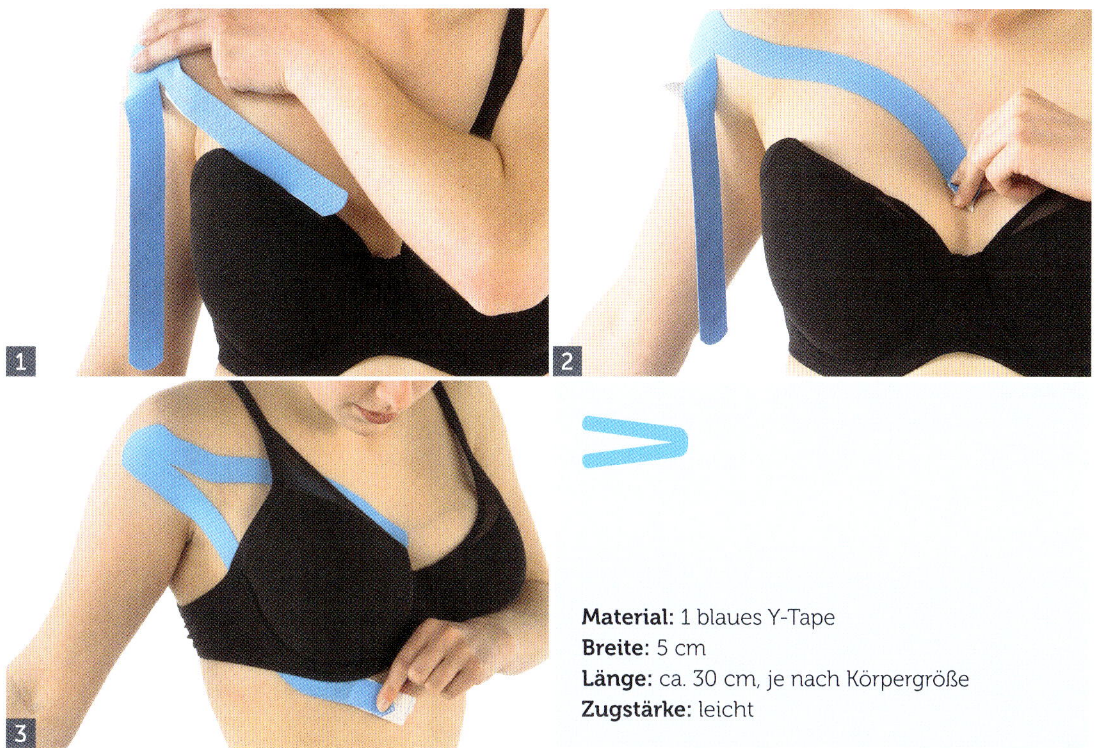

Material: 1 blaues Y-Tape
Breite: 5 cm
Länge: ca. 30 cm, je nach Körpergröße
Zugstärke: leicht

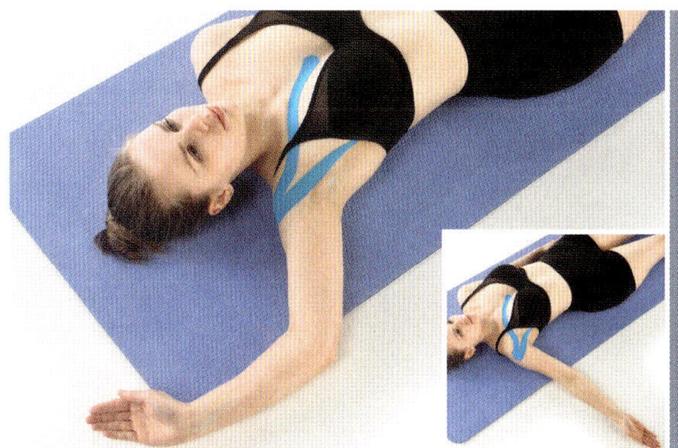

Aktive/vorbeugende Übung
Legen Sie sich flach auf den Boden und legen Sie die Arme seitlich des Kopfes locker auf den Boden. Sollten Sie die Arme nicht locker ablegen können, so nehmen Sie die Arme weiter runter (kleines Bild). Der Brustmuskel wird gedehnt. Drücken Sie nun die Arme leicht auf den Untergrund.

Hinweis › **Eine verkürzte Brustmuskulatur erschwert die aufrechte Körperhaltung und kann zu Nacken- und Rückenschmerzen führen!**

Geschwollenes Knie

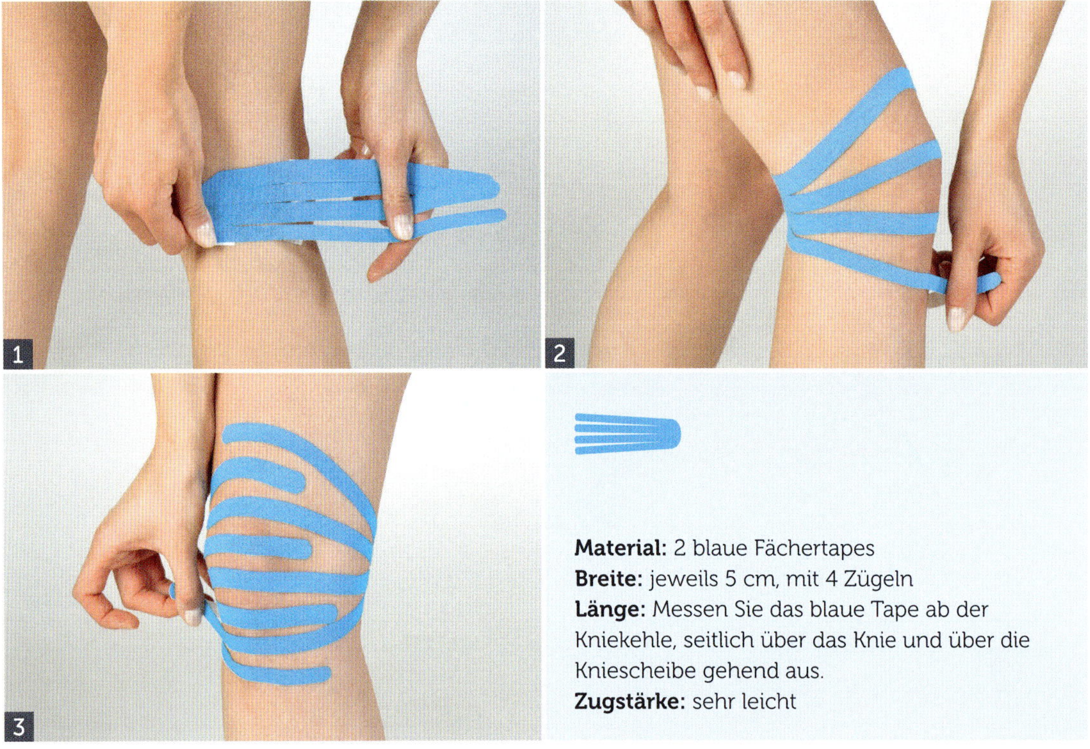

Material: 2 blaue Fächertapes
Breite: jeweils 5 cm, mit 4 Zügeln
Länge: Messen Sie das blaue Tape ab der Kniekehle, seitlich über das Knie und über die Kniescheibe gehend aus.
Zugstärke: sehr leicht

Geschwollenes Knie

Schwellungen im Bereich des Knies treten meistens nach Überbelastungen im Sport oder in der Freizeit (Bergwandern) auf. Das Knie bildet mehr Flüssigkeit, um den Knorpel bestmöglich zu ernähren. Aber auch bei Band- oder Meniskusverletzungen kann es zu einer Schwellung im Gelenk kommen. Diese Raumforderung kann sehr schmerzhaft sein und behindert erheblich die Beweglichkeit des Knies.

Die Tapeanlage → So funktioniert's

1: **Strecken Sie das Knie. Kleben Sie den Anker des Fächertapes auf die Außenseite der Kniekehle.**
2: **Kleben Sie die 4 Zügel des Tapes in gleichmäßigen Abständen unter sehr leichtem Zug über die Außenseite des Knies nach vorne und dann weiter auf das geschwollene Areal des Knies. Die Tapeenden sollen ohne Zug auslaufen. Das Tape wird angerieben und fixiert.**
3: **Kleben Sie ein zweites Tape mit gleicher Technik. Der Anker wird auf der Innenseite der Kniekehle angelegt. Die Tapezügel laufen über die Innenseite des Knies und weiter über das geschwollene Knie. Die Tapeenden sollen ohne Zug auslaufen. Das Tape wird angerieben und fixiert.**

Bluterguss

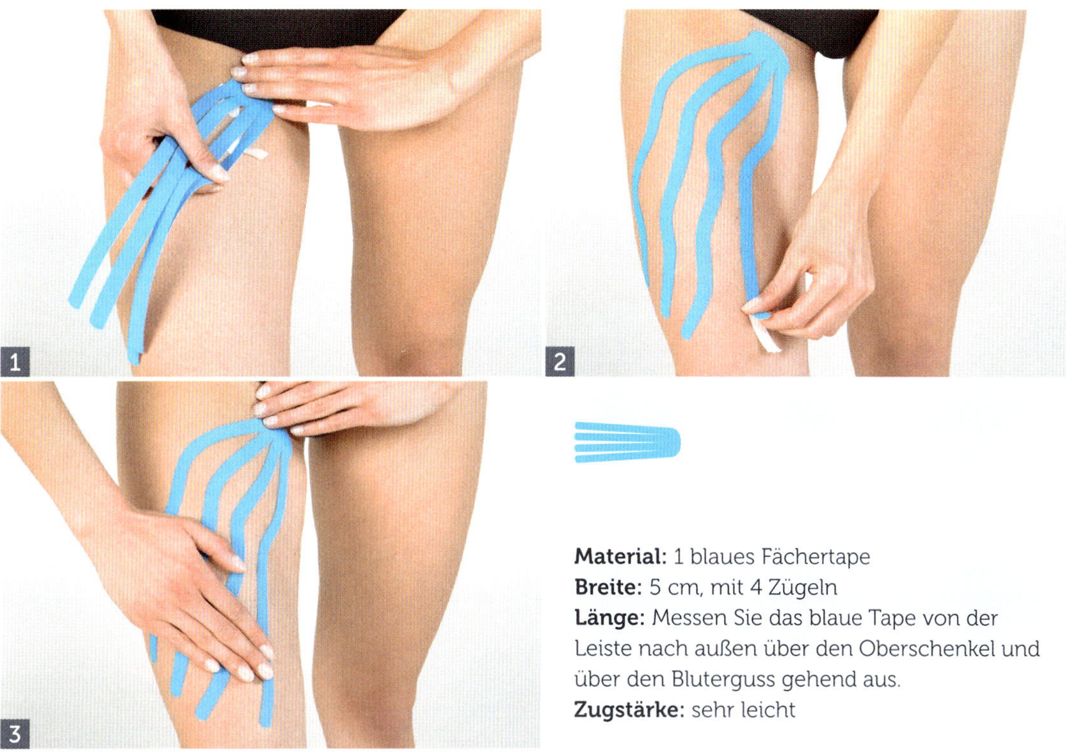

Material: 1 blaues Fächertape
Breite: 5 cm, mit 4 Zügeln
Länge: Messen Sie das blaue Tape von der Leiste nach außen über den Oberschenkel und über den Bluterguss gehend aus.
Zugstärke: sehr leicht

Bluterguss

Blutergüsse entstehen durch eine Verletzung (Muskel, Band usw.), bei der es zu einer Einblutung ins Gewebe kommt. Dieses Blut erscheint als „blauer Fleck". Das Gewebe ist verletzt und schmerzt. Der Bluterguss, oft mit Schwellungen verbunden, verursacht eine Raumforderung und erhöht somit den Druck im Gewebe, was zu weiteren Schmerzen führt. Wird diese Schwellung reduziert, kommt es zur Druckentlastung und Schmerzlinderung, im Weiteren zu einer besseren Durchblutung und somit zu einer schnelleren Heilung.

Der Bluterguss sollte immer zum nächsten Lymphknoten hin geleitet werden. Bei dieser Tapeanlage befindet sich der Bluterguss am Oberschenkel. Die nächsten Lymphknoten befinden sich in der Leiste.

Die Tapeanlage → So funktioniert's

1: **Stellen Sie sich aufrecht hin und drehen Sie das Bein nach außen. Kleben Sie den Anker des Fächertapes auf die Innen-/Vorderseite der Leiste.**
2: **Kleben Sie die 4 Zügel des Tapes in gleichmäßigen Abständen unter sehr leichtem Zug über die Vorderseite des Oberschenkels auf das geschwollene Areal.**
3: **Die Tapeenden sollen ohne Zug auslaufen. Das Tape wird angerieben und fixiert.**

Video
Tapeanlage bei Blutergüssen

Narben

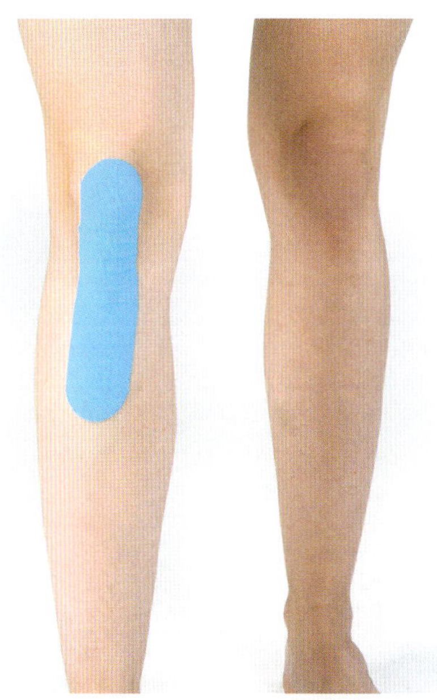

Narben

Narben können z. B. durch einem operativen Eingriff entstehen. Dabei werden mehrere Gewebeschichten durchtrennt und wieder zusammengenäht. Diese Gewebeschichten können miteinander verkleben, sodass eine freie Beweglichkeit eines Gelenks nicht mehr möglich oder schmerzhaft ist. Um die Verklebungen zu vermeiden, kann das Tape eingesetzt werden. Durch das Tape werden die oberen Gewebeschichten leicht angehoben und durch leichte Bewegungen reduziert sich das Verklebungsrisiko.

Die Tapeanlage → So funktioniert's

Narbe am Knie

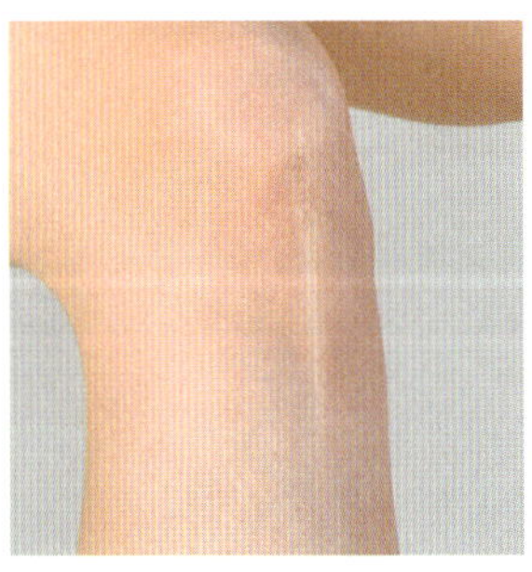

1: Stellen Sie die betroffene Region (hier das Knie) so ein, das die Narbe leicht gedehnt ist. Kleben die mittleren 2/3 der kleinen I-Tapes mit leichtem Zug quer über die Narbe. Legen Sie mehrere Tapes in gleichmäßigen Abstand an. Jedes Tape wird angerieben und fixiert.

2: Kleben Sie den Anker des großen I-Tapes leicht oberhalb der Narbe auf das Knie. Der Anker sollte sich aber nicht auf der Narbe befinden.

3: Wenn es schmerzfrei möglich ist, dehnen Sie die Narbe noch ein wenig mehr (hier durch eine stärkere Kniebeugung). Kleben Sie den Zügel des I-Tapes mit leichtem Zug direkt über die Narbe. Die kleinen Quertapes werden somit überklebt. Das Tapeende sollte ohne Zug angelegt werden. Das Tape wird angerieben und fixiert.

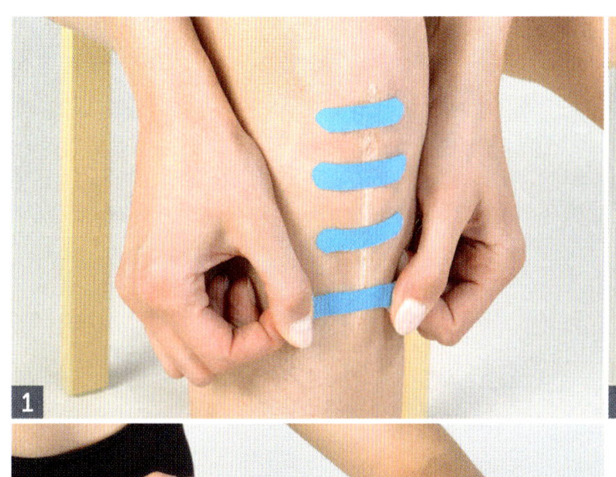
1

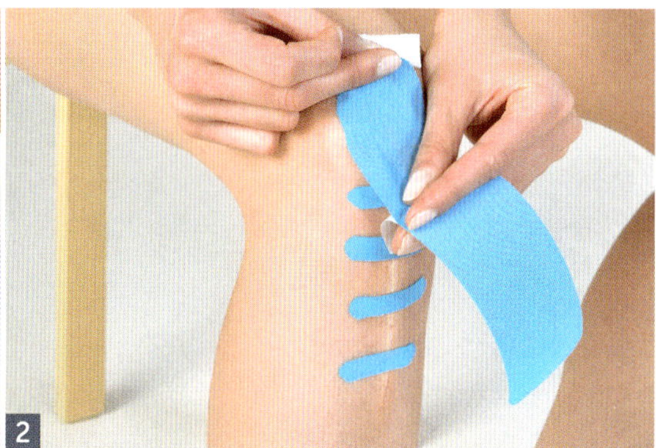
2

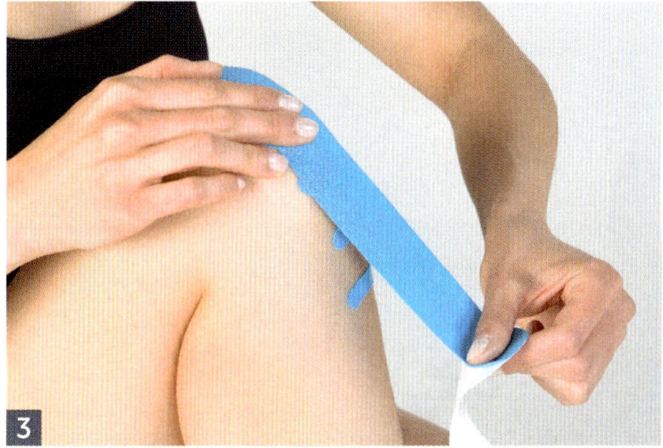
3

Material: mehrere kleine blaue I-Tapes, 1 großes blaues I-Tape
Breite: kleine Tapes: jeweils 1 cm, großes Tape: 5 cm
Länge: kleine Tapes: jeweils ca. 4 cm, großes Tape: Länge der Narbe plus 5 cm
Zugstärke: leicht

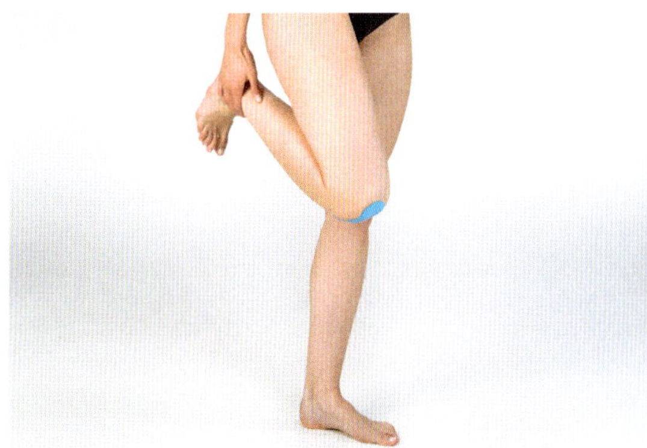

Aktive/vorbeugende Übung
Stellen Sie sich aufrecht hin. Dehnen Sie die Narbe im Längsverlauf, soweit es nicht schmerzt. Halten Sie diese Position mindestens 5 Sekunden lang. Wiederholen Sie diese Bewegung mehrfach.

Hinweis › Die Gewebeschichten können mit den Fingern leicht zur Narbe hin verschoben werden, bei älteren Narben kann das Gewebe in alle Richtungen bewegt werden. Ein Verkleben der Schichten kann somit verhindert und alte Verklebungen können gelöst werden.

Literatur

Benninghoff A. J.: Lehrbuch der Anatomie des Menschen. (1971), Urban Schwarzenberg Verlag, München

Brügger A.: Die Erkrankungen des Bewegungsapparates und seines Nervensystems. (1980), Fischer Verlag, Stuttgart

Butler D.: Mobilisation des Nervensystems. (1994), Springer Verlag, Berlin

Evjenth O., Hamberg J.: Muskeldehnung – warum und wie? (1980), Bd. 1–2, Remed Verlag, Schweiz

Földi M., Strößenreuther R.: Grundlagen der manuellen Lymphdrainage. (2003), Urban Fischer Verlag, München

Hochschild J.: Strukturen und Funktionen begreifen. (2002), Bd. 1–2, Thieme Verlag, Stuttgart

Kapandji I. A.: Funktionelle Anatomie der Gelenke. (1985), Bd. 1–3, Enke Verlag, Stuttgart

Klein-Vogelbach S.: Funktionelle Bewegungslehre. (1984), Springer Verlag, Heidelberg

Kreutzer R., Laekeman M.: Palpation in Vivo – Anatomische Strukturen gezielt lokalisieren und palpieren. (2016), KVM – Der Medizinverlag, Berlin

Kreutzer R., Koch-Remmele C.: Funktionskrankheiten des Bewegungssytems nach Brügger: Diagnose, Therapie, Eigentherapie. (2017), KVM – Der Medizinverlag, Berlin

Kumbrink B.: K-Taping: Grundlagen – Anlagetechniken – Indikationen. (2018), Springer, Heidelberg

Platzer W.: Taschenatlas der Anatomie. (1991), Bd. 1, Thieme Verlag, Stuttgart

Pfund R., Zahn F.: Leitsymptom Schmerz. (2001), Bd. 1–2, Thieme Verlag, Stuttgart

Roth R.: Taping: Der große Bildatlas. Kinesiologisches Tapen: Grundlagen | Anlagetechniken | Anwendung. (2018), KVM – Der Medizinverlag, Berlin

Roth R.: Taping – Kinesiologisches Tapen mit Sensotape®. (2019), KVM – Der Medizinverlag, Berlin

Valerius K.-P., Frank A., Kolster B. C., Hamilton C., Alejandre-Lafont E., Kreutzer R.: Das Muskelbuch. (2021), KVM – Der Medizinverlag, Berlin

Van den Berg F.: Angewandte Physiologie. (1999), Bd. 1–3, Thieme Verlag, Stuttgart

Wolf U.: Angewandte Manuelle Therapie. (2001), Bd. 1–2, Urban und Fischer Verlag, München

Videoregister

Adduktorenzerrung, S. 124:
http://media.kvm-verlag.de/TAPING/VIDEOS/Adduktorenzerrung.mp4
Anlage eines Bänder- bzw. Gelenktapes, S. 22:
http://media.kvm-verlag.de/TAPING/VIDEOS/Anlage_eines_Baendertapes.mp4
Anlage eine Lymphtapes, S. 24:
http://media.kvm-verlag.de/TAPING/VIDEOS/Anlage_eines_Lymphtapes.mp4
Anlage eines Muskeltapes, S. 20:
http://media.kvm-verlag.de/TAPING/VIDEOS/Anlage_eines_Muskeltapes.mp4
Bluterguss am Oberschenkel, S. 213:
http://media.kvm-verlag.de/TAPING/VIDEOS/Bluterguss_am_Oberschenkel.mp4
Golferellenbogen, S. 180:
http://media.kvm-verlag.de/TAPING/VIDEOS/Golferellenbogen.mp4
Karpaltunnelsyndrom, S. 64:
http://media.kvm-verlag.de/TAPING/VIDEOS/Karpaltunnelsyndrom.mp4
Kopfschmerzen, S. 88:
http://media.kvm-verlag.de/TAPING/VIDEOS/Kopfschmerzen.mp4
Machen Sie sich mit dem Tape vertraut, S. 19:
http://media.kvm-verlag.de/TAPING/VIDEOS/Machen_Sie_sich_mit_dem_Tape_vertraut.mp4
Menstruationsbeschwerden, S. 111:
http://media.kvm-verlag.de/TAPING/VIDEOS/Menstruationsbeschwerden.mp4
Muskelzerrung (Oberschenkel), S. 170:
http://media.kvm-verlag.de/TAPING/VIDEOS/Zerrung_Oberschenkel.mp4
Schmerzen an der Halswirbelsäule und im Nacken, S. 86:
http://media.kvm-verlag.de/TAPING/VIDEOS/HWS_und_Nackenschmerz.mp4
Schmerzen im Bereich der Lendenwirbelsäule, S. 100:
http://media.kvm-verlag.de/TAPING/VIDEOS/Rueckenschmerz_lumbal.mp4
Schwellung am Oberarm, S. 52:
http://media.kvm-verlag.de/TAPING/VIDEOS/Schwellung_am_Oberarm.mp4
Tennisellenbogen, S. 174:
http://media.kvm-verlag.de/TAPING/VIDEOS/Tennisellenbogen.mp4
Umknicken, S. 160:
http://media.kvm-verlag.de/TAPING/VIDEOS/Umknicken.mp4
Verletzung der Seitenbänder des Kniegelenks, S. 136:
http://media.kvm-verlag.de/TAPING/VIDEOS/Seitenbandverletzung_Knie.mp4
Verspannungen, Schulter- und Nackenschmerz, S. 44:
http://media.kvm-verlag.de/TAPING/VIDEOS/Verspannungen_Schulter_und_Nackenschmerz.mp4
Wadenzerrung, Achillessehnenschmerz:, S. 140:
http://media.kvm-verlag.de/TAPING/VIDEOS/Wadenzerrung_Achillessehnenschmerz.mp4
Werferschulter (Schulterschmerz), S. 190:
http://media.kvm-verlag.de/TAPING/VIDEOS/Schulterschmerz.mp4

Index